URSULA VYBIRAL

easy eating

KEINE ANGST VOR DEN WECHSELJAHREN

MIT GELASSENHEIT ZUM WOHLFÜHLKÖRPER FÜR FRAUEN AB 40

FOTOS: TANJA HOFER

Amalthea Verlag

INHALT

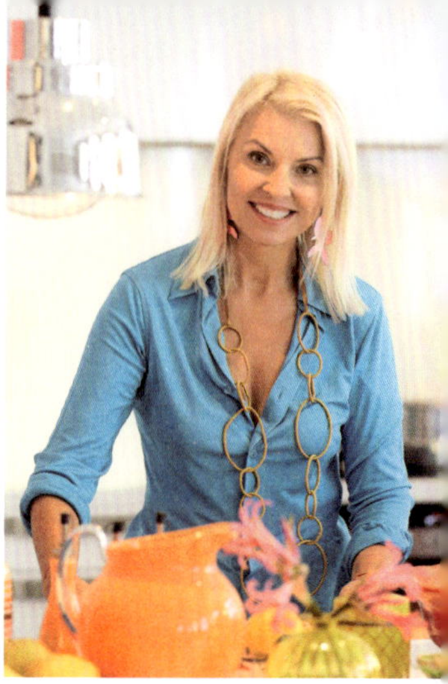
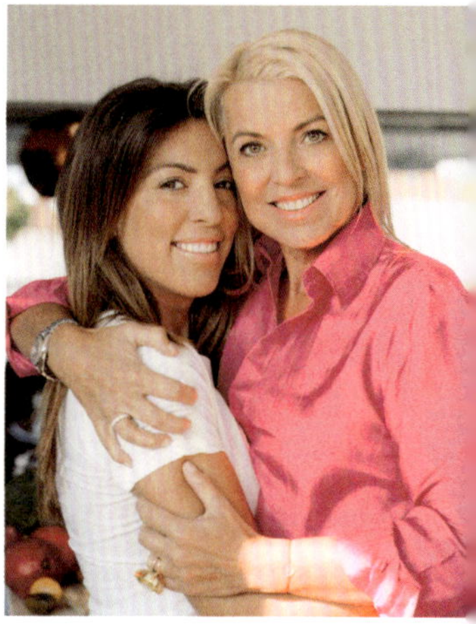
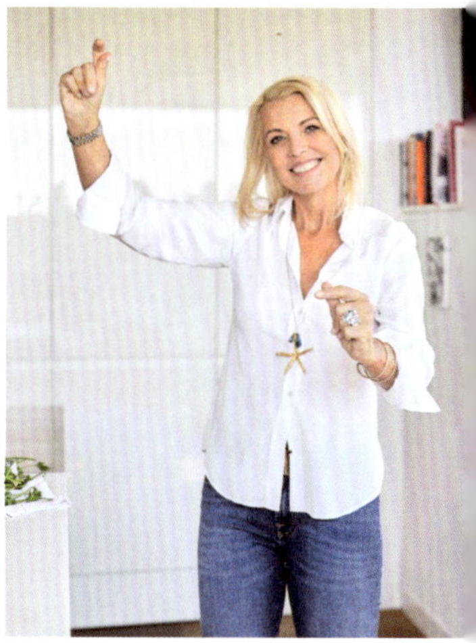
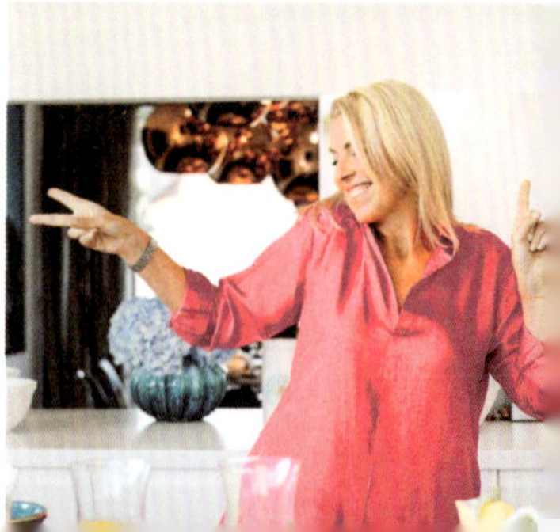

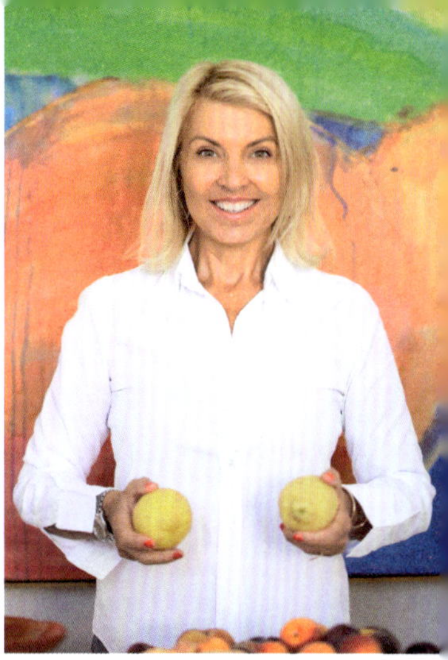

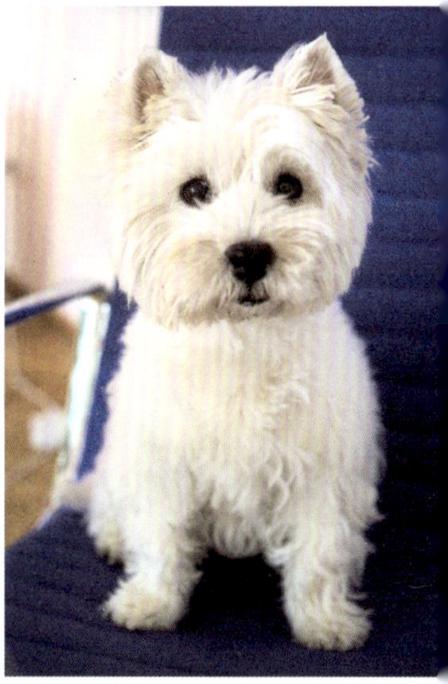

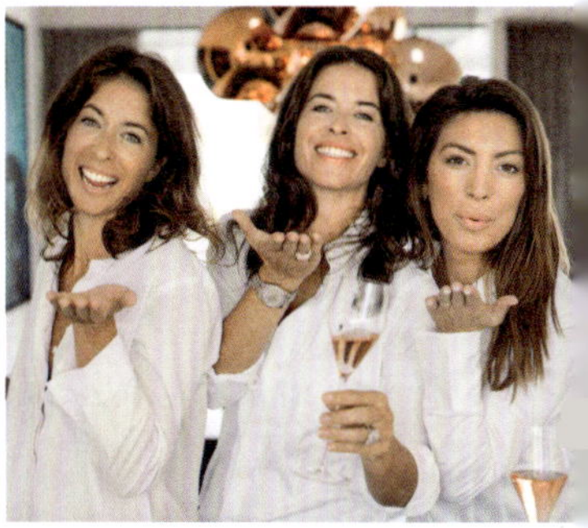

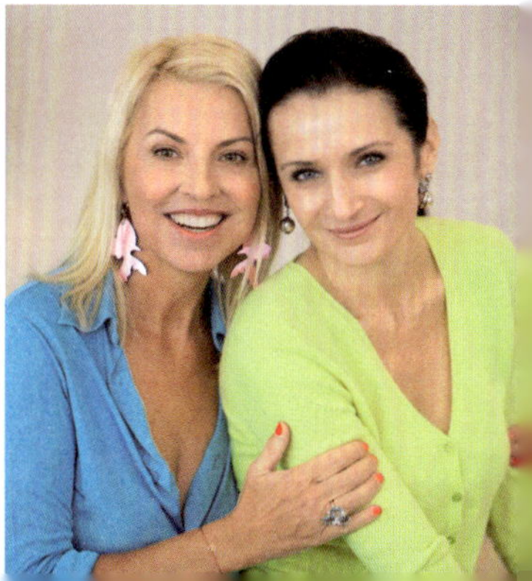

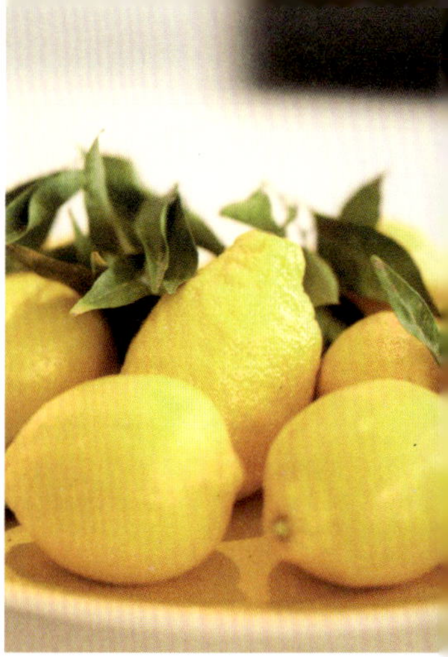

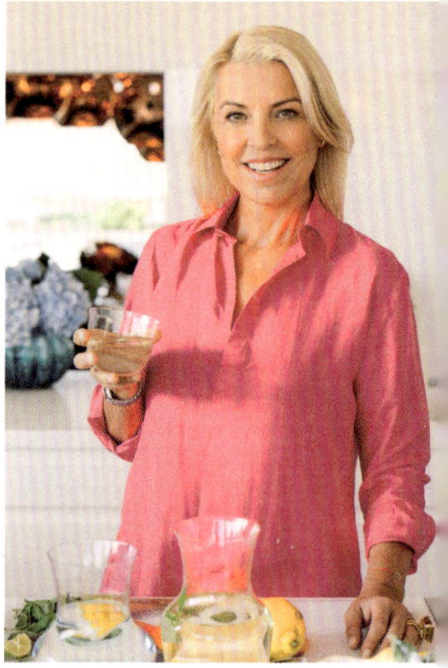

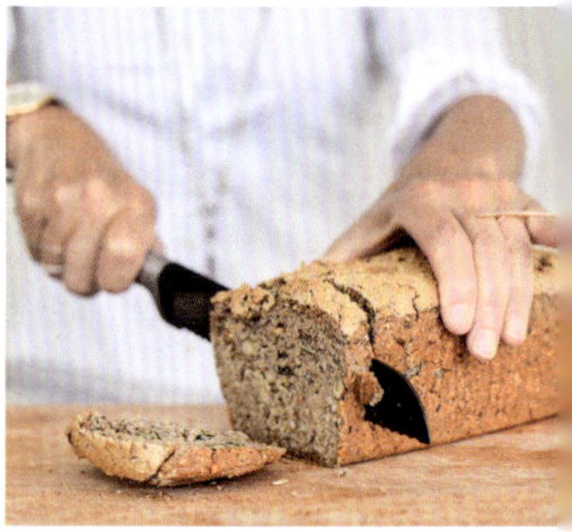

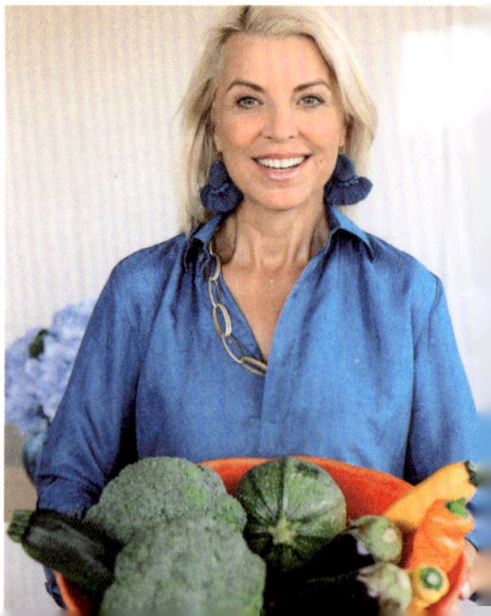

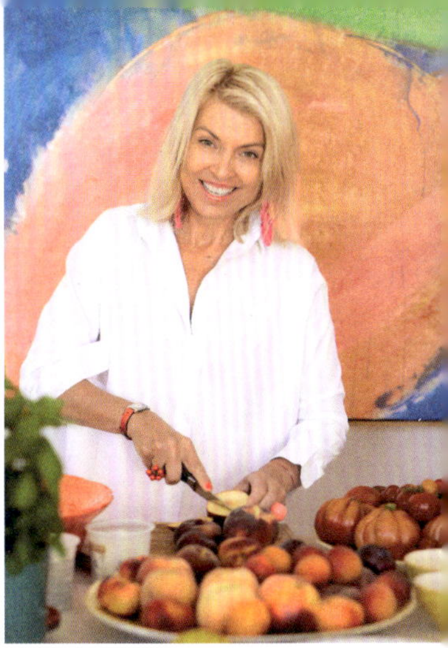
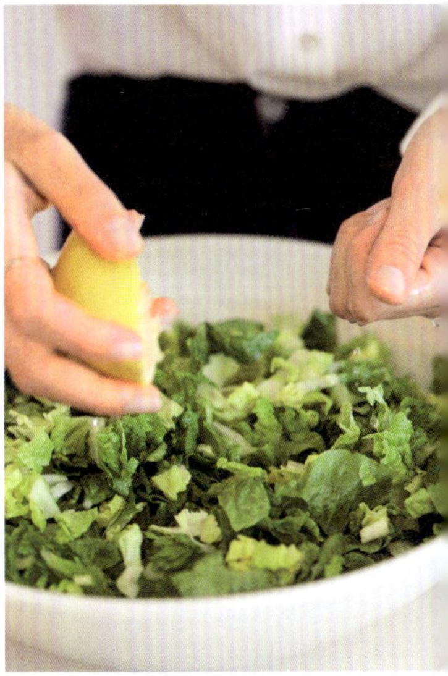
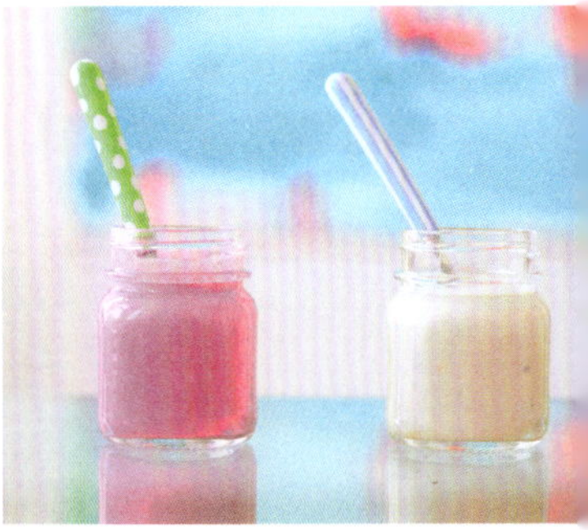
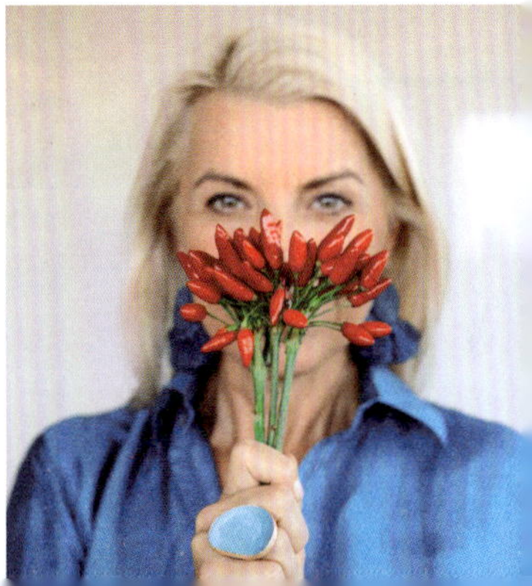

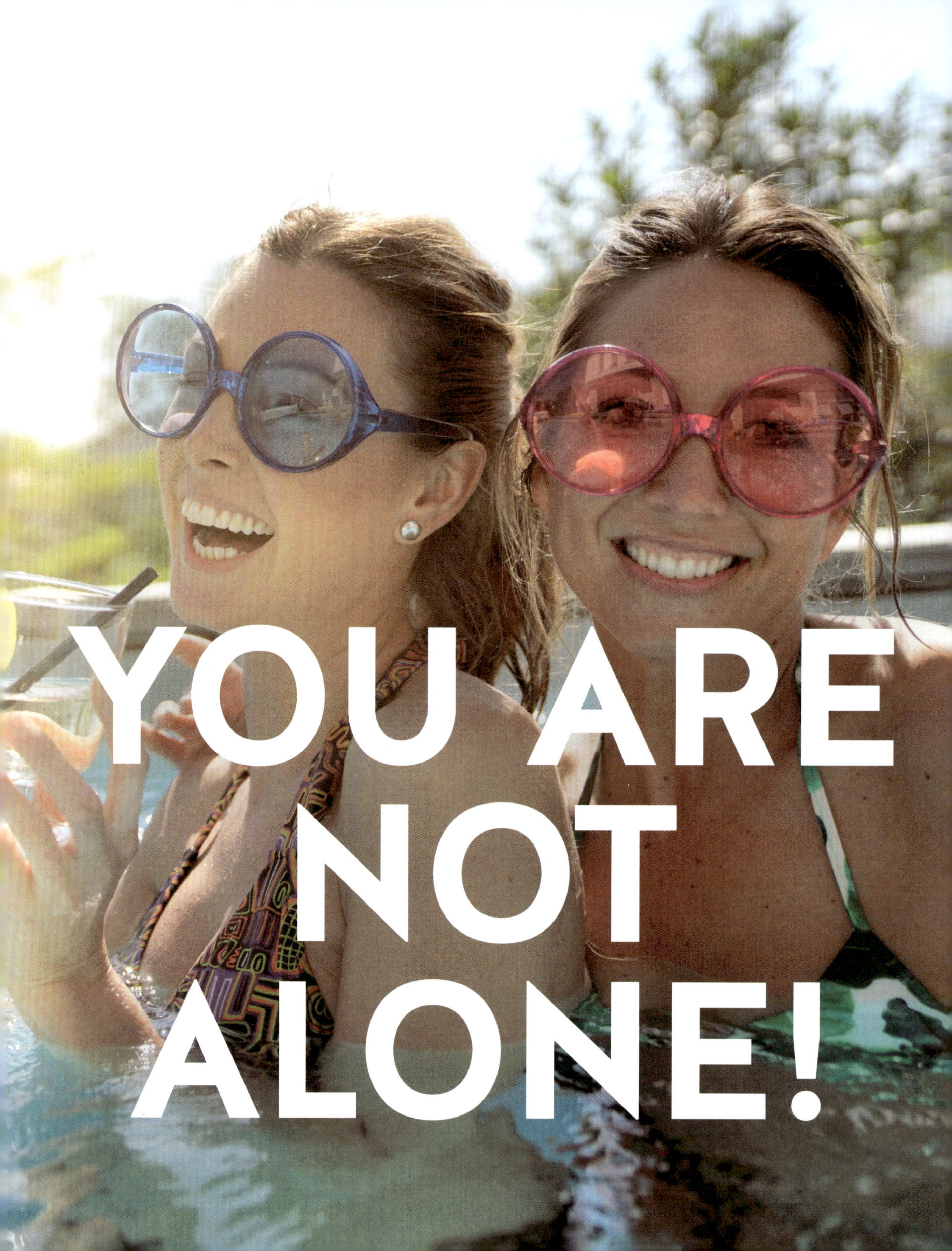
YOU ARE
NOT
ALONE!

EIN POWER-BUCH FÜR POWER-FRAUEN

WELCOME ON BOARD!

Es ist nun wirklich kein Geheimnis, dass die Wechseljahre für die meisten Frauen etliche körperliche wie seelische Challenges mit sich bringen: Der Reigen der Menopause-Symptome reicht von deutlich mehr Kilos auf den Hüften über Hitzewallungen und emotionalen Verstimmungen bis hin zu weniger Lust auf Sex. Dass es da schwerfällt, den Fokus neu auszurichten, versteht sich. Fakt ist: Alle Frauen kriegen sie. Heißt auch: Wir müssen uns damit beschäftigen, wenn wir uns weiterhin beziehungsweise endlich wieder gut fühlen wollen. Gehen wir's gemeinsam an – ganz easy, denn das ist, warum du dieses Buch in Händen hältst, richtig?

LET'S FEEL GOOD AGAIN!

In meiner Arbeit mit so vielen unterschiedlichen Frauen konnte ich sehen, wie wenig wir doch alle wissen, wenn es um unseren weiblichen Körper geht – und noch weniger wissen wir über die berüchtigten Wechseljahre. Die Wechseljahre wurden von vielen mit der Menopause gleichgesetzt und als »Okay, das ist halt jetzt so« empfunden. Hinzu kommt noch, dass viele GynäkologInnen uns kaum bis gar nicht vorbereiten auf das, was da auf uns zukommt. Die einen sagen, so erzählen mir meine Klientinnen: »Da müssen Sie jetzt durch«, die anderen wiederum verschreiben gleich, ohne viel nachzufragen, die Hormonersatztherapie. Beides ist meines Erachtens unzureichend. Und kaum jemand spricht an, was uns neben den Wechseljahresbeschwerden noch mehr beschäftigt, so wie das Zunehmen vor allem an Bauch, Busen und auch am Rücken; das sich nicht mehr attraktiv, von sexy weit entfernt Fühlen; den Verlust der Libido oder die vaginale Trockenheit. Wenn sich der Penis plötzlich wie ein Kaktus anfühlt (auch das haben mir viele Frauen berichtet) und sie nicht wissen, was da eigentlich gerade passiert. Natürlich sind wir Frauen oft so konditioniert, dass wir den »Fehler«, die »Schuld« bei uns suchen und meist auch finden. Das lässt uns noch mehr an uns zweifeln und umso schlechter fühlen. Wir ziehen uns zurück. Über all diese wichtigen Themen wird leider oft viel zu wenig gesprochen oder darüber aufgeklärt. Und viele Frauen

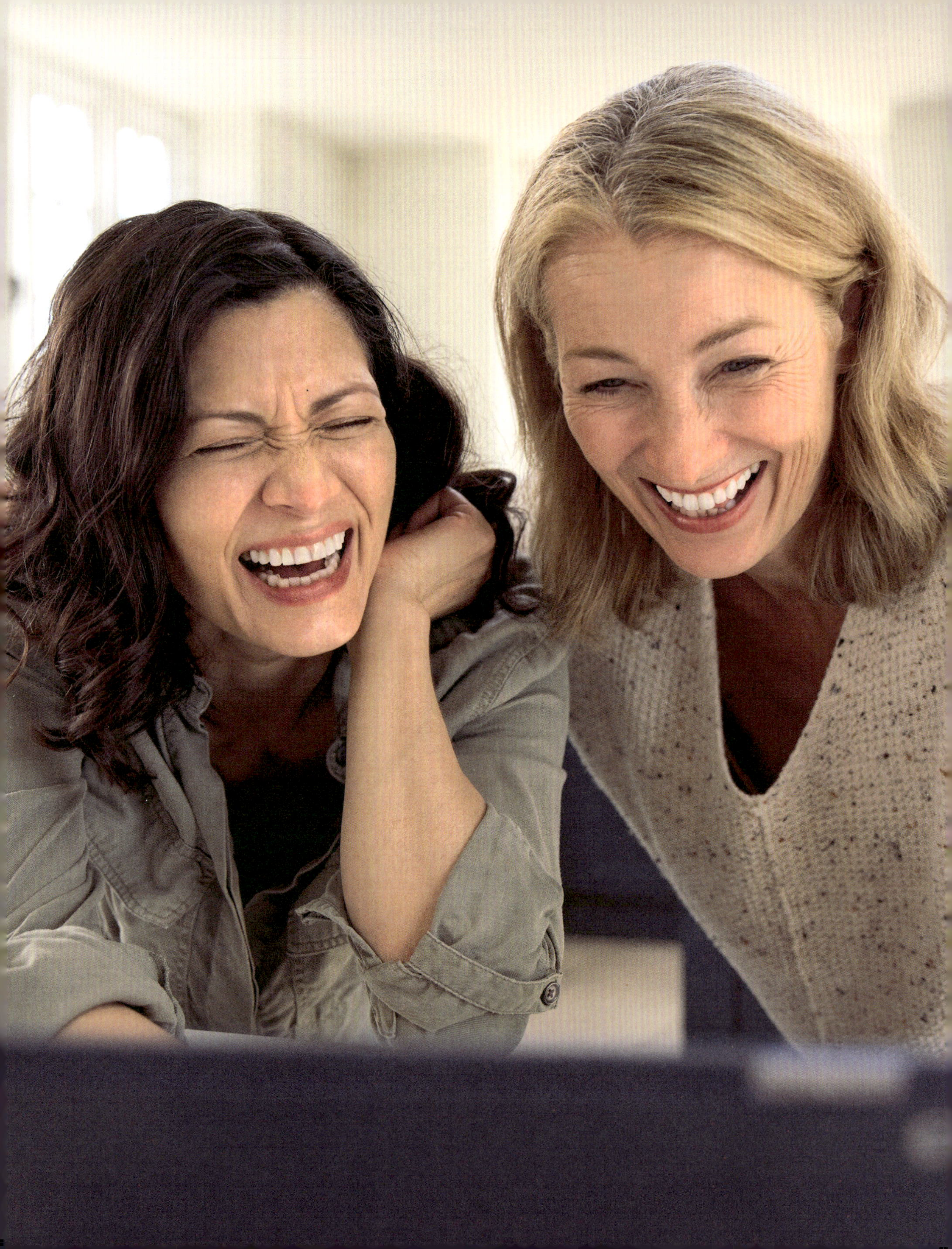

Start loving yourself for everything you are

trauen sich meist aus Scham nicht, nachzufragen. Viele ÄrztInnen wiederum sprechen diese für uns Frauen so wichtigen Themen auch nicht von sich aus an. Was zu einer Pattsituation führt! Die meisten fühlen sich ziemlich alleingelassen. Ich möchte mit diesem Buch all diese Tabuthemen aufbrechen. Dafür konnte ich großartige ExpertInnen gewinnen, die ich interviewen durfte und die uns mit all den nötigen und so wichtigen Informationen versorgen. Ich habe ihnen die vielen Fragen aus meiner *easy eating*-Community gestellt – Fragen zu all den wichtigen Themen rund um unseren weiblichen Körper, der bereits so viel Großartiges geleistet hat und noch leisten wird. Wir werden lernen, auf ihn zu hören und ihn zu hegen und zu pflegen, ihn zu mögen und uns besser denn je zu fühlen.

Meine Kernkompetenz ist und bleibt das Gewichtsmanagement: das persönliche Wohlfühlgewicht erreichen und erhalten. Vor allem in den Wechseljahren, wo es definitiv schwieriger wird. Niemand soll sich länger unwohl in seinem Körper fühlen müssen. Mit kleinen Veränderungen werden wir Großes bewirken. Ich zeige dir, wie das geht! Du musst nicht (!) weniger essen, nur anders. Auch in diesem Buch bleibe ich meinem Grundsatz treu: **Abnehmen funktioniert nur mit Essen. Am besten mit Essen, das auch schmeckt.** Denn auch in und nach den Wechseljahren können wir unseren Wohlfühlkörper erreichen und erhalten. Wir dürfen und sollen uns wieder glücklich, attraktiv und sexy fühlen. Wir sind nämlich nicht, wie viele uns glauben lassen wollen, im »Herbst unseres Lebens« angekommen, sondern wir befinden uns noch immer im Sommer – im Spätsommer vielleicht, aber nach wie vor in der Blüte unserer Jahre, und das soll so bleiben. ENDLESS SUMMER. Holen wir uns unser Strahlen und unseren Wohlfühlkörper zurück und genießen wir unbeschwert und mit mehr Leichtigkeit unser Leben, das noch so viel Schönes für uns bereithält.

Zeige dich, wie du bist. Du darfst alles sein. Sei laut. Sei leise. Sei glücklich. Sei alles, was du sein möchtest.

Dabei möchte ich dich unterstützen. Schön, dass du da bist!

Deine Ursula

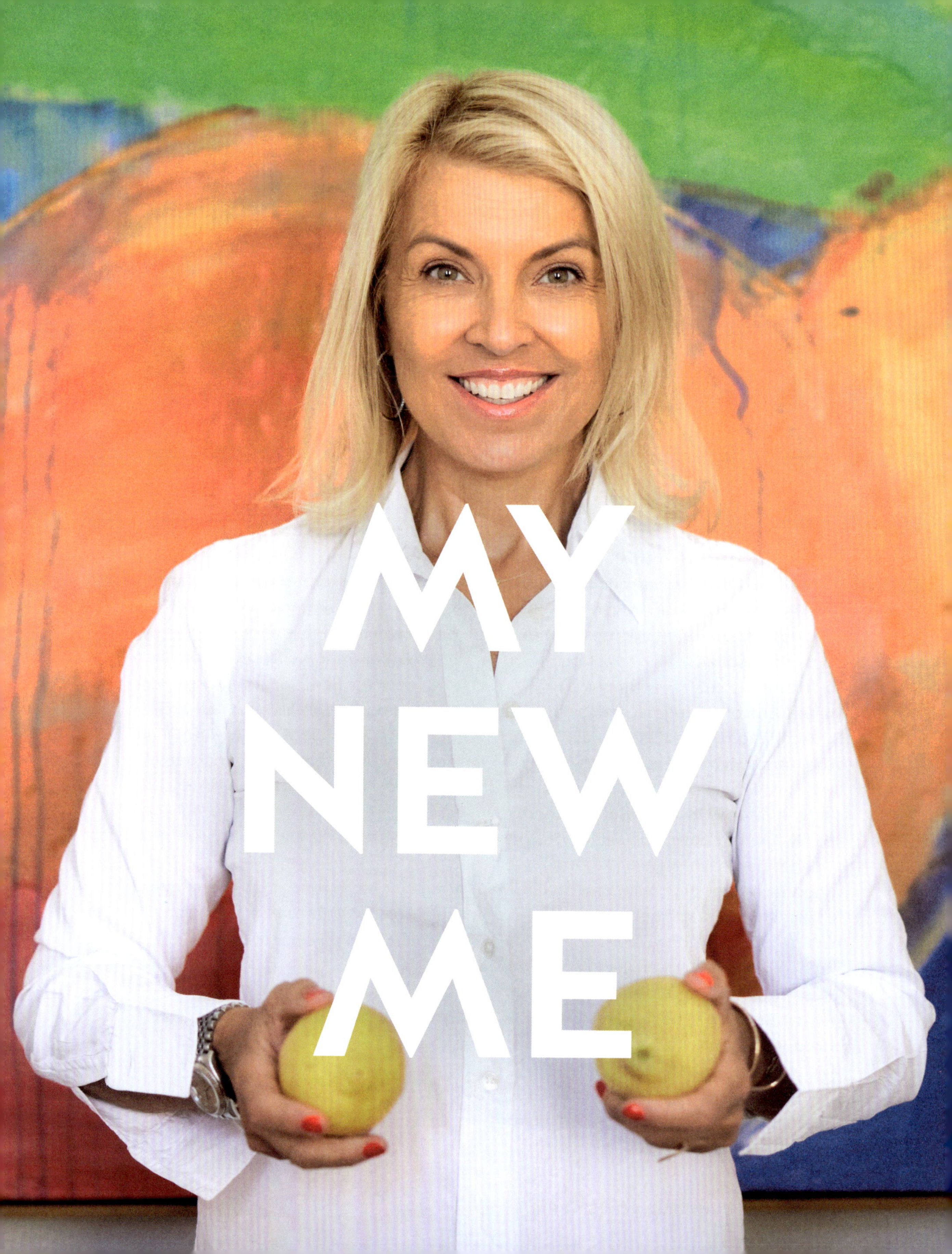
MY
NEW
ME

MEINE PERSÖNLICHE GESCHICHTE

IM WECHSELBAD DER GEFÜHLE

Als die Waage trotz meiner (mit den für die Seele notwendigen Ausnahmen) disziplinierten Ernährung plötzlich fünf Kilo mehr anzeigte und die Katerstimmung nach einem Glas Wein am Vorabend doppelt und dreifach so lange anhielt wie sonst, sah ich plötzlich nur noch Fragezeichen. »Sind das die Wechseljahre?«, dachte ich. Sie waren es – und damit verbunden kamen viele offene Fragen.

Wenn ich an meine eigenen Wechseljahre zurückdenke – ich befinde mich in der Postmenopause –, dann habe ich rückblickend das Gefühl, dass ich wenig bis keine Beschwerden hatte. Nachdem ich mich sehr bewusst ernähre und immer wieder intermittierendes Fasten praktiziere, ging es mir eigentlich ganz gut. Wenn ich abends allerdings Wein trank, dann kam es vermehrt vor, dass ich schlechter schlief und am nächsten Tag ziemlich lange brauchte, um wieder in die Gänge zu kommen. Ich beobachtete, dass ich nach zwei bis drei Gläsern Wein bei einer Abendeinladung am nächsten Tag alles andere als fit war. Was in den Jahren zuvor kein Problem dargestellt hatte, war plötzlich zu einem geworden. Ich musste mich bei meinem ersten Termin um 8 Uhr morgens so konzentrieren, so viel Energie aufbringen, um vor meiner Klientin, meinem Klienten zu verschleiern, dass ich verkatert war. Ein Stress war das – daher wollte ich es schleunigst ändern. Ich habe die Entscheidung getroffen, an Abenden vor einem Arbeitstag nichts mehr zu trinken. Das war anfangs gar nicht so einfach, weil ich mich schon an mein Gläschen in Gesellschaft gewöhnt hatte, doch ich hatte erkannt, dass ein Zusammenhang bestand zwischen dem Alkohol und meinen Wechseljahresbeschwerden.
Ich hatte während meiner Wechseljahre keine Hitzewallungen, dafür litt ich unter massiven Schlafstörungen. An manchen Tagen wachte ich um 2 Uhr morgens auf und schlief erst wieder um 6 Uhr ein – was sehr unangenehm ist, wenn der Wecker um 7 Uhr läutet. Diese Schlafstörungen ignorierte ich zwei Jahre lang, dann habe ich mich endlich um mich selbst gekümmert und etwas unternommen (mehr dazu im Kapitel »Schlafgesundheit«). Überhaupt haben mich die Wechseljahre regelrecht

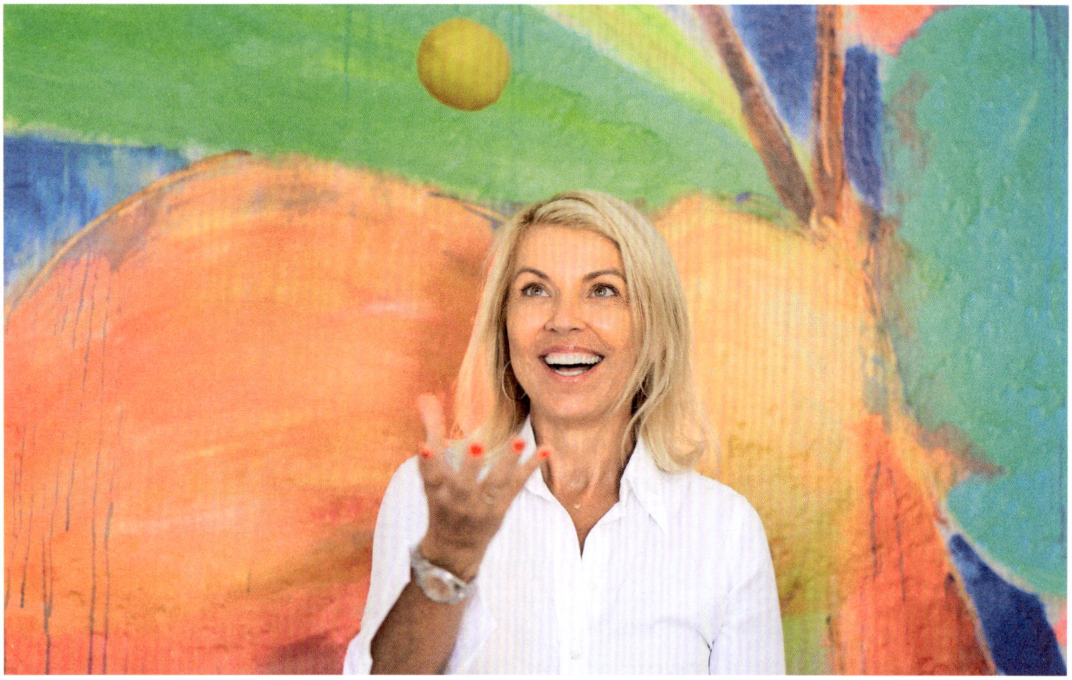

eingeholt, und zwar unvorbereitet. Meine Tochter sagte, ich war kaum auszuhalten in dieser Zeit, sie habe ziemlich unter meinen Verstimmungen und Launen gelitten. Die Mischung einer Mutter im Wechsel und einer Tochter in der Pubertät war zeitweise hochexplosiv, obwohl wir uns bis heute uneinig sind, wer von uns beiden die unangenehmere Zeitgenossin war. Ich behaupte: sie. Aber wer weiß das schon so genau.

Wie ich schon in meinen ersten beiden Büchern beschrieben habe, war ich nicht immer schlank. Ich wog zeitweise 30 Kilo mehr als heute. Das war vor vielen Jahren – ich habe meinen persönlichen Wohlfühlkörper mit den Vorläufern meiner heutigen *easy eating*-Methode in nur sieben Monaten erreicht und diesen bis zu meiner Menopause ebenso mühelos erhalten. Doch plötzlich passten mir meine Jeans nicht mehr und die Blusen spannten. Was mir auch sehr unangenehm war, war die Tatsache, dass ich am Bauch zugenommen hatte. Zu meinem Erstaunen hatte ich auf einmal auch eine Kleidergröße mehr, und als die Waage plötzlich doch fünf Kilo mehr zeigte, obwohl ich meine sowieso schon vorbildlichen Ernährungsgewohnheiten nicht verändert hatte, war ich ziemlich erstaunt, um nicht zu sagen: entsetzt. Ich hielt mich fortan noch strikter an meine »12 Gebote«, und trotzdem nahm ich kein Gramm ab. Rien ne va plus – nichts geht mehr. Nicht zuletzt aus meinem persönlichen Leidensdruck beziehungsweise Unwohlsein heraus habe ich mich fortgebildet und mich intensiv mit dem Thema »Abnehmen in den Wechseljahren« beschäftigt. So erkannte ich, dass eine Frau ab 40 und noch mehr ab 50 ZUSÄTZLICHES beachten müsse, um wieder an ihr Wohlfühlgewicht zu gelangen. Daher habe ich auch die »12 Gebote« und den »perfekten Abnehmtag« für dieses Buch auf die Wechseljahre abgestimmt und die »2 Gamechanger« konzipiert, die man braucht, um auch in und nach den Wechseljahren das persönliche Wohlfühlgewicht zu erreichen und zu erhalten.

Fast ein Jahr lang klebten also diese ärgerlichen fünf Kilo an mir und meinem Körper, auch haben sie meine Lebensfreude gedämpft. Meine Kleidung passte mir nicht mehr, ich fühlte mich in allem »hineingepresst« und hatte schon immer weniger Lust, auszugehen. So geht es sehr vielen Frauen. Meine fünf Kilo und der Bauch sind inzwischen wieder weg, und darüber bin ich sehr froh. Jetzt wirst du vielleicht denken: Das sind Luxusprobleme, das sind doch nur fünf Kilo. Aber fünf Kilo sind eine ganze Kleidergröße, und fünf Kilo können auch zu sieben oder zehn oder mehr werden. Außerdem wollte ich wieder in meine Lieblingsjeans passen und mich nicht damit abfinden müssen, dass jetzt »alles in die andere Richtung geht«. Ich gefalle mir besser, wenn der Bauch kleiner ist. ICH DARF DAS. Und DU darfst das auch! Mit ein paar wenigen, einfachen, aber sehr effektiven Maßnahmen wirst du es genauso schaffen! Deshalb habe ich dieses Buch geschrieben, damit auch du wieder happy bist: mit dir, deinem Körper und deinem Leben. Denn wir müssen uns an gar nichts gewöhnen, wenn wir das nicht wollen. Und schon gar nicht an lästige Kilos und einen Bauch, der uns stört. Du darfst abnehmen, wenn du das möchtest. Du darfst dir deinen Wohlfühlkörper zurückholen. I'm all in – ich bin dabei! Du auch?

Was ich mir für dich wünsche? Dass du deine eigene Expertin wirst, dass du dich informierst und dich dann entscheidest für alles, was dir in deinem Leben guttut.

Ich wünsche dir, dass du das Leben lebst, das du leben möchtest! In einem Körper, den du magst, der dich gesund und glücklich durch dein Leben trägt. Und du bist nicht allein, vergiss das nicht!

Together we are stronger

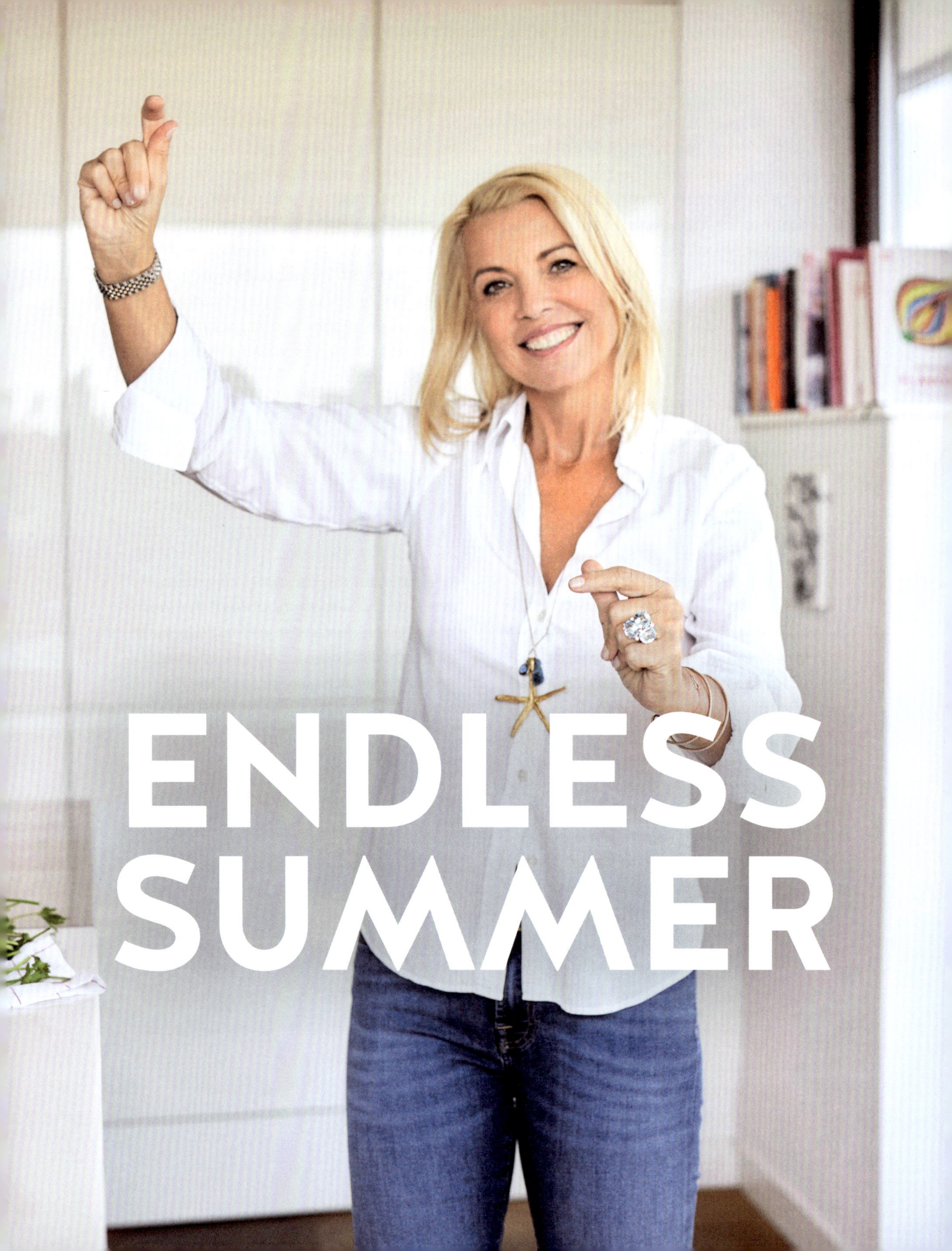

ENDLESS SUMMER

WECHSELJAHRE VERSTEHEN

TANZEN WIR UNS DURCH DIE WECHSELJAHRE!

Ja, wir werden älter. Und ja, unser Körper verändert sich. So what! Das darf er auch, das ist gut so. Das gehört zu unserem Leben dazu. Alles hat seine Zeit. Die Wechseljahre und die Postmenopause sind aber nicht »das Ende«, sie sind auch nicht »der Herbst des Lebens einer Frau« – ganz im Gegenteil! Sehen wir diese Zeit in unserem Leben als Chance, als neue Freiheit und als Beginn eines **endlosen Sommers**.

TANZEN DURCH DIE WECHSELJAHRE

Wie soll das gehen? Wo doch die Wechseljahre einen ziemlich schlechten Ruf haben: Stimmungsschwankungen, Hitzewallungen, Schlafstörungen, Gewichtszunahme, keine Lust auf Sex, um nur einige Störenfriede zu nennen, machen es uns Frauen nicht gerade einfach, das Leben in Leichtigkeit zu genießen. Doch muss das so sein? Welche ÄrztInnen können uns dabei helfen? Was können wir dazu beitragen? Oder müssen wir durch diese Zeit einfach nur hindurchtauchen? Sicher nicht! Jede Phase unseres Lebens wollen wir genießen dürfen. Auch die Wechseljahre! Gerade die Wechseljahre!

Ready to glow

DER UNTERSCHIED ZWISCHEN WECHSELJAHREN UND MENOPAUSE

Viele Frauen, die mir im Laufe der Zeit beruflich und privat begegnet sind, denken, dass die Wechseljahre gleichbedeutend mit der Menopause sind. Viel zu wenig haben wir über die Wechseljahre gelesen oder gehört. Vielleicht haben wir uns auch zu wenig dafür interessiert. So nach dem Motto: Sie sollen kommen, die

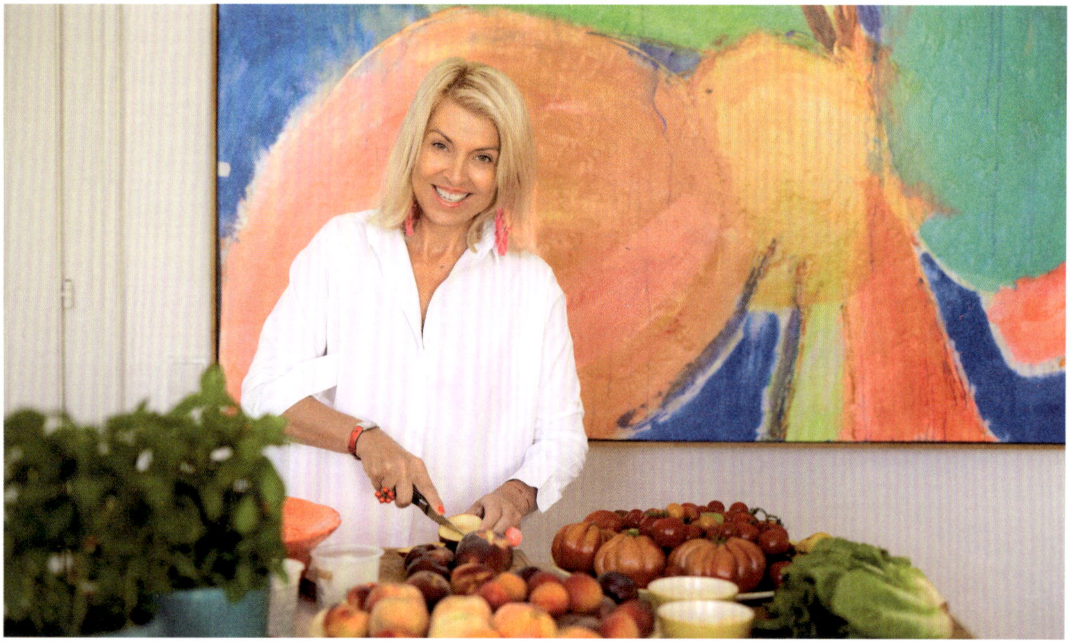

Wechseljahre, und wenn sie dann da sind, dann sehen wir weiter. Nur kommen sie nicht von einem Moment auf den anderen, sondern sie schleichen sich still und heimlich in unser Leben.

Die Wechseljahre, auch Klimakterium genannt, sind eine natürliche Lebensphase jeder Frau, in der es aufgrund sinkender Hormonspiegel zunächst zu Unregelmäßigkeiten der Menstruation kommt, bis diese schließlich ganz ausbleibt. Meist beginnen diese ersten Hormonschwankungen schleichend oder sogar unbemerkt. Die Wechseljahre treten typischerweise zwischen dem 40./45. und 55. Lebensjahr einer Frau auf. Dies kann jedoch variieren und ist von Frau zu Frau unterschiedlich. Die Wechseljahre werden in verschiedene Phasen gegliedert: in die Prämenopause; die frühe Perimenopause; die späte Perimenopause; die Menopause und die Postmenopause.

Die Menopause bezeichnet den Zeitpunkt der letzten Menstruation einer Frau. Dieser lässt sich nur im Nachhinein feststellen. Erst wenn in zwölf aufeinanderfolgenden Monaten keine Blutung aufgetreten ist, kann davon ausgegangen werden, dass dies die letzte Menstruation war.
Im Durchschnitt erreichen Frauen mit 51 Jahren die Menopause.
Zwischen dem Beginn der Perimenopause und dem Einsetzen der Menopause durchläuft eine Frau verschiedene Phasen, in denen ihr Körper auf die hormonellen Veränderungen reagiert. Dies kann zu einer Vielzahl von Symptomen führen.

WANN BEGINNEN DIE WECHSELJAHRE UND WANN ENDEN SIE?

Sie beginnen in der Regel ab dem 45. Lebensjahr, bei einigen Frauen auch schon ab dem 40. – bei einigen wenigen auch bereits noch früher und wieder bei einigen später. Die Wechseljahre umfassen somit die Jahre vor und nach der letzten Regelblutung. In dieser Zeit wird der weibliche Körper einem starken hormonellen Wandel unterzogen, der auf körperlicher wie auch seelischer Ebene spürbar werden kann. So einzigartig jede Frau ist, so unterschiedlich ist das Erleben der Wechseljahre. Während manche Frauen beschwerdefrei und gut gelaunt durch den Wechsel schreiten, finden sich andere inmitten wechselnder Gefühlsbäder und unliebsamer körperlicher Veränderungen wieder.

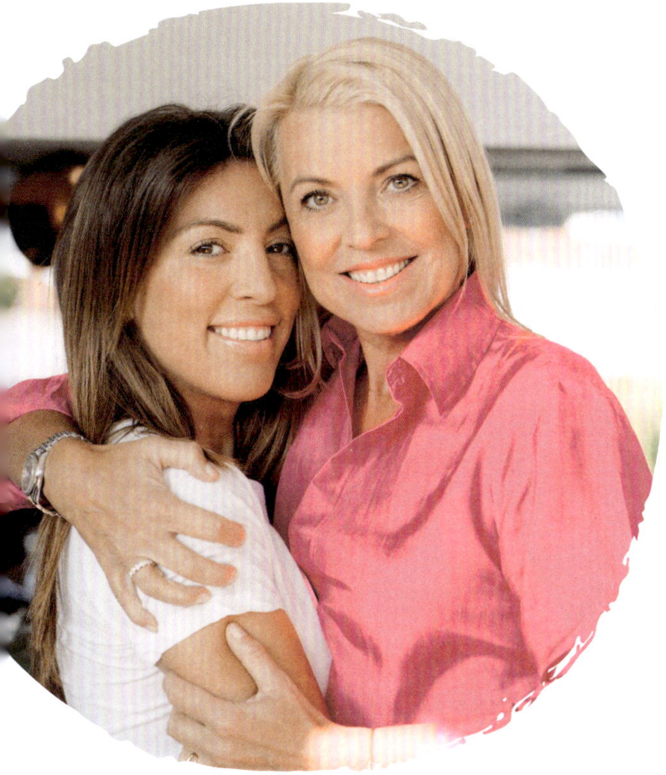

WORAN ERKENNEN WIR, DASS WIR IM WECHSEL SIND?

Einige häufige Anzeichen und Symptome der Wechseljahre umfassen Hitzewallungen, Nachtschweiß, Stimmungsschwankungen, Schlafstörungen, vaginale Trockenheit, verminderte Libido, Gewichtszunahme und Gedächtnisprobleme. Nicht alle Frauen erleben all diese Symptome, und ihre Intensität kann ebenfalls von Frau zu Frau variieren.

Je mehr wir uns mit den Wechseljahren und unserem eigenen Körper beschäftigen, umso weniger werden wir von ihnen überrascht und umso besser können wir die Verantwortung für uns selbst übernehmen. Je besser wir informiert sind und je mehr wir über unseren eigenen Körper wissen, desto besser und leichter können wir unsere Entscheidungen treffen. Wer – wenn nicht wir selbst – soll diese wichtigen Entscheidungen treffen? Es geht hier um unseren Körper und unser Wohlbefinden. Nichts darf uns wichtiger sein!

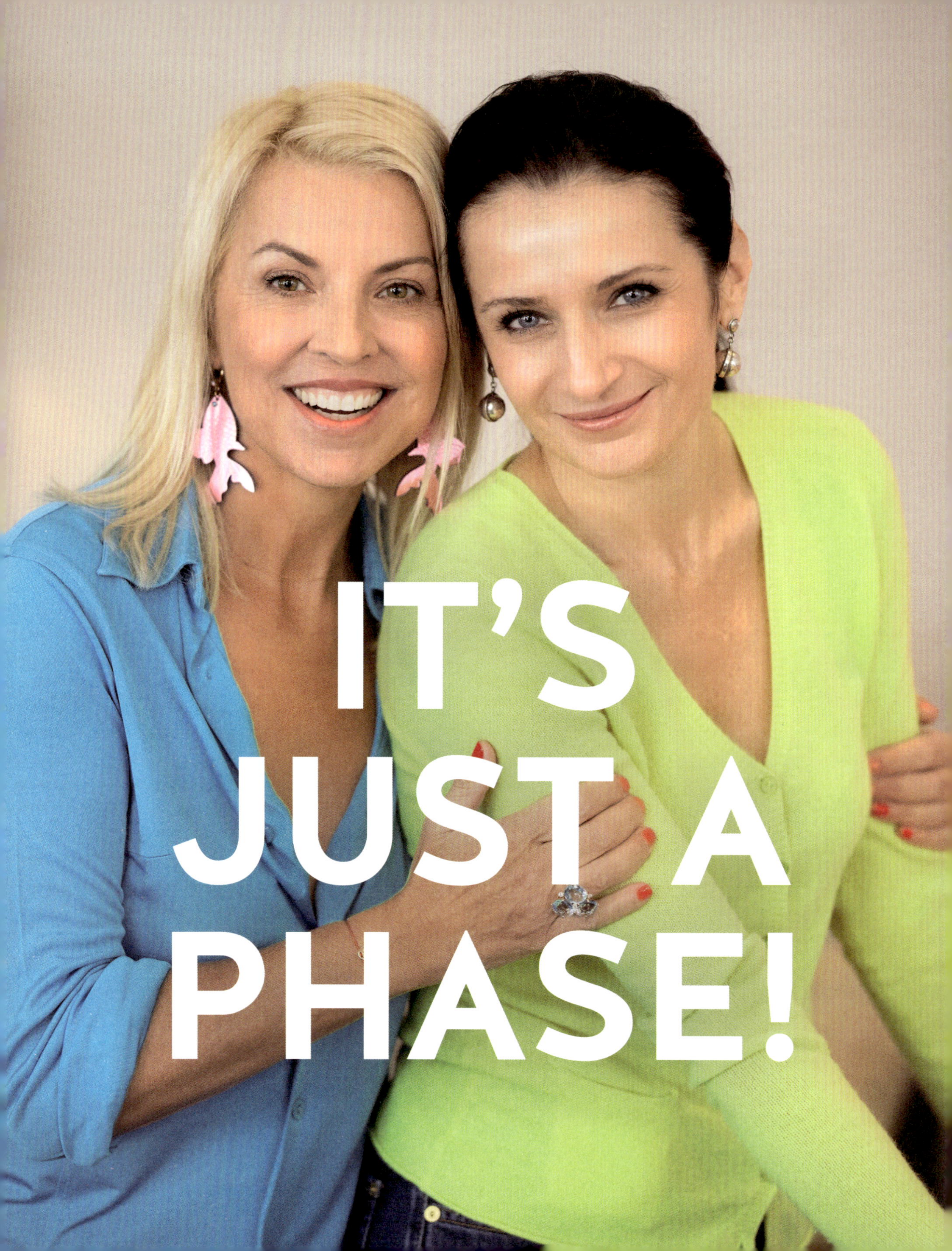
IT'S
JUST A
PHASE!

DIE VERSCHIEDENEN PHASEN

DIE VIER PHASEN DES WECHSELS

Mit den ersten Hitzewallungen kommt die Unsicherheit. Ist es nun so weit – bin ich jetzt im Wechsel? Decke über den Kopf, oder doch lieber zum Arzt, zur Ärztin? Im Idealfall: Schon vor den ersten Anzeichen der Wechseljahre wissen, was der Körper jetzt braucht. Umso besser ist es, dass du nun dieses Buch in Händen hältst! Prä- über peri- bis post-: Wer eine Ahnung davon hat, was im eigenen Körper tatsächlich abgeht, findet deutlich easier durchs Meno-Labyrinth. Schauen wir uns die vier Phasen der Wechseljahre doch einmal genauer an.

DIE ZEIT VOR, WÄHREND UND NACH DEN WECHSELJAHREN

In einfachen Worten: Die Wechseljahre sind der Prozess, der zur Menopause führt. Die Menopause selbst ist der Zeitpunkt, zu dem eine Frau ihre letzte Menstruation hat. Die Zeit davor, während die Hormonproduktion abnimmt und Symptome auftreten können, wird als Perimenopause bezeichnet (wir unterscheiden hier noch einmal zwischen früher und später Perimenopause) und die Zeit danach nennt man Postmenopause. Durch eine feinere Unterteilung können Frauen und ihre ÄrztInnen besser verstehen, in welcher Phase der Wechseljahre sie sich befinden, und entsprechend geeignete Maßnahmen zur Bewältigung von Symptomen und zur Erhaltung ihrer Gesundheit und ihres Wohlbefindens ergreifen.
Die Übersetzungen der Vorsilben prä-, peri- und post- sind einfach: prä = vor, peri = um/herum und post = nach.

DIE PRÄMENOPAUSE

(Beginn mit Ende 30 oder Anfang 40)
Das ist die Phase vor dem eigentlichen Einsetzen der Perimenopause. Während dieser Phase haben Frauen typischerweise noch regelmäßige Menstruationszyklen, aber einige frühe Anzeichen hormoneller Veränderungen können auftreten, wie zum Beispiel Brustspannen, längere oder kürzere Zyklen als üblich und leichte Stimmungsschwankungen. Hormonelle Veränderungen machen sich leise bemerkbar, aber die Symptome sind in der Regel noch mild. Die Prämenopause kann Jahre andauern, bevor die eigentliche Perimenopause beginnt.
Was in dieser Phase mit den Hormonen passiert: In der Prämenopause bleiben die Hormonspiegel tendenziell stabil,

obwohl sie langsam abnehmen können. Progesteron- und Östrogenspiegel können leicht schwanken, was zu leichten Unregelmäßigkeiten im Zyklus führen kann. Östrogen und Progesteron werden weiterhin von den Eierstöcken produziert, aber ihre Produktion nimmt im Laufe der Zeit ab.

DIE FRÜHE PERIMENOPAUSE

(Beginn in etwa ab 45)
Die frühe Perimenopause ist die erste Phase der eigentlichen Wechseljahre, die direkt auf die Prämenopause folgt. Jetzt beginnen die Hormonspiegel, insbesondere das Östrogen, unregelmäßig zu schwanken, was zu unvorhersehbaren Symptomen führen kann. Diese können sein: unregelmäßige Menstruationszyklen, stärkere Stimmungsschwankungen, Hitzewallungen, Nachtschweiß, Schweißausbrüche, Gelenkschmerzen, Gewichtszunahme, Wassereinlagerungen, Schlafstörungen, Migräne und einige mehr. Für viele Frauen ist diese Phase sehr unangenehm, weil sie von der Intensität der Beschwerden regelrecht überrascht werden.

Was in dieser Phase mit den Hormonen passiert: Während der frühen Perimenopause beginnen die Hormonspiegel, insbesondere Östrogen, aber auch Progesteron, unregelmäßig zu schwanken, was zu unregelmäßigen Menstruationszyklen führen kann. In einigen Fällen nimmt Progesteron schneller ab als Östrogen, was dann zu einem Östrogenüberschuss führen kann, der wiederum möglicherweise Symptome wie Brustspannen, Wassereinlagerungen, Stimmungsschwankungen bis hin zu Depressionen mit sich bringt.

DIE SPÄTE PERIMENOPAUSE

(Beginn mit Ende 40 und Anfang 50)
Die späte Perimenopause ist die fortgeschrittene Phase der Perimenopause. In diesem Stadium werden die Schwankungen der Hormonspiegel, insbesondere Östrogen, stärker und unvorhersehbarer. Frauen können häufiger Symptome wie aufsteigende Hitzewallungen, Stimmungsschwankungen, Schlafstörungen, vaginale Trockenheit, sexuelle Unlust und andere Symptome wie Angstzustände, starke Müdigkeit und Antriebslosigkeit, Schwindel und Kreislaufbeschwerden erleben. Die Menstruationszyklen können unregelmäßiger werden, und die Fruchtbarkeit nimmt allmählich ab. Diese Phase geht auch mit einem schnelleren Anstieg der Fettmasse und einer Umverteilung des Fettes in den Bauch einher, was ebenfalls zu einem Anstieg des Gesamtkörperfettes und daher auch des Gewichtes führt. Es kann auch zu vermehrter Fettansammlung im Rückenbereich und an den Oberarmen kommen. Nicht nur, dass es uns stört, dass wir ständig am Zunehmen sind und uns von Tag zu Tag unwohler fühlen, ist nun auch durch das Ansteigen des Gewichtes das Risiko für Herz-Kreislauf- und Stoffwechselerkrankungen erhöht.

Was in dieser Phase mit den Hormonen passiert: In dieser Phase nehmen die

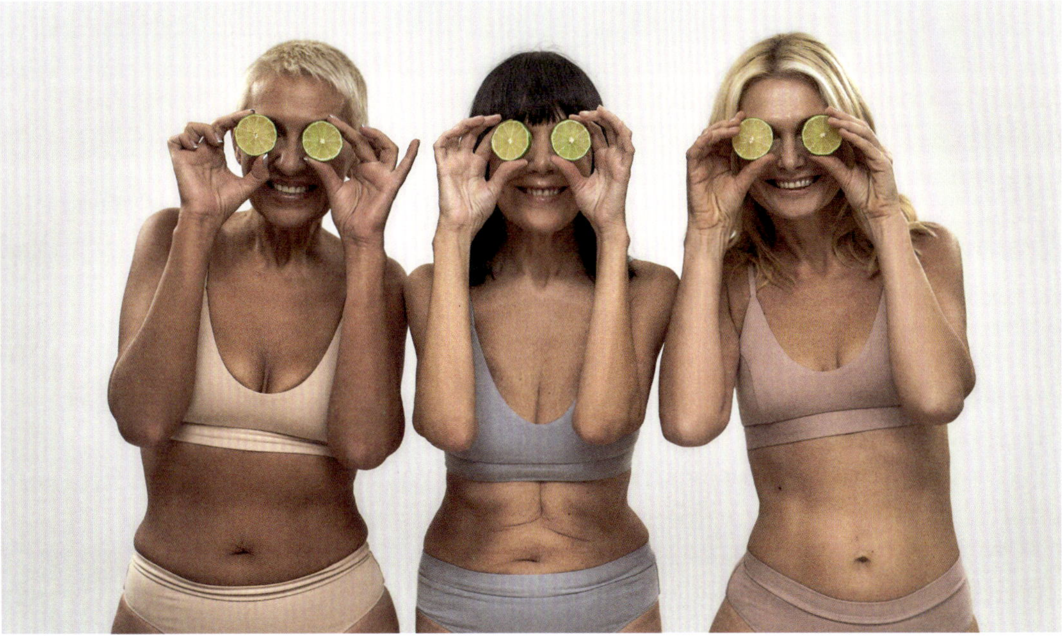

Gesamtwerte von Östrogen und Progesteron ab. Die Eierstöcke produzieren nun weniger Hormone, was zu noch unregelmäßigeren Zyklen führen kann. Ein relativer Mangel an Progesteron im Vergleich zu Östrogen tritt in dieser Phase häufiger auf. Vor allem ein Mangel an Progesteron erschwert das Abnehmen empfindlich.

DIE MENOPAUSE

(Anfang bis Mitte 50)

Die Menopause wird definiert als der Zeitpunkt, zu dem eine Frau zwölf aufeinanderfolgende Monate ohne Menstruation erlebt hat. Während dieser Zeit stabilisieren sich die Hormonspiegel auf einem niedrigen Niveau und die meisten typischen Symptome der Perimenopause nehmen ab. Die Menopause markiert das Ende der reproduktiven Jahre einer Frau.

Was in dieser Phase mit den Hormonen passiert: In der Menopause sinkt die Produktion von Östrogen und Progesteron drastisch, da die Eierstöcke ihre Funktion einstellen.

Die Hormonspiegel sind jetzt auf einem niedrigen Niveau stabilisiert, was das Ende der Menstruation markiert und auch ein nahes Ende der häufigsten Wechseljahresbeschwerden. Doch jetzt kann es zu einer höheren Anfälligkeit für Diabetes kommen. Östrogen hat eine positive Wirkung auf das »gute« HDL-Cholesterin, indem es die Blutgefäße erweitert und durchblutungsfördernd wirkt. Da die Östrogenproduktion drastisch zurückgegangen ist, fehlt auch diese positive Wirkung.

DIE POSTMENOPAUSE

(nach der Menopause bis zum Lebensende)

Die Postmenopause beschreibt die Zeit nach der Menopause, die den Rest des Lebens einer Frau umfasst. Frauen können immer noch einige Symptome wie Hitzewallungen, vaginale Trockenheit oder Schlafstörungen erleben, aber sie sind häufig weniger ausgeprägt als in den Phasen davor. Jetzt besteht allerdings ein erhöhtes Risiko für langfristige gesundheitliche Probleme wie Osteoporose und auch Herzerkrankungen aufgrund des Östrogenmangels.

Was in dieser Phase mit den Hormonen passiert: In der Postmenopause bleiben die Hormonspiegel von Östrogen und Progesteron weiterhin auf einem niedrigen Niveau. Die Hormonproduktion aus den Eierstöcken ist praktisch zum Erliegen gekommen und die Hauptquelle für die Östrogenproduktion ist nun das Fettgewebe. Dieser Mechanismus ist wichtig, da Östrogen auch nach der Menopause weiterhin eine Reihe von Funktionen im Körper reguliert, einschließlich der Erhaltung der Knochendichte, der Aufrechterhaltung der Gesundheit von Herz und Blutgefäßen und der Unterstützung der vaginalen Gesundheit. Daher ist die Produktion von Östrogen durch das Fettgewebe nach der Menopause ein wichtiger Faktor für die Gesundheit und das Wohlbefinden von Frauen in dieser Lebensphase – auch wenn der Östrogenspiegel nach der Menopause deutlich niedriger ist als vor der Menopause und die Östrogenproduktion durch das Fettgewebe allein diesen Mangel nicht vollständig ausgleichen kann. Die Konzentration von Progesteron ist nur noch so hoch wie im Körper eines Mannes. Die Östrogenproduktion verringert sich kontinuierlich, bis schließlich gar kein Östrogen mehr produziert wird. In diesem Zeitraum stellt sich der Körper auf ein neues hormonelles Gleichgewicht ein und der Hormonspiegel kommt wieder zur Ruhe.

PRÄMENOPAUSE
FRÜHE PERIMENOPAUSE
SPÄTE PERIMENOPAUSE
MENOPAUSE
POSTMENOPAUSE

Die Altersangaben und auch die Unterteilungen in die einzelnen Phasen sind allgemeine Richtlinien und können von Frau zu Frau und je nach individuellen Umständen und genetischer Veranlagung variieren. Es ist mir wichtig zu betonen, dass Frauen in verschiedenen Phasen der Wechseljahre unterschiedliche Symptome und Erfahrungen haben können. Dieses Kapitel soll einen groben Überblick verschaffen, womit wir Frauen es eigentlich zu tun haben – in, während und nach den Wechseljahren.

KOMMEN MÄNNER EIGENTLICH AUCH IN DEN WECHSEL?

Auch bei Männern ab ca. dem 40. Lebensjahr beginnt der Testosteronspiegel langsam abzusinken. Anders als bei Frauen, bei denen der Spiegel der Sexualhormone schubweise abnimmt, entwickeln sich die Wechseljahre bei Männern gemächlich über die Jahre hinweg. Da sich der männliche Körper dadurch besser an das jeweilige Hormonniveau anpassen kann, machen sich die Wechseljahre auch nur langsam und weniger intensiv bemerkbar. Rund die Hälfte der Männer bekommt von ihren Wechseljahren gar nichts mit. Hinzu kommt, dass »das starke Geschlecht« oft dazu neigt, altersbedingte Veränderungen und Beeinträchtigungen zu ignorieren, zu kaschieren oder weniger ernst zu nehmen. Häufige Symptome sind: Zunahme an Bauchfett, Abnahme der Muskelmasse und -kraft, Antriebslosigkeit, Erektionsschwierigkeiten und verringerte Libido.

»Genug von den Männern«, in diesem Buch darf es nur um uns Frauen gehen.

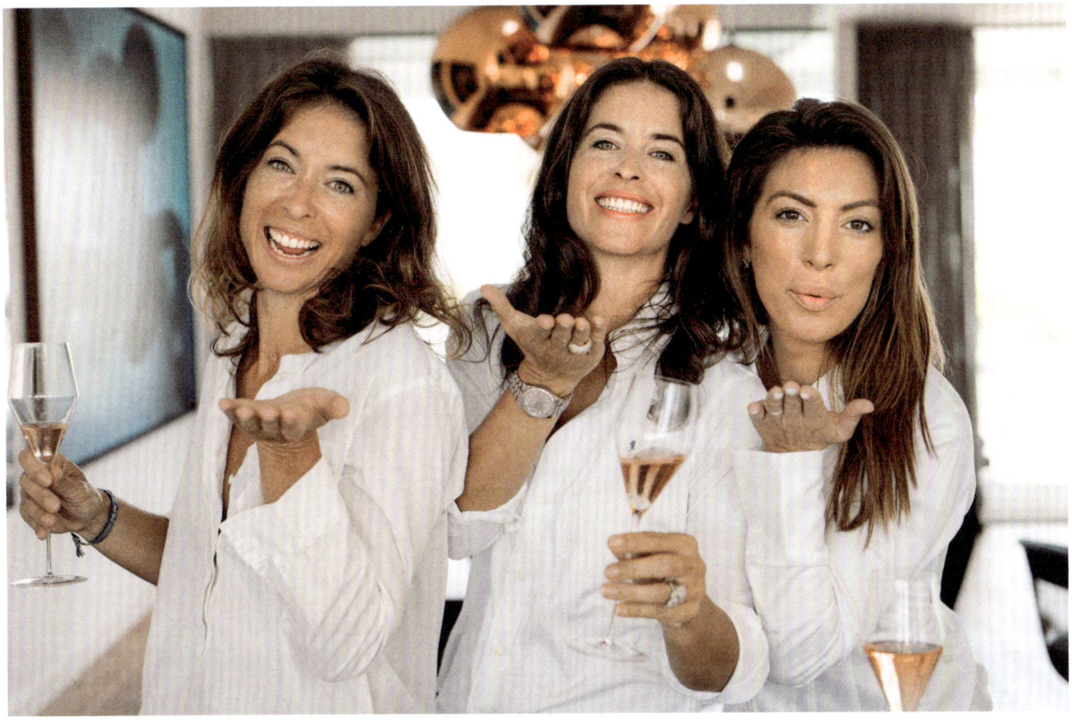

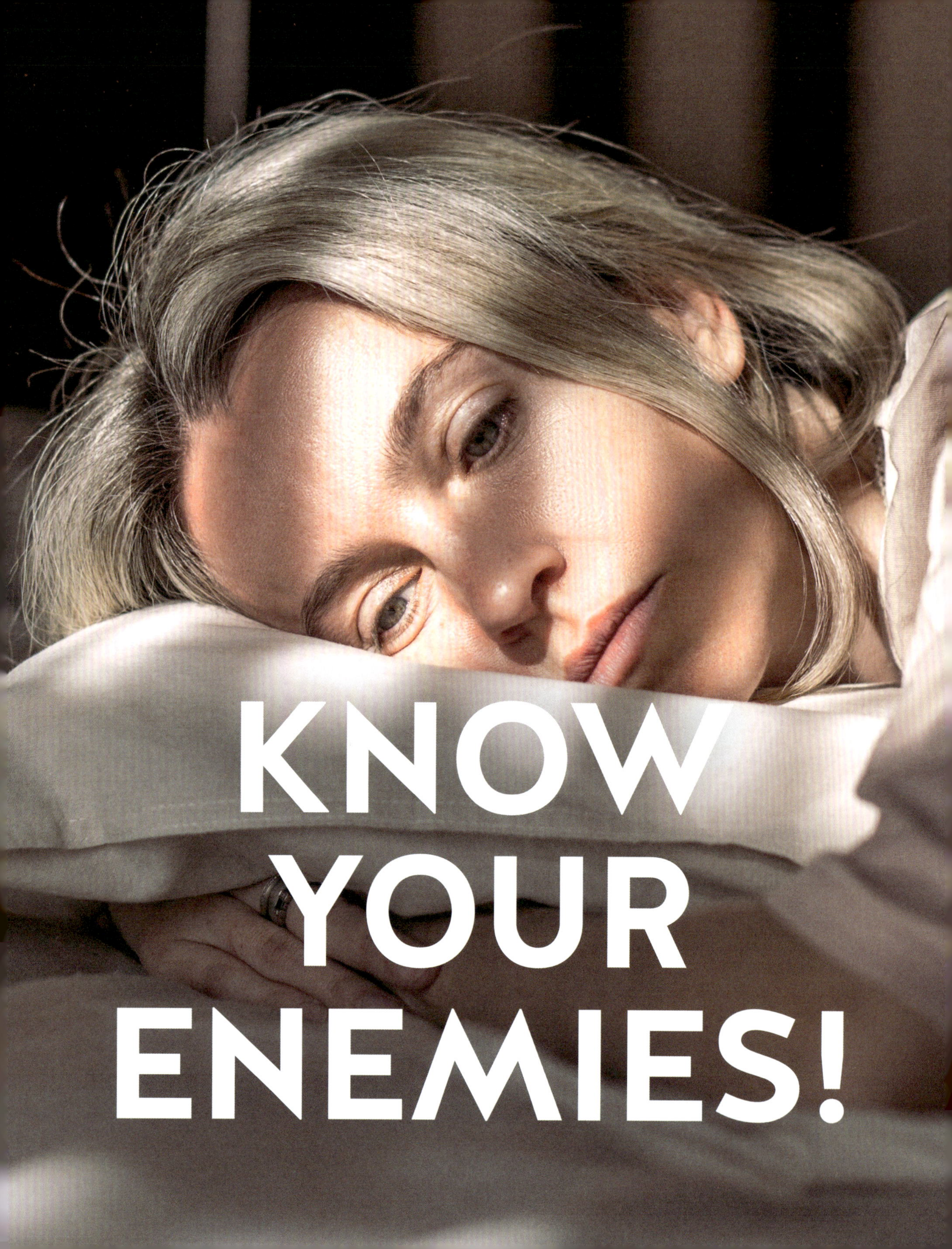

KNOW YOUR ENEMIES!

WECHSELJAHRES-BESCHWERDEN
WAS AUF DICH ZUKOMMEN KANN

Gereiztheit, Hitzewallungen, Abgeschlagenheit, Ängste, Schlafstörungen – bis sich dein Körper hormonell wieder eingependelt hat, kann dir der Wechsel ganz schön übel mitspielen. Relax, denn sobald du weißt, was auf dich zukommen kann – und wie du dagegen vorgehst –, bist du safe. Dieses Kapitel steht ganz unter dem Motto: Kenne deine Gegner!

DIE FIESEN BESCHWERDEN RUND UM DIE WECHSELJAHRE

Wechseljahresbeschwerden, auch bekannt als Menopausensymptome, treten typischerweise bei Frauen während der Perimenopause und Menopause auf, wenn ihr Körper die hormonellen Veränderungen durchläuft. Diese Veränderungen sind hauptsächlich auf den Rückgang der Produktion von Östrogen und Progesteron zurückzuführen, die für die Regulierung des Menstruationszyklus und andere wichtige Funktionen im weiblichen Körper verantwortlich sind. Auch kann ein niedriger Testosteronspiegel (ja, richtig gelesen: Wir Frauen produzieren auch Testosteron, allerdings in geringen Maßen) bei uns Frauen in den Wechseljahren verschiedene Symptome auslösen. Betrachten wir nun gemeinsam die häufigsten Beschwerden während der Wechseljahre und versuchen uns ebenso an Gegenmaßnahmen heranzutasten. Denn wir müssen durch diese fiesen Phasen nicht einfach nur hindurchtauchen, wir können etwas dagegen tun. Warum etwas aushalten, wenn es sich doch ändern lässt?

STIMMUNGSSCHWANKUNGEN UND GEREIZTHEIT:

Hormonelle Veränderungen während der Wechseljahre können die Chemie des Gehirns beeinflussen, was zu Stimmungsschwankungen führen kann. Insbesondere der Rückgang von Östrogen kann den Serotoninspiegel im Gehirn beeinflussen, was unter Umständen zu depressiven Verstimmungen, Reizbarkeit, Traurigkeit und Angstzuständen führt. Mögliche Gegenmaßnahmen: regelmäßige Bewegung, gesunde Ernährung, Schlafhygiene, Stressmanagementtechniken wie tiefes Atmen oder progressive Muskelentspannung, Gesprächstherapie oder kognitive

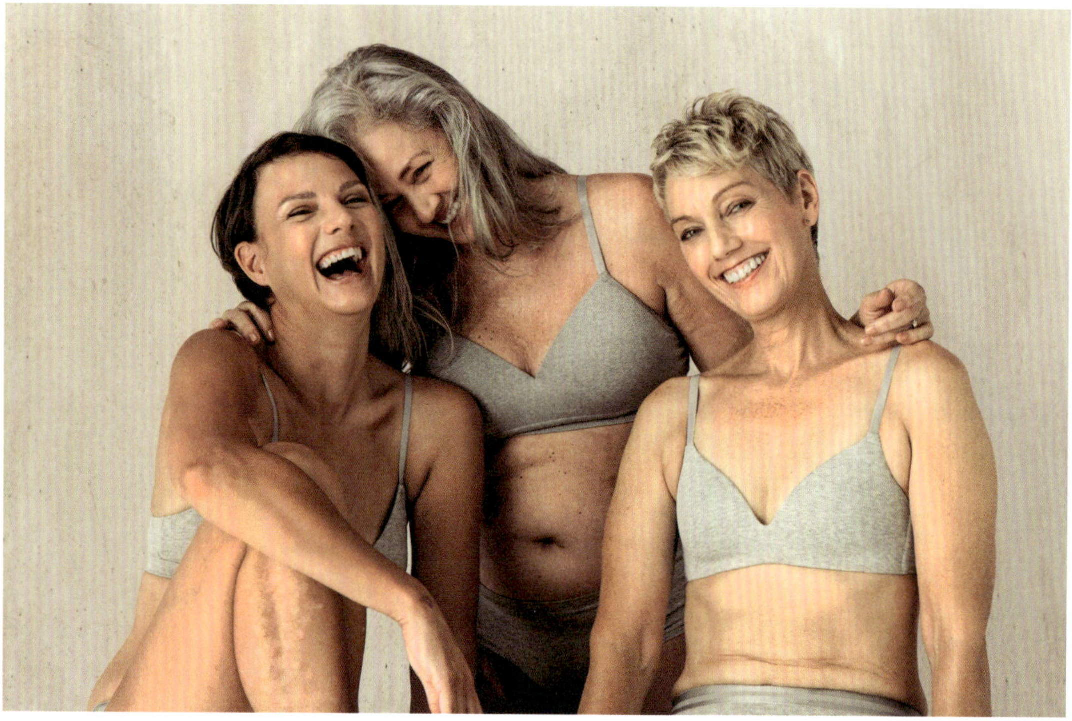

Verhaltenstherapie, bei Bedarf medikamentöse Behandlung durch einen Arzt, eine Ärztin.

HITZEWALLUNGEN:
Hitzewallungen sind eines der häufigsten Symptome der Menopause. Sie werden durch eine plötzliche Weitung der Blutgefäße verursacht, die zu einem Anstieg der Körpertemperatur führt. Hitzewallungen sind plötzliche, intensive Wärmegefühle, die oft von starkem Schwitzen begleitet werden. Sie können sehr unangenehm sein und den Alltag massiv beeinträchtigen. Mögliche Gegenmaßnahmen: Das Tragen von leichter Kleidung, Vermeidung von scharfen Gewürzen und heißen Getränken wie Kaffee, regelmäßige körperliche Aktivität, Bewegung an der frischen Luft, Entspannungstechniken wie Yoga oder Meditation.

SCHLAFSTÖRUNGEN:
Veränderungen im Hormonspiegel können auch den Schlaf beeinflussen. Viele Frauen erleben während der Wechseljahre Schlafstörungen, einschließlich Schlaflosigkeit, unruhigem Schlaf und nächtlichen Hitzewallungen, die das Einschlafen erschweren können. Schlafstörungen können Einschlafprobleme, häufiges Erwachen während der Nacht oder frühes Erwachen am Morgen umfassen. Sie können zu Müdigkeit und Reizbarkeit führen. Mögliche Gegenmaßnahmen:

Das Schaffen einer ruhigen und entspannenden Schlafumgebung, Vermeidung von Koffein und Alkohol Stunden vor dem Schlafengehen, Entwicklung einer regelmäßigen Schlafenszeitroutine. Mehr zu diesem Thema im Kapitel »Schlafgesundheit« auf Seite 88.

GEWICHTSZUNAHME UND VERÄNDERUNGEN IM STOFFWECHSEL:

Während der Wechseljahre erleben viele Frauen eine Verschiebung ihres Körpergewichts, wobei sich Fett vermehrt im Bauchbereich ansammeln kann. Dies wird oft auf den Rückgang der Östrogenproduktion zurückgeführt. Östrogen spielt eine Rolle bei der Regulation des Stoffwechsels und der Verteilung von Fett im Körper. Wenn der Östrogenspiegel sinkt, kann dies zu einer Verlangsamung des Stoffwechsels führen und dazu beitragen, dass Fett eher im Bauchbereich gespeichert wird. Darüber hinaus können Veränderungen im Hormonspiegel den Appetit und das Hungergefühl beeinflussen, was zu einer erhöhten Kalorienaufnahme führen kann. Die effektivsten Gegenmaßnahmen findest du in diesem Buch in den verschiedensten Kapiteln. Schließlich geht es in diesem Buch um „Mit Gelassenheit zum Wohlfühlkörper" – daher wird auch das Thema von mir für dich prioritär behandelt.

VAGINALE TROCKENHEIT UND LIBIDOVERLUST:

Ein Rückgang des Östrogenspiegels kann auch Libidoverlust oder eine Abnahme des sexuellen Verlangens verursachen. Östrogen ist wichtig für die Aufrechterhaltung der Gesundheit der vaginalen Schleimhaut und die Durchblutung im Genitalbereich. Ein Mangel an Östrogen kann zu vaginaler Trockenheit, Schmerzen beim Geschlechtsverkehr und einem allgemeinen Rückgang der sexuellen Erregung führen. Zusätzlich können andere Faktoren wie Müdigkeit, Schlafstörungen und Stimmungsschwankungen ebenfalls die Libido beeinflussen. Mögliche Gegenmaßnahmen: Die Verwendung von vaginalen Gleitmitteln oder Feuchtigkeitscremes, regelmäßige sexuelle Aktivität zur Förderung der Durchblutung und Feuchtigkeit, Gespräche mit dem Partner, der Partnerin über die Bedenken und die eigenen Bedürfnisse, Konsultation der Gynäkologin, des Gynäkologen für weitere Behandlungsoptionen wie östrogenhaltige Cremes oder Hormonersatztherapie. Mehr zu diesem Thema im Interview mit der Gynäkologin Dr. Katharina Liess auf Seite 39.

Ready for what's coming next

WECHSELJAHRESBESCHWERDEN ENTGEGENWIRKEN

Es gibt verschiedene Ansätze, um den Wechseljahresbeschwerden entgegenzuwirken und die Symptome zu lindern. Hier sind einige bewährte Methoden.

LEBENSSTILÄNDERUNGEN:

Eine gesunde Lebensweise trägt meistens dazu bei, die Symptome der Wechseljahre zu mildern. Dazu gehören regelmäßige körperliche Aktivität, eine ausgewogene Ernährung, ausreichend Schlaf und Stressmanagementtechniken.

HORMONERSATZTHERAPIE (HET):

Für Frauen mit starken Wechseljahresbeschwerden kann eine Hormonersatztherapie eine wirksame Option sein. Diese Therapie beinhaltet die Einnahme von Östrogen oder einer Kombination von Östrogen und Progesteron, um den Hormonspiegel im Körper auszugleichen. Es ist jedoch wichtig, die potenziellen Risiken und Vorteile der HET mit einem Arzt, einer Ärztin zu besprechen, da sie mit einem erhöhten Risiko für bestimmte gesundheitliche Probleme verbunden sein kann. Mehr zu diesem Thema im Kapitel Hormone in Balance.

PFLANZLICHE PRÄPARATE:

Einige pflanzliche Präparate wie Soja-Isoflavone, Traubensilberkerze und Schwarzkohlsamenöl werden zur Linderung von Wechseljahresbeschwerden herangezogen. Diese können in Form von Nahrungsergänzungsmitteln eingenommen werden, jedoch ist es wichtig, die Qualität und die potenziellen Risiken mit einem Arzt, einer Ärztin zu besprechen.

AKUPUNKTUR:

Akupunktur kann helfen, Wechseljahresbeschwerden zu lindern, indem sie die Energieflüsse im Körper ausgleicht und die Freisetzung von Endorphinen fördert, die Schmerzen lindern und das Wohlbefinden steigern können.

REGELMÄSSIGE BEWEGUNG:

Richte eine regelmäßige Trainingsroutine ein, die dir Freude bereitet, wie zum Beispiel Spaziergänge, Yoga oder Tanzen, und integriere sie in deinen Tagesablauf. Bewegung kann helfen, Stimmungsschwankungen zu reduzieren, den Schlaf zu verbessern und dein allgemeines Wohlbefinden zu steigern.

GESUNDE ERNÄHRUNG:

Eine ausgewogene Ernährung kann dazu beitragen, den Hormonhaushalt auszugleichen und die Symptome der Wechseljahre zu mildern. Plane Mahlzeiten im Voraus, um sicherzustellen, dass du ausreichend Nährstoffe erhältst, und nimm dir Zeit, um bewusst zu essen und das Essen zu genießen. Dieses große Thema wird in vielen Kapiteln in diesem Buch gründlich behandelt.

ENTSPANNUNGSTECHNIKEN:

Nimm dir regelmäßig Zeit für Entspannungstechniken wie Meditation,

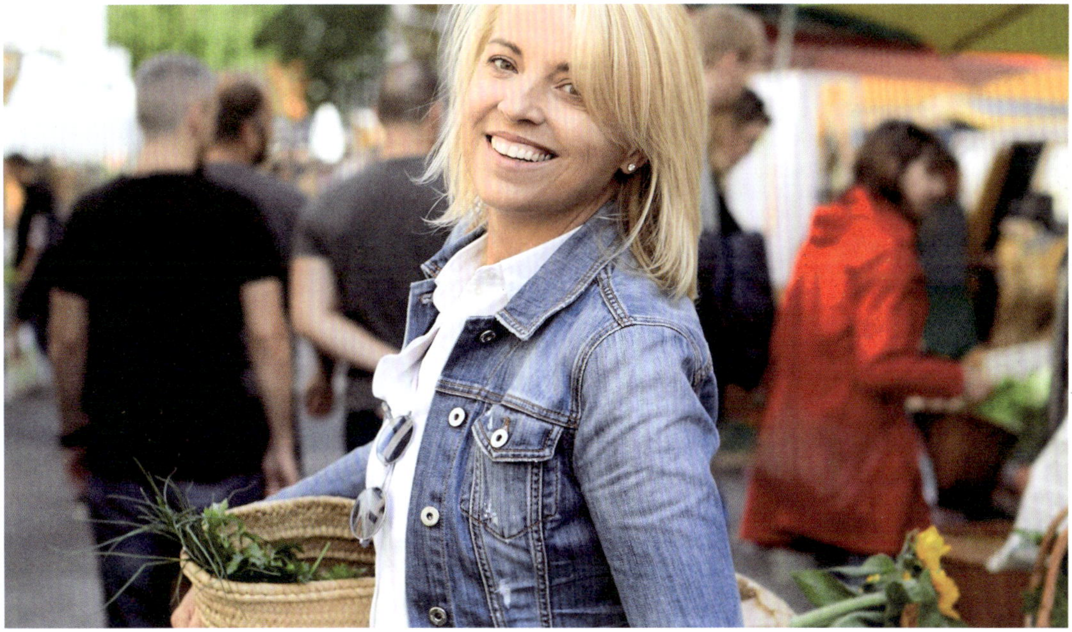

Atemübungen oder progressive Muskelentspannung. Diese können helfen, Stress abzubauen, deinen Geist zu beruhigen und deinen Schlaf zu verbessern.

SCHLAFHYGIENE:
Entwickle eine Schlafroutine und schaffe eine entspannende Schlafumgebung, um Schlafstörungen zu minimieren. Vermeide koffeinhaltige und alkoholische Getränke sowie elektronische Geräte vor dem Schlafengehen und sorge für eine angemessene Raumtemperatur und Dunkelheit. Mehr zu diesem Thema auf Seite 88.

»ME-TIME«:
Plane bewusst Zeit für dich selbst ein, um deinen eigenen Bedürfnissen und Interessen nachzugehen. Verbringe Zeit mit deinen Hobbys, mit Lesen, Entspannen in einem Bad, oder gehe einfach nur in der Natur spazieren. Das kann dir helfen, dich zu erholen, Energie zu tanken und deine emotionale Gesundheit zu fördern.

Indem du die eine oder andere Routine, vor allem »Me-Time« in deinen Alltag integrierst, wirst du besser mit den Herausforderungen der Wechseljahre umgehen können und ebenso deine Gesundheit und dein Wohlbefinden verbessern. Vergiss nicht, dir selbst Zeit und Aufmerksamkeit zu schenken, um deine Bedürfnisse zu erfüllen und dich um deine körperliche und mentale Gesundheit zu kümmern.

BACK ON TRACK!

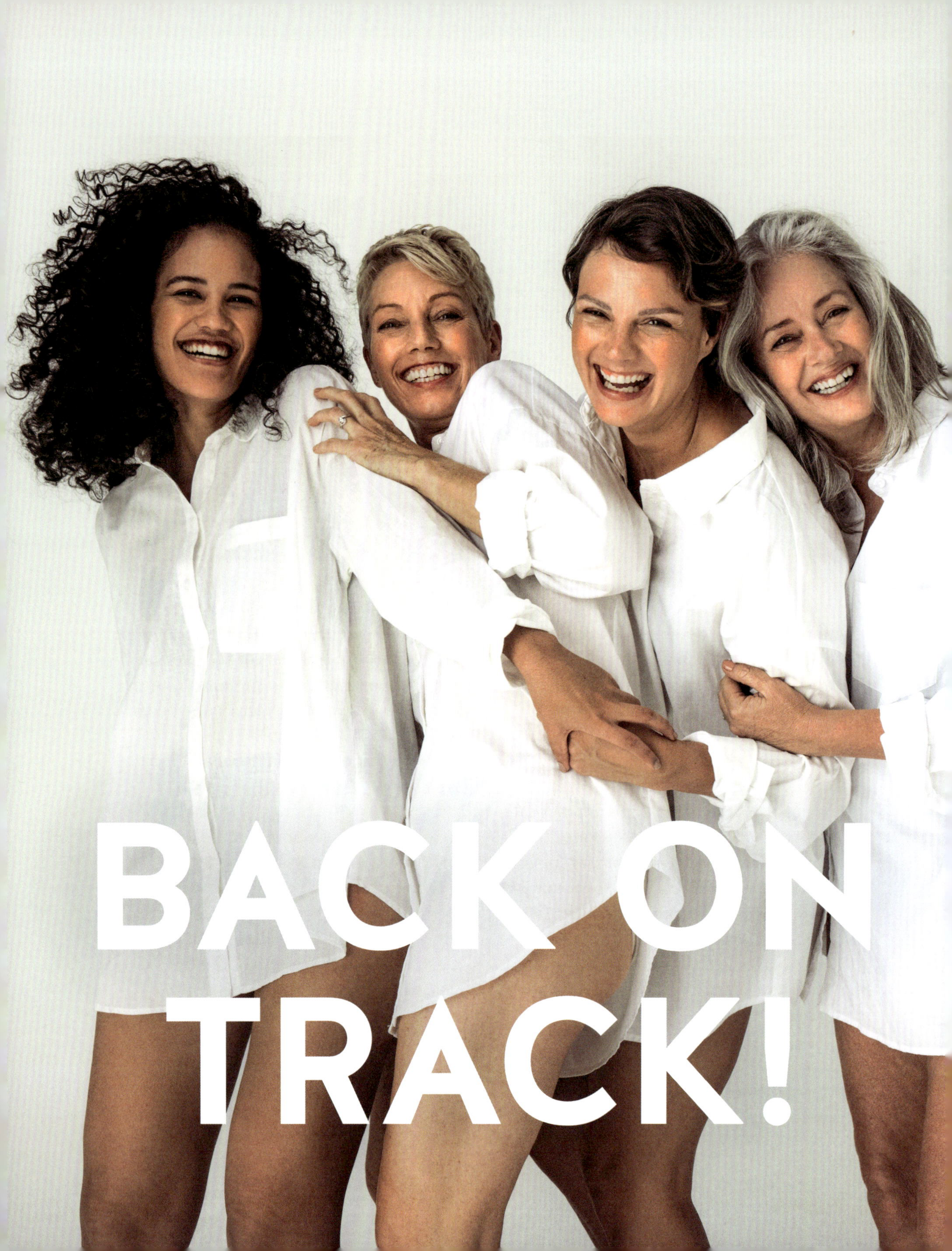

HORMONGESUNDHEIT
DIE MACHT DER HORMONE

Fakt ist: Die Dirigenten unseres Körpers – die Hormone – sorgen dafür, dass bei uns alles mit rechten Dingen zugeht. Wir setzen uns jetzt am besten sofort mit den Botenstoffen und ihren wertvollen Funktionen auseinander, damit wir uns in dieser neuen Zeit im Leben akklimatisieren. Ja, das braucht mehr als die Ernährung – der Wechsel braucht eine Veränderung im Umgang mit uns selbst. Ein Crashkurs im Better Aging! Und als Draufgabe im Anschluss an dieses Kapitel: Dr. Katharina Liess im Expertinnen-Interview.

DAS BIST NICHT DU! DAS SIND DEINE HORMONE!

Die Wechseljahre sind – wie wir gelernt haben – Lebensphasen einer Frau, in denen ihr Körper wichtige hormonelle Veränderungen durchläuft. Die Hormone Östrogen, Progesteron und Testosteron, aber auch Cortisol spielen dabei jeweils eine wichtige Rolle während dieser Zeit.

ÖSTROGEN ist das Hauptweiblichkeitshormon, das primär von den Eierstöcken produziert wird, ebenso aber auch im Fett. Man unterscheidet in drei Östrogen-Typen: Östradiol, Östriol und Östron.
Sie sind für die Entwicklung und den Erhalt der weiblichen Geschlechtsmerkmale sowie für die Regulierung des Menstruationszyklus verantwortlich. Während der Wechseljahre nimmt die Produktion von Östrogen allmählich ab, was zu einer Reihe von Symptomen wie Hitzewallungen, Schlafstörungen, Stimmungsschwankungen und vaginaler Trockenheit führen kann. Der Östrogenspiegel kann bereits in jüngeren Jahren sinken, nicht erst in den Wechseljahren. In der ersten Hälfte des weiblichen Zyklus spielt Östrogen die dominierende Rolle. Es fördert nicht nur die Reifung der Eizellen, sondern ist auch maßgeblich am Aufbau der Gebärmutterschleimhaut beteiligt. Doch die Funktionen von Östrogen gehen weit darüber hinaus: Es hemmt den Knochenabbau, prägt unsere sekundären Geschlechtsmerkmale und wirkt sich positiv auf die Gesundheit unserer Blutgefäße aus. Wenig überraschend, dass ein Mangel an Östrogen oft spürbare Auswirkungen auf unser Wohlbefinden hat. Denn in unserem Körper existieren mehr als 400 Östrogenrezeptoren. Sie sitzen in

der Vagina, den Brüsten, in der Gebärmutter, den Eierstöcken, aber auch im Darm, in den Muskeln, den Knochen, den Augen, dem Gehirn, dem Herz, der Lunge und den Blutgefäßen. Das lässt uns besser nachvollziehen, warum ein zu niedriger oder ein zu hoher Östrogenspiegel Auswirkungen auf unseren Körper und ebenso auf unser Wohlbefinden hat. Östrogen wirkt sich unter anderem auf das sexuelle Verlangen, auf den Fettstoffwechsel, die Gehirnfunktion, die Knochen- und die Hautgesundheit aus.

PROGESTERON ist ein weiteres weibliches Hormon, das vor allem während des zweiten Teils des Menstruationszyklus in den Eierstöcken produziert wird. Es spielt eine Rolle bei der Vorbereitung der Gebärmutterschleimhaut für eine mögliche Schwangerschaft und unterstützt die Schwangerschaft, falls sie eintritt. Während der Wechseljahre nimmt auch die Produktion von Progesteron ab, was zu unregelmäßigen (meist verkürzten) Menstruationszyklen und anderen Symptomen führen kann. Bereits ab der ersten Menstruation einer Frau nimmt die Anzahl der monatlich zur Reifung verfügbaren Eizellen ab. Ab der Pubertät reift in der Regel monatlich eine Eizelle heran, während viele andere Eizellen degenerieren. Mit zunehmendem Alter, vor allem ab 35, beschleunigt sich der Rückgang der Eizellreserve, wodurch weniger Eizellen zur Reifung zur Verfügung stehen. Wo kein Eisprung, da auch kein Progesteron. Ab unserem 40. Lebensjahr passiert dies häufiger, und in der Perimenopause sinkt das Progesteron weiter – nun kommt es zur Östrogendominanz. Ein Progesteronmangel kann auch noch andere Ursachen haben: zum Beispiel Stress oder eine Funktionsstörung der Schilddrüse. Das alles lässt sich über das Blut schnell erkennen, und dein Arzt, deine Ärztin kann dich darin unterstützen, dass du dich bald wieder wohler fühlst. Wir können auch mit der richtigen Ernährung auf unseren Progesteronmangel einwirken. Denn um Progesteron produzieren zu können, braucht unser Körper Nährstoffe: viel Gemüse, unterschiedliche Proteine, vor allem pflanzliche, gute Fette, hochwertige Getreidesorten, Ballaststoffe und Hülsenfrüchte – unbedingt auch Nüsse, Samen und Kerne. Es gibt auch Heilpflanzen, die den Progesteronspiegel positiv beeinflussen können: Mönchspfeffer, Frauenmantel und Yamswurzel. Wichtig: Besprich dich auch bei den rein pflanzlichen Varianten mit deinen VertrauensärztInnen, denn sie ersetzen bei nicht ausreichender Linderung der Beschwerden keine Hormonersatztherapie (kurz HET genannt).

TESTOSTERON wird hauptsächlich als männliches Hormon betrachtet, jedoch spielt es auch bei uns Frauen eine wichtige Rolle. Es wird hauptsächlich in den Eierstöcken und in geringerem Maße in den Nebennieren produziert. Testosteron trägt zur Libido, zur Muskelmasse, zur Knochendichte und zum allgemeinen Wohlbefinden bei. Obwohl

Testosteron bei Frauen in geringeren Mengen produziert wird als bei Männern, kann auch sein Spiegel während der Wechseljahre abnehmen. Ein niedriger Testosteronspiegel bei Frauen während der Wechseljahre kann verschiedene Symptome verursachen, darunter:

- geringeres sexuelles Verlangen (Libido)
- verminderte sexuelle Erregung und Empfindung
- Müdigkeit und vermehrte Erschöpfung
- verminderte Muskelkraft und -masse
- Stimmungsschwankungen und depressive Verstimmungen

Es ist wichtig zu beachten, dass nicht alle Frauen in den Wechseljahren einen signifikanten Rückgang des Testosteronspiegels erfahren, und die Symptome können von Frau zu Frau variieren. Wenn eine Frau Symptome eines niedrigen Testosteronspiegels während der Wechseljahre aufweist, kann ihr Arzt, ihre Ärztin verschiedene Behandlungsoptionen empfehlen.

NOCH MEHR HORMONE

Die drei Hormone Östrogen, Progesteron und Testosteron interagieren also auf komplexe Weise miteinander, und Veränderungen in ihrem Gleichgewicht können eine Vielzahl von Symptomen während der Wechseljahre und in jedem Lebensalter der Frau verursachen.
Die Behandlung von Wechseljahresbeschwerden kann je nach Bedarf Hormonersatztherapie, Lebensstiländerungen oder andere medizinische Interventionen umfassen. Es ist wichtig, dass du dich mit einem Arzt, einer Ärztin über deine individuellen Symptome und Behandlungsoptionen austauschst.

Während und nach den Wechseljahren spielen neben Östrogen, Progesteron und Testosteron auch Cortisol und Vitamin D eine wichtige Rolle:

CORTISOL ist ein Stresshormon, das von den Nebennieren produziert wird. Während der Wechseljahre, wenn sich das Hormongleichgewicht im Körper verändert, kann es zu einer erhöhten Freisetzung von Cortisol führen und möglicherweise zu zusätzlichen Symptomen wie Schlafstörungen und eben auch zu Gewichtszunahme führen beziehungsweise zu Fettablagerungen in der Körpermitte.

VITAMIN D ist zwar kein Hormon, aber an dieser Stelle trotzdem erwähnenswert: Das fettlösliche Vitamin wird unter der Einwirkung von UV-Strahlung in der Haut gebildet. Aber Achtung: Cremes mit Sonnenschutzfaktor, der dringend nötig ist, um Hautschäden und in weiterer Folge Hautkrebs vorzubeugen, blockieren die Bildung des Vitamins durch Sonnenexposition. Das ist auch der Grund, warum eine regelmäßige Einnahme eines Vitamin-D-Präparats sinnvoll ist – und das nicht nur für den Knochenstoffwechsel.

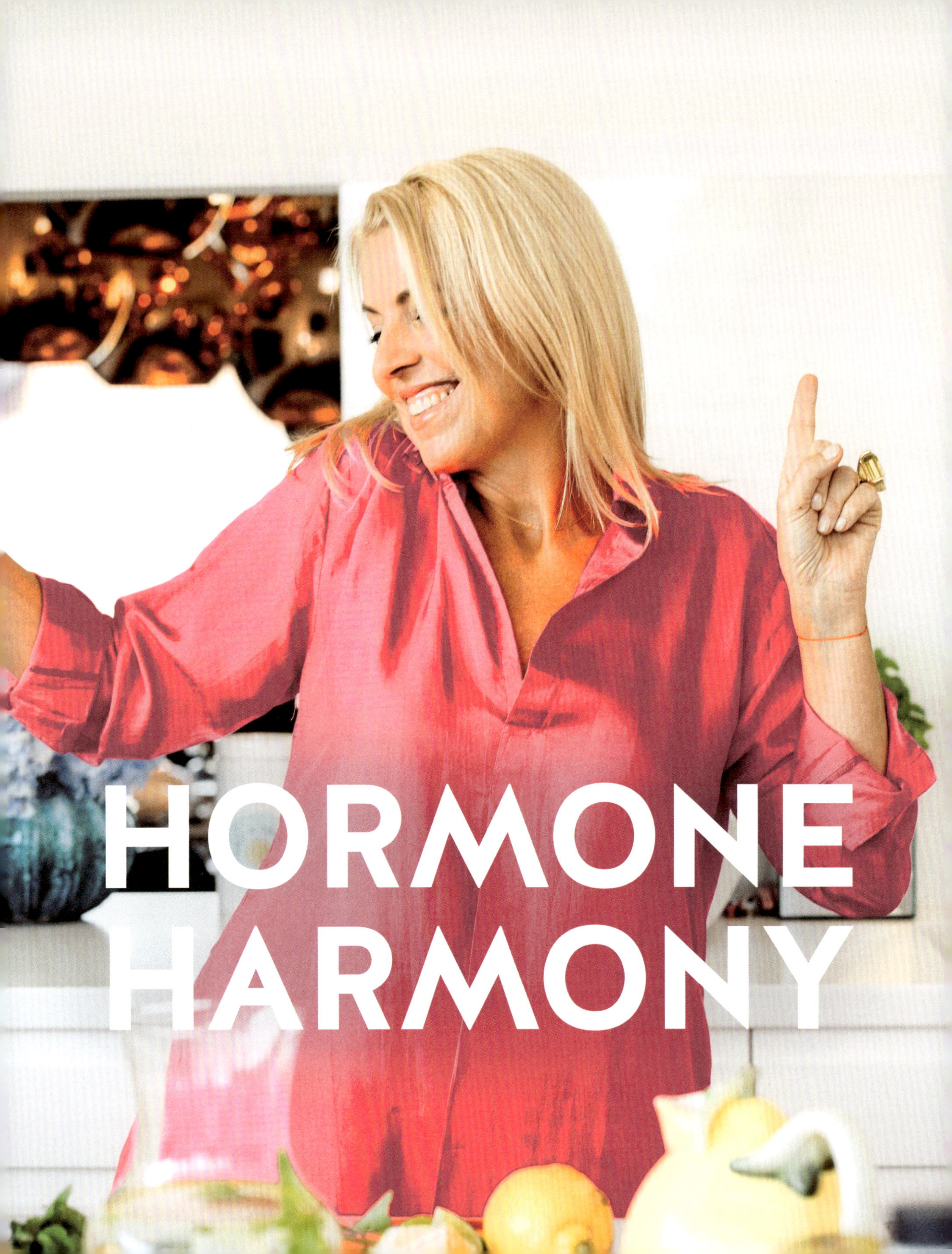
HORMONE
HARMONY

HORMONE IN BALANCE

HORMONERSATZTHERAPIE – PRO UND KONTRA

Jetzt wird's ein bisschen tricky: Stichwort Hormonersatztherapie – brauchst und willst du das für dich? Du entscheidest. Wichtig ist, über die verschiedenen Möglichkeiten, die uns zur Verfügung stehen, und alle Vor- und Nachteile Bescheid zu wissen. Dr. Katharina Liess bringt Licht ins HET (Hormonersatztherapie)-Dunkel. Setzen wir uns also mit den Fakten auseinander, damit du in dich gehen und eine informierte Entscheidung treffen kannst, die für dich Sinn ergibt.

BIOIDENTISCHE HORMONE:
»Bioidentisch« lässt vermuten, dass diese Hormone aus Pflanzen hergestellt werden, aber es bedeutet lediglich, dass Medikamente wie Östrogen und Progesteron so hergestellt werden, dass sie exakt jenen Hormonen entsprechen, die der Körper bis zum Beginn der Wechseljahre selbst produziert hat. Diese Hormone werden also im Labor hergestellt, aber ihre molekulare Struktur ist identisch mit den Hormonen, die der Körper natürlicherweise erzeugt. Bioidentische Hormone werden oft aus pflanzlichen Quellen wie Yamswurzeln gewonnen und dann synthetisiert, um die Struktur von menschlichen Hormonen nachzuahmen. Sie werden oft als eine natürlichere Alternative zu synthetischen Hormonen angesehen.

Live life with a little spice

SYNTHETISCHE HORMONE:
Diese Hormone werden vollständig im Labor hergestellt und haben eine ähnliche, aber nicht identische Struktur wie natürliche Hormone. Sie sind keine körpereigenen, also bioidentischen Hormone, sondern hormonähnliche Substanzen. Ein Beispiel sind die Hormone,

die in vielen hormonellen Verhütungsmitteln verwendet werden. Synthetische Hormone können eine stärkere oder andersartige Wirkung im Körper haben als natürliche oder bioidentische Hormone.

PFLANZLICHE HORMONE (PHYTOÖSTROGENE):

Diese Hormone kommen als Cremes, Zäpfchen oder Kapseln und sind natürliche Verbindungen, die in Pflanzen vorkommen und eine ähnliche Struktur wie Östrogene aufweisen. Zu den wichtigsten Phytoöstrogenen zählen: Ginseng, Traubensilberkerze, Nachtkerzenöl, Rotklee und Soja-Isoflavone.
Wir finden Phytoöstrogene aber auch in Lebensmitteln wie Sojabohnen und Sojaprodukten wie Tofu, Tempeh und Sojamilch. Andere Lebensmittel wie Leinsamen, Sesam, Vollkorngetreide und Hülsenfrüchte können ebenfalls Phytoöstrogene enthalten. Phytoöstrogene, ob aus der Apotheke oder aus manchen Lebensmitteln, haben allerdings eine schwache östrogene Wirkung im Körper und wirken daher weniger stark als körpereigene Östrogene oder hormonelle Ersatztherapien.

Der Hauptunterschied zwischen diesen Arten von Hormonen liegt also in ihrer Herkunft und ihrer molekularen Struktur, die wiederum Auswirkungen auf ihren Effekt im Körper haben kann. Während die Hormonersatztherapie ein breiteres Konzept ist, das sowohl synthetische als auch bioidentische Hormone umfassen kann, bezieht sich der Begriff »bioidentisch« speziell auf Hormone, die strukturell mit den körpereigenen Hormonen übereinstimmen. Es ist wichtig zu beachten, dass die Verwendung von Hormonen immer mit Vorsicht und unter ärztlicher Aufsicht erfolgen sollte. Und nicht, wie ich es oft »erlebe«: Die eine nimmt das Gleiche wie ihre beste Freundin, die andere macht es wie ihre Schwester und nimmt keine Hormone. Wieder eine hat sich gegen Hormone entschieden, weil sie gelesen hat, Hormone lösen Krebs aus. Und dann gibt es die Frauen, die nicht einmal mit ihrem Arzt, ihrer Ärztin darüber sprechen und einfach beschlossen haben: Millionen Frauen mussten da durch. Ich muss da auch durch. Ich sage: Gar nichts müssen wir!

Doch eines sollten wir: Uns informieren und dann die für uns richtige Entscheidung treffen. Hormone sind eine große Sache, die man nicht »einfach so« nimmt und ausprobiert. Ganz gleich, ob bioidentische, synthetische Hormone oder auch nur Phytoöstrogene – um die richtige Therapie auszuwählen, brauchen wir die Spezialisten wie Gynäkologen, die uns nach einer Blutanalyse und einem umfangreichen Anamnesegespräch Empfehlungen geben, welche Beschwerden wie therapiert werden sollen. Und dann entscheiden wir.
Und nur wir.

INTERVIEW MIT DR. KATHARINA LIESS

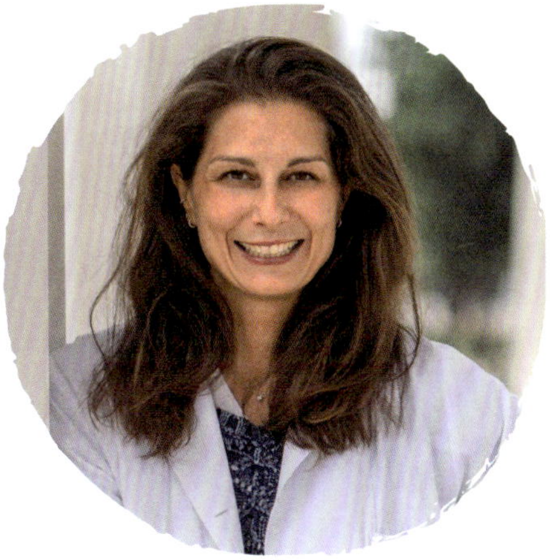

OÄ Dr. Katharina Liess
Fachärztin für Gynäkologie und Geburtshilfe
drliess.at

Was sollten wir alles beim Gynäkologen, der Gynäkologin untersuchen lassen?

Eine gesunde Frau – egal welchen Lebensalters – sollte mindestens einmal im Jahr die Frauenärztin, den Frauenarzt ihres Vertrauens aufsuchen. Es wird im Rahmen der sogenannten Routinekontrolle ein ausführliches Gespräch zum Erfassen der Ist-Situation geführt, damit man als betreuende Ärztin, als betreuender Arzt wieder auf dem aktuellen Stand der Dinge seitens der Patientin ist – ein sogenanntes Anamnesegespräch.
Auch Frauen, die keine Gebärmutter mehr haben, sind in das Patientinnengut inkludiert. Weiters wird ein Abstrich aus dem Gebärmutterhals oder aus der Vagina entnommen und die Schleimhaut beurteilt. Im Anschluss wird eine Transvaginalsonografie – ein Ultraschall durch die Scheide – durchgeführt, um die Verhältnisse im kleinen Becken beurteilen zu können.
Nun findet noch ein Abtasten der Brust (Mammapalpation) und der spezifischen Lymphknotenstationen statt, hier wird auch erklärt, wie man die Brust selbst abtastet. Dies ist monatlich empfohlen.
Insofern keine familiäre Hochrisikosituation betreffend Eierstock- oder Brustkrebs vorliegt, erhält die Patientin eine Zuweisung zur Mammografie und Brustultraschall, das ist in Österreich ab dem 40. Lebensjahr alle zwei Jahre möglich.
Ab dem 65. Lebensjahr ist eine Knochendichtemessung auf Krankenkassenkosten möglich; wenn sie medizinisch notwendig ist, auch schon früher, und zwar zum Zeitpunkt des kompletten Ausbleibens der Monatsblutung nach der Menopause. Nach medizinischem Ermessen ist es aus gynäkologischer Sicht manchmal sinnvoll, der Patientin eine Laborzuweisung auszustellen, um einen Blutbefund zu erhalten. Diese ersetzt keinesfalls die Laboruntersuchung, die im Rahmen der Gesundenuntersuchung beim niedergelassenen Allgemeinmediziner oder Internisten durchgeführt wird, da man bei der Gynäkologin, beim Gynäkologen eher einen Hormonstatus erheben lässt.
Allerdings muss man mehr auf die Symptome der Frau achten als auf Hormonblutbefunde (siehe weiter unten).

Hormonersatztherapie: Worauf muss man achten, wenn man sich dafür entschieden hat?

Eine möglichst kurze Therapiedauer und regelmäßige Selbstreevaluation. Regelmäßige Brustselbstuntersuchung und Brustbildgebung ist angezeigt.

Was sind bioidentische, synthetische und pflanzliche Hormone?

Man bezeichnet Substanzen als »bioidentisch«, wenn sie in ihrer biochemischen Struktur genau denen entsprechen, die im menschlichen Körper synthetisiert werden. Für das in Österreich verwendete 17-Beta-Estradiol und mikronisierte Progesteron kann man genau das aufzeigen. Es wird meist aus Diosgenin, einer Substanz, die aus der Yamswurzel oder aus Soja gewonnen wird, hergestellt.

So einfach ist es allerdings nicht – denn durch die orale Einnahme des Präparats ist die Metabolisierung dann nicht mehr bioidentisch (da es bei der Leberpassage in verschiedene Metabolite aufgespaltet wird). Dagegen ist eine transdermale Anwendung von Östrogen – das heißt, die Aufnahme durch die Haut zum Beispiel in Form von Gel – einer körpereigenen Wirkung sehr nah und kann somit als bioidentisch bezeichnet werden. Beim Progesteron ist allerdings wissenschaftlich nicht bewiesen, dass eine adäquate Aufnahme über die Scheidenschleimhaut möglich ist. Allerdings wird dies – nach Aufklärung – dennoch angewendet.

Durch die transdermale Anwendung

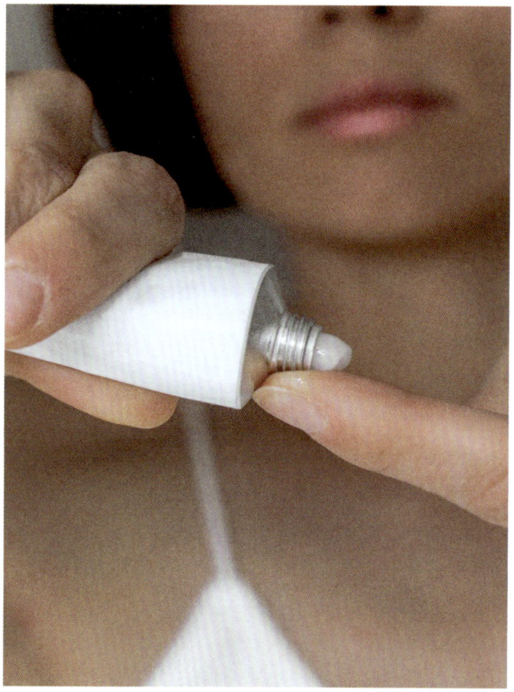

des Östrogens/Progesterons in niedriger Dosierung umgeht man das Schlaganfall- und Thromboserisiko.

In der frühen Perimenopause wird es nicht zielführend sein, einen Hormonstatus (durch eine Blutabnahme) zu bestimmen. Ein »normaler« Hormonbefund schließt eine hormonelle Übergangssituation nicht aus. Es handelt sich hier um eine klinische Diagnose – das heißt, dass eine Diagnose aufgrund der von der Patientin berichteten Symptome durchaus sinnvoller ist. Wir behandeln Frauen, nicht Laborwerte!

Wer eignet sich denn zur HET? Frauen, die sich grundsätzlich um ihren Körper gut kümmern und auf ihren Lebensstil achten. Optimiere zuerst (oder parallel) dein Körpergefühl – sind es einige

Kilogramm zu viel, die dich auch psychisch belasten? Nikotinkonsum, (übermäßiger) Alkoholkonsum und Übergewicht fördern Entzündungsprozesse, stoppen die Selbstheilungsmechanismen und belasten die Leber.
Also geben wir dem Körper die Chance, das Östrogen über die Leber verarbeiten zu lassen, statt sie mit Alkoholverarbeitung zu überfordern. Alkohol- und Nikotinkonsum allein erhöhen schon das Brustkrebsrisiko. Deshalb ist es sehr wichtig, der Vertrauensärztin, dem Vertrauensarzt auch genau von diesen Genussmitteln zu erzählen.

Hormone: wann ja – wann nein – und welche?

Leitlinien empfehlen bei menopausalen Beschwerden primär den Versuch von hormonfreien Präparaten beziehungsweise von pflanzlichen Therapien, die Phytohormone enthalten.
Für die Frau zu beachten gilt: Alles, was nicht als HET im eigentlichen Sinne rezeptiert wird, muss man mit Geduld wirken lassen – sinnvoll ist es, frühestens nach drei bis vier Monaten regelmäßiger, korrekter Einnahme beziehungsweise Anwendung eine Entscheidung zu treffen.
Wenn die Lebensqualität der Frau im Alltag zu sehr eingeschränkt ist und man mit hormonfreien Ersatzpräparaten kein zufriedenstellendes Ergebnis erzielt, kann man mit einer HET beginnen. In einer Studie zeigte sich, dass nach fünfjähriger Kombinationstherapie ein um etwa 30 Prozent erhöhtes Risiko für eine Brustkrebsdiagnose bestehen kann. Wenn man bedenkt, dass eine späte Menopause mit einem höheren Brustkrebsrisiko verknüpft ist als eine frühe Menopause, leuchtet das auch ein. Somit ist eine regelmäßige Brustdiagnostik unter laufender Therapie essenziell. Allerdings kann man bei den meisten Frauen eine HET nach circa einem Jahr ausschleichen.
Als Grundsatz gilt: So wenig wie möglich und so viel wie notwendig. Eine HET allein aus Lifestyle-Gründen ist jedenfalls abzulehnen.
Obacht ist geboten bei der Auswahl der Patientinnen, die eine HET im eigentlichen Sinne erhalten dürfen. Wem wird von einer HET abgeraten? Abgeraten wird Frauen mit hormonabhängigen Tumoren, familiär erhöhtem Brustkrebsrisiko, nach dem Verschluss eines Blutgefäßes infolge eines Blutgerinnsels oder nach einem kardiovaskulären Ereignis wie einem Herzinfarkt.
Bei Frauen, die keine Gebärmutter mehr haben, ist eine Östrogentherapie allein möglich.

Was bedeutet »Window of Opportunity«?

Den effektivsten Nutzen (vor allem für die Knochen) hat die Behandlung, wenn innerhalb von vier Jahren nach der Menopause mit einer Östrogen-Gestagen-Kombination begonnen wird. Dies kann bis auf zehn Jahre ausgedehnt werden, allerdings ist hier der positive Nutzen auf die anderen Organsysteme nicht nachgewiesen.

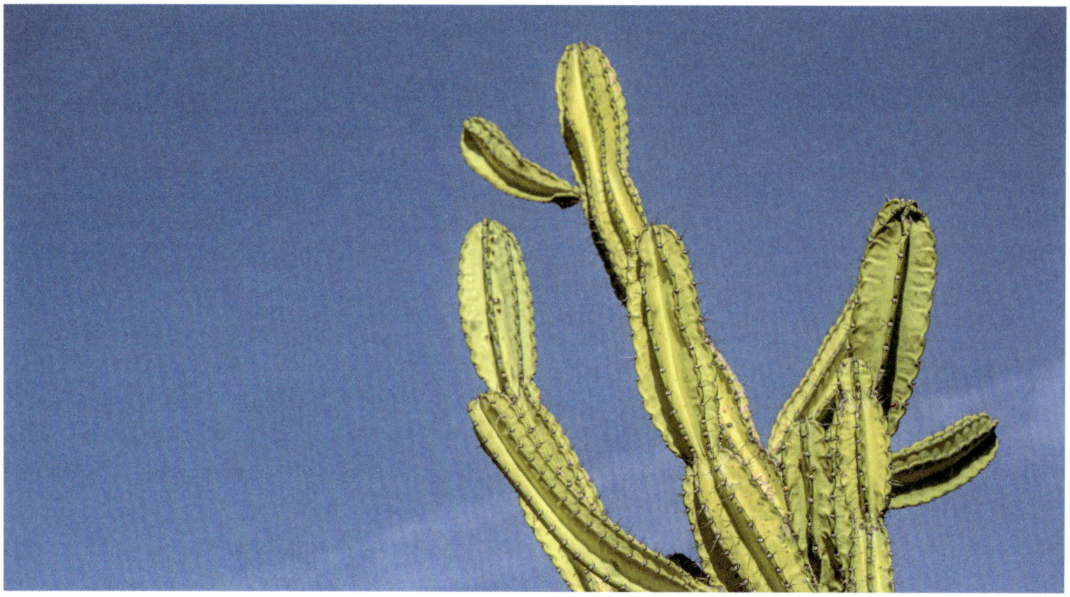

Ist Scheidentrockenheit immer ein Zeichen der Menopause?

Nein – oft ist vaginale Trockenheit durch ein Ungleichgewicht der Scheidenflora ausgelöst. Im Stress kippt die natürliche Flora sehr leicht. Folgen können Ausfluss, unangenehmer Geruch, Juckreiz, eventuell Schmerzen auch beim Geschlechtsverkehr sein. Das natürliche Milieu der Scheide kann aber auch durch übertriebene Intimhygiene kippen. Spezielle Intimpflegeprodukte sind nur in Ausnahmefällen medizinisch notwendig. Oft weiß man als Frau gar nicht, dass Schmerzen beim Geschlechtsverkehr (Dyspareunie) auch ein Zeichen einer Infektion sein können oder »einfach« ein Zeichen eines Hormonmangels. Widmen wir uns nun der Scheidentrockenheit ohne Infektionszeichen – ein wichtiges Thema, das gerade beim so intimen Arztbesuch besprochen werden soll und endlich kein Tabuthema mehr sein darf. Auch sehr junge Frauen leiden oft darunter. Eine mögliche Folge der unbehandelten Scheidentrockenheit kann eine spezielle Form des Harnverlusts sein. Der Scheide fehlt es an Elastizität und damit auch der Schleimhaut, die die Harnblase umgibt. Eine medikamentöse Lokaltherapie ist nun anzudenken. Hier ist initial meist eine östrogenhaltige Therapie, sei es als Creme oder auch in Kapselform zum Einbringen in die Scheide, unumgänglich. Wenn nun das »Akutstadium« behandelt wurde, kann man gut auf ein hormonfreies oder mit hormonellen Wirkstoffen alternierendes Therapieprogramm zur Geschmeidighaltung der Scheide umsteigen. Auch täglich einige Kürbiskerne zu verzehren kann der

Blasengesundheit auf die Sprünge helfen. In Kombination mit konsequentem Beckenbodentraining, angeleitet durch die spezialisierte Physiotherapeutin, den Physiotherapeuten, aber auch spezielle Vaginaltrainer, die zur Heimanwendung gedacht sind, können sowohl den beginnenden Harnverlust bekämpfen als auch das Lustempfinden steigern.
Eine häufige Konsequenz von Scheidentrockenheit ist eine Neigung zur Infektion, nicht nur der Scheide, sondern in weiterer Folge auch der Harnblase, da Keime auf Grund der weiblichen Anatomie – die kurze Harnröhre mündet oberhalb des Scheidenausgangs – leicht aufsteigen können.
Orgasmusfähigkeit (auch durch Selbstbefriedigung) steigert das Wohlbefinden und hat durch die Durchblutungssteigerung auch noch den guten Nebeneffekt, dass die Scheide wieder feuchter wird. Auch die Haut der Vulva gehört sorgfältig gepflegt, hierfür gibt es gute, speziell dafür entwickelte Cremes.
Das Therapiekonzept der Behandlung der Scheidentrockenheit wirkt etwas komplex, ist aber sehr gut umzusetzen und bietet in weiterer Folge eine super Möglichkeit, wieder in ein unbeschwertes Leben mit schmerzfreiem Geschlechtsverkehr einzusteigen.

Leidet jede Frau unter Wechseljahresbeschwerden?

Die hormonelle Umstellung kann zu folgenden typischen Beschwerden führen: vegetative Symptome im Sinne von Hitzewallungen, Erröten, Schweißausbrüche, Schwindel und Kopfschmerzen sowie spürbar starkes Herzklopfen. Eine Studie besagt, dass eine durch eine Ernährungsumstellung bedingte Körpergewichtsreduktion um 10 Prozent in Kombination mit moderatem Training das Auftreten dieser Symptome signifikant reduzieren kann.
Psychische Symptome wie Schlaflosigkeit, depressive Stimmungslage, Antriebsarmut, Stimmungslabilität und Reizbarkeit sind oft Folgen der oben angeführten Zustände.
Die Veränderung der Haut und der Schleimhäute bezeichnet man als organische Symptome, welche sich dann am Genitale als Scheidentrockenheit, Juckreiz, Infektionen und Inkontinenzproblemen äußern können.
Die metabolischen Symptome: Der Östrogenmangel kann sich negativ auf das Herzgefäßsystem, auf die Knochen und auf den Fettstoffwechsel auswirken – dadurch steigt das Risiko für Arteriosklerose und Osteoporose an.
Sehr belastend, aber am wenigsten oft von den Patientinnen von sich aus angesprochen, sind die resultierenden sexuellen Probleme. Scheidentrockenheit kann sogar zu einer Blutung nach dem Geschlechtsverkehr führen. Etwa ein Drittel der Frauen fühlt sich durch vaginale Trockenheit stark, ein Drittel mäßig und ein Drittel gar nicht beeinträchtigt.

Herzlichen Dank, liebe Katharina, für dieses sehr informative Interview!

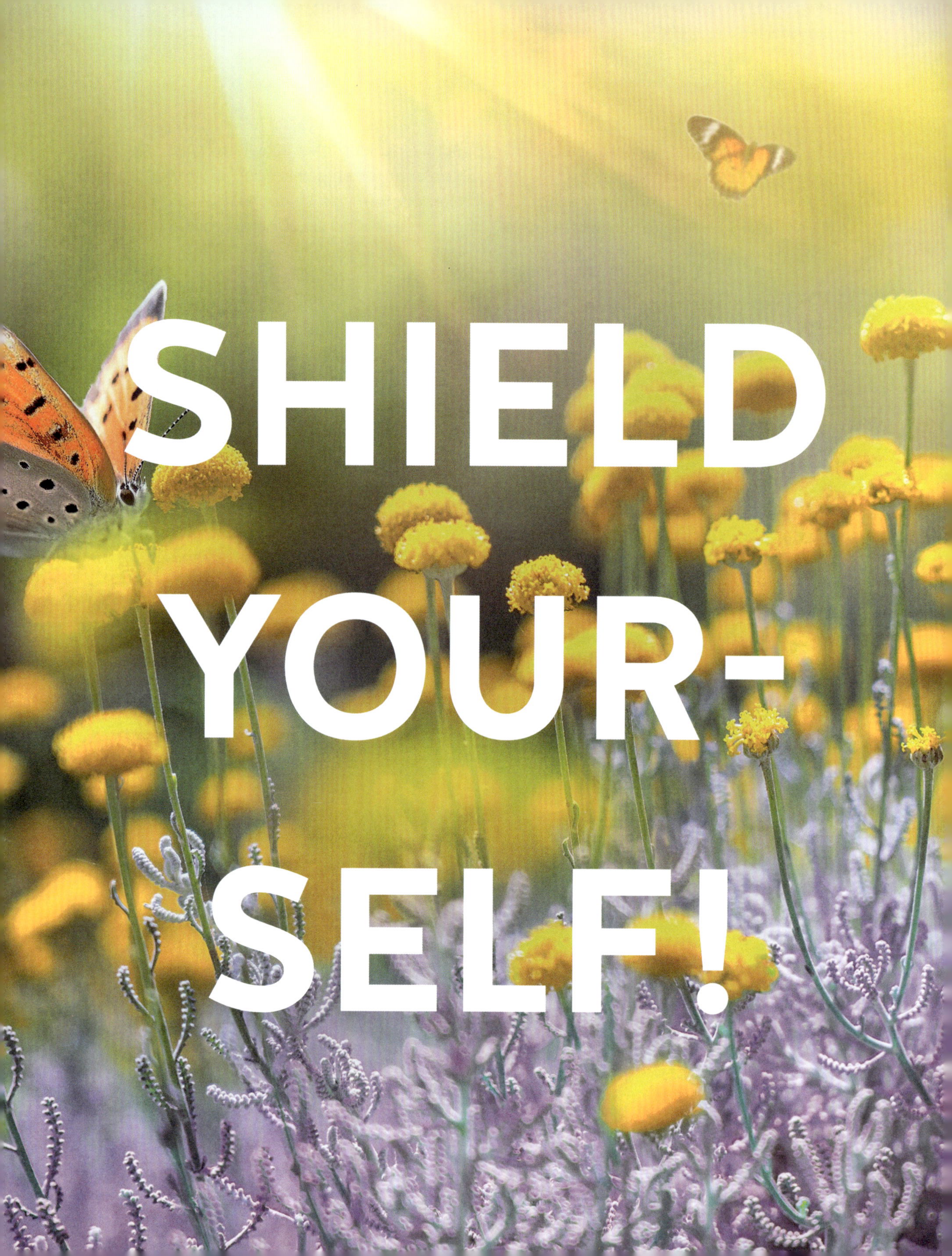
SHIELD
YOUR-
SELF!

SCHILDDRÜSENGESUNDHEIT
MINI-ORGAN MIT MAXI-WIRKUNG

Widmen wir uns einen Moment lang der Schilddrüse. Ganz besonders rund um die Wechseljahre ist das kleine, schmetterlingsförmige Organ im Hals im Dauereinsatz für unsere Gesundheit und unser Wohlbefinden. Endokrinologe Prof. Dr. Florian Kiefer kennt die Facts und teilt sie mit uns im anschließenden Interview.

DIE SCHILDDRÜSE, UNSER KLEINES SCHMETTERLINGS-ORGAN

Die Schilddrüse ist ein endokrines Organ, erinnert in ihrer Form an einen Schmetterling mit zwei Flügeln und sitzt an der Vorderseite des Halses. Sie spielt vor allem vor, während und nach den Wechseljahren im Leben einer Frau eine entscheidende Rolle: nämlich in ihrem Hormonsystem, wo sie eine Vielzahl von physiologischen Prozessen beeinflusst, darunter Stoffwechsel, Energiehaushalt und Wachstum. Während der Wechseljahre treten häufig Veränderungen im Hormongleichgewicht auf, und dies kann Auswirkungen auf die Schilddrüsenfunktion und den gesamten Körper haben. Es kommt häufig zu Symptomen wie Gewichtszunahme, Müdigkeit und Stimmungsschwankungen und auch zu einem verlangsamten Stoffwechsel. Daher ist es wichtig, die Schilddrüsenfunktion während dieser Zeit im Auge zu behalten und bei Bedarf eine angemessene Diagnose und Behandlung durchzuführen. Eine regelmäßige Überwachung der Schilddrüsenhormone bei einem Endokrinologen, einer Endokrinologin kann dazu beitragen, potenzielle Probleme frühzeitig zu erkennen und das Wohlbefinden während der Wechseljahre zu unterstützen. Dabei können die Schilddrüsenhormone Thyroxin (T4) und Triiodthyronin (T3) eine wichtige Rolle bei der Regulation des Stoffwechsels und auch des Energiehaushalts spielen. Während der Wechseljahre kann sich die Funktion der Schilddrüse verändern, und einige Frauen können eine Verschlechterung oder eine neue Entwicklung von Schilddrüsenerkrankungen wie **Hyperthyreose** (Überfunktion), **Hypothyreose** (Unterfunktion) oder **Hashimoto-Thyreoiditis** (chronische Autoimmunentzündung und die häufigste Ursache für eine Schilddrüsenunterfunktion) erleben.

Bei einer Unterfunktion der Schilddrüse, auch als Hypothyreose bekannt, produziert die Schilddrüse nicht genügend Schilddrüsenhormone – Thyroxin (T4) und Triiodthyronin (T3). Eine Unterfunktion kommt bei Frauen in den Wechseljahren häufig vor, dies führt zu einem verlangsamten Stoffwechsel und kann eine Vielzahl von Symptomen und Gesundheitsproblemen verursachen.

Einige der häufigsten Symptome einer Unterfunktion sind:

- Gewichtszunahme aufgrund eines verlangsamten Stoffwechsels
- Müdigkeit, Erschöpfung
- Energie- und Antriebslosigkeit
- Kälteempfindlichkeit
- verlangsamte Herzfrequenz und niedriger Blutdruck
- Verstopfung
- erhöhtes Cholesterin
- Gelenkschmerzen
- Veränderung an Haut, Haaren, Nägeln
- Gedächtnisprobleme und Konzentrationsstörungen
- depressive Verstimmungen
- verminderte Libido

Die Behandlung bei einer Schilddrüsenunterfunktion zielt darauf ab, die Produktion von Schilddrüsenhormonen zu erhöhen und die Symptome zu lindern. Dies erfolgt in der Regel durch die tägliche Einnahme von Schilddrüsenhormonpräparaten. Eine angemessene Behandlung ist wichtig, um das Wohlbefinden des Patienten, der Patientin zu verbessern und das Risiko von Komplikationen wie Herz-Kreislauf-Erkrankungen und Stoffwechselstörungen zu reduzieren (siehe Interview mit Prof. Kiefer).

Bei einer Überfunktion der Schilddrüse, auch als Hyperthyreose bezeichnet, produziert die Schilddrüse zu viele Schilddrüsenhormone, Thyroxin (T4) und Triiodthyronin (T3). Dies führt zu einem beschleunigten Stoffwechsel und kann eine Vielzahl von Symptomen und Gesundheitsproblemen verursachen.

Einige der häufigsten Symptome einer Überfunktion sind:

- Gewichtsverlust aufgrund eines erhöhten Energieverbrauchs
- Herz-Kreislauf-Symptome wie Herzrasen (Tachykardie)
- erhöhter Blutdruck
- Herzrhythmusstörungen
- erhöhtes Risiko für Herz-Kreislauf-Erkrankungen
- Nervosität und Reizbarkeit
- Angstzustände, Zittern und innerer Unruhe
- Schlafstörungen wie Einschlaf- und/oder Durchschlafschwierigkeiten
- starke Müdigkeit
- Hitzeintoleranz und vermehrtes Schwitzen
- Abbau von Muskelgewebe
- Augensymptome wie Schwellung der Augenlider, Augenreizungen, Trockenheit

Auch eine Behandlung der Schilddrüsenüberfunktion zielt darauf ab, die Produktion von Schilddrüsenhormonen zu normalisieren und die Symptome zu lindern. Dies kann durch Medikamente, Radiojodtherapie oder in einigen Fällen durch eine Operation erfolgen. Eine angemessene Behandlung ist wichtig, um das Risiko von Komplikationen zu reduzieren und das Wohlbefinden des Patienten, der Patientin zu verbessern.

Hashimoto-Thyreoiditis

Hashimoto-Thyreoiditis, kurz Hashimoto genannt, ist eine entzündliche Autoimmunerkrankung, bei der der Körper selbst die Schilddrüse »angreift«. Sie ist in unseren Breiten die häufigste Form der Hypothyreose (Unterfunktion). Oft entwickelt sie sich schleichend, wobei anfangs wenige bis gar keine Symptome bemerkbar sind. Nach und nach wird jedoch das Schilddrüsengewebe beschädigt und die typischen Symptome einer Hypothyreose (siehe oben) werden bemerkbar. Hierbei wird meistens die lebenslange Substitution von Schilddrüsenhormonen notwendig, was unbedingt mit einem Endokrinologen abgeklärt werden sollte. Die Ernährung ist auch hier ein ergänzendes Mittel, um für unseren Körper Strategien und Methoden zu finden, damit wir uns trotzdem rundum wohlfühlen und unsere innere Balance (wieder-)herstellen können. Die Ursachen für diese Erkrankung sind zwar nicht restlos geklärt, dennoch können wir unseren Beitrag leisten, um unseren Körper bestmöglich zu unterstützen, der Entwicklung entgegenzuwirken. Dazu gehören:

- → das Vermeiden von Stress;
- → eine ausgewogene Ernährung;
- → eine ausreichende Selenzufuhr;
- → das Stärken des Immunsystems, um Infektionen zu vermeiden.

Du siehst, es sind immer wieder dieselben Strategien, die zur Vorbeugung vieler Krankheiten beitragen. Das zeigt wieder, wie viel wir durch unsere Lebensweise, vor allem Ernährung und Bewegung selbst in der Hand haben! Für uns Frauen ist es ganz besonders wichtig, dass wir auf unsere Schilddrüsengesundheit achten – ganz gleich, in welcher Phase wir uns gerade befinden, aber vor allem in den Wechseljahren. Denn: Geht es unserem kleinen Schmetterling gut, geht es uns gut!

Cholesterin …

… ist ein notwendiger Baustein der Zellmembranen aller Zellen.
… wird zur Bildung der Gallensäuren benötigt.
… ist außerdem ein wichtiger Bestandteil bei der Produktion von zahlreichen Hormonen, dazu zählen zum Beispiel Cortisol, Testosteron und Östrogen.
… ist ebenso eine wichtige Vorstufe von Vitamin D, das wiederum wichtig für den Aufbau und Erhalt gesunder, starker Knochen ist.

Cholesterin, auch Cholesterol genannt, wird zum größten Teil vom Körper selbst, vor allem in der Leber, aber auch im Darm produziert. Nur ein kleiner Teil muss dem Körper über die Nahrung zugeführt werden. Nehmen wir viel Cholesterin über die Nahrung auf, produziert der Körper selbst weniger Cholesterin. Cholesterin ist Bestandteil tierischer Nahrungsmittel, vor allem zu finden in Eigelb, Innereien, Fleisch- und

Milchprodukten, Sardinen, Tintenfischen, Garnelen, Muscheln. Kein Cholesterin ist in Gemüse, Obst, Kartoffeln und Hülsenfrüchten.
Nicht die Gesamthöhe des Cholesterins ist ausschlaggebend, sondern das Verhältnis zwischen dem HDL (High Density Lipoprotein), dem »guten«, und LDL (Low Density Lipoprotein), dem »schlechten« Cholesterin. HDL sorgt dafür, dass zu viel Cholesterin in der Leber abgebaut wird, LDL hingegen lagert sich an den Gefäßwänden ab und verengt sie, was auch zu Herz-Kreislauf-Erkrankungen führen kann. Ein erhöhter Cholesterinspiegel in den Wechseljahren ist sehr häufig, und viele Frauen haben damit zu kämpfen. Zum einen benötigt unser Körper Cholesterin für den Bau der Hormone, andererseits ist ein erhöhter Cholesterinspiegel auch mit einem erhöhten Risiko für Herz-Kreislauf-Erkrankungen verbunden.

Es gibt verschiedene Möglichkeiten, das »schlechte« Cholesterin zu senken:

Ernährung anpassen:

- → Den Konsum von gesättigten Fettsäuren und Transfetten reduzieren, die in fetthaltigen Lebensmitteln wie Fleisch, Butter, Käse und frittierten Speisen enthalten sind.
- → Mehr Ballaststoffe in Form von Gemüse, Vollkornprodukten, Hülsenfrüchten, Nüssen, Quinoa und vielen mehr.
- → Fettarme Proteinquellen wie Fische, Geflügel ohne Haut, Hülsenfrüchte und fettarme Milchprodukte wählen.
- → Stark verarbeitete Lebensmittel und zuckerhaltige Getränke meiden.

Gewichtsmanagement:

- → Gewichtsabnahme anstreben, wenn du übergewichtig bist – denn selbst eine moderate Abnahme von 5–10 Prozent des Körpergewichtes kann einen großen Unterschied machen.

Regelmäßige Bewegung:

- → Aerobe Übungen wie Gehen, Laufen, Schwimmen oder Radfahren sind besonders effektiv, idealerweise 30–60 Minuten pro Tag.

Mit dem Rauchen aufhören:

- → Rauchen erhöht nicht nur das schlechte LDL-Cholesterin, sondern schädigt auch die Blutgefäße und erhöht das Risiko für Herzkrankheiten.

Alkoholkonsum stark einschränken:

- → Alkohol stark reduzieren und nur in Maßen genießen, besonders dann, wenn der Cholesterinspiegel erhöht ist.

Medikamente bei Bedarf:

- → In einigen Fällen werden Medikamente verschrieben, um den Cholesterinspiegel zu senken, besonders wenn andere Maßnahmen nicht ausreichen oder das Risiko für Herz-Kreislauf-Erkrankungen zu hoch ist.

Und nun geht es zum Interview mit Prof. Dr. Florian Kiefer.
Danke, lieber Florian, für dieses informative und aufschlussreiche Interview zu diesen wichtigen Themen.

INTERVIEW MIT PROF. DR. FLORIAN KIEFER

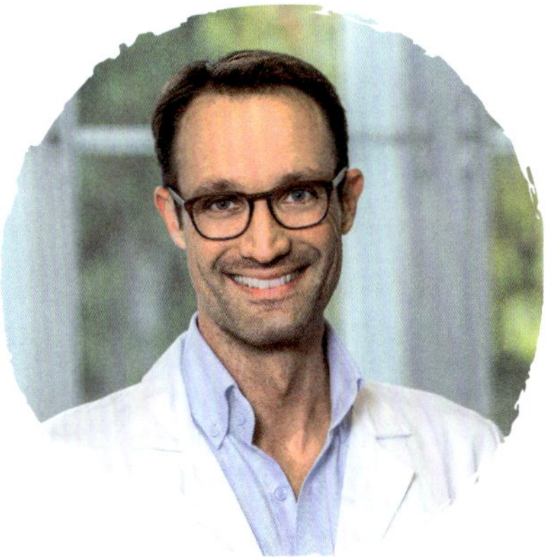

Assoc. Prof. Priv.-Doz. Dr. Florian Kiefer
Facharzt für Innere Medizin,
Endokrinologie & Stoffwechsel
dr-kiefer.com

Im Interview mit dem Endokrinologen und Stoffwechselexperten Prof. Dr. Florian Kiefer sprechen wir über Stoffwechselveränderungen während der Menopause sowie über die Themen Schilddrüse und Cholesterin.

Welche Stoffwechselprobleme können in der Menopause auftreten?

Während der Menopause kommt es zu einer Reihe von Stoffwechselveränderungen, welche teilweise durch den natürlichen Alterungsprozess, aber auch durch die hormonellen Veränderungen nach dem Wechsel bedingt sind. Der Grundumsatz sinkt etwa um 0,7 Prozent pro Jahr ab einem Alter von 60 Jahren, was auch auf die abnehmende Muskelmasse zurückzuführen ist, denn der Muskelanteil ist der wichtigste Faktor für den Ruheenergieverbrauch. Ein Östrogenmangel, wie er in der Menopause auftritt, begünstigt nicht nur den Muskelabbau, sondern reduziert auch die Muskelkraft. Es kommt außerdem zur Zunahme der Fettmasse, wobei vor allem das ungesunde tiefliegende Bauchfett (das sogenannte viszerale Fett) in der Menopause besonders ansteigt. Das hat auch zur Folge, dass das Risiko für Insulinresistenz, Stoffwechselkrankheiten wie Adipositas und Typ-2-Diabetes sowie Herz-Kreislauf-Erkrankungen steigt.

Was ist Insulinresistenz und warum steigt das Diabetesrisiko bei Frauen in der Menopause?

Das Bauchspeicheldrüsenhormon Insulin ist dafür verantwortlich, dass der Zucker aus dem Blut in die Zellen aufgenommen wird und dort verstoffwechselt wird. Insulinresistenz bedeutet, dass das Insulin im Körper nicht mehr so gut wirkt und die Bauchspeicheldrüse daher mehr Insulin ausschütten muss, um den Blutzucker in Schach zu halten. Irgendwann kann die Bauchspeicheldrüse die notwendige Insulinüberproduktion nicht mehr kompensieren, und dann kommt es zum Auftreten eines Diabetes. Das viszerale Fettgewebe ist ein besonders kritischer Ort für die Entstehung von Insulinresistenz, weil es speziell durch die Zunahme dieses Fettdepots zu einer chronischen Entzündungsreaktion kommt, welche das Insulinsignal abschwächt. Östrogen hingegen hat positive Effekte auf die Insulinempfindlichkeit, was vermutlich neben einem gesünderen Lebensstil auch ein Grund dafür ist, warum prämenopausale Frauen ein geringeres Diabetesrisiko haben als gleichaltrige Männer. In der Menopause fällt diese schützende Wirkung von Östrogen weg. Ein weiteres wichtiges Organ, das zu den Stoffwechselproblemen während der Menopause beitragen kann, ist die Leber. Das Risiko für die Entstehung einer Fettlebererkrankung steigt nach dem Wechsel ungefähr aufs 2,5-Fache. Eine Fettleber verstärkt ebenfalls die Insulinresistenz und kann zusätzlich die Blutfette, insbesondere die Triglyzeride, erhöhen.

Welche Blutfette gibt es und wie ändern sich diese in der Menopause?
Die wichtigsten Fette (Lipide) in unserem Blut sind Cholesterin und Triglyzeride. Beim Cholesterin unterscheiden wir grob in das »gute« HDL-Cholesterin und das »schlechte« LDL-Cholesterin. Während das HDL hilft, Cholesterin aus dem Blut zu eliminieren, indem es Cholesterin wieder zurück zur Leber transportiert, um dort abgebaut zu werden, kann sich das LDL-Cholesterin in der Gefäßwand ablagern und begünstigt so die Entstehung der Atherosklerose (Arterienverkalkung), was mit einem erhöhten Risiko für Herzinfarkt und Schlaganfall einhergeht. Auch wenn ein hoher HDL-Spiegel günstig ist, kann dies nicht gänzlich ein erhöhtes LDL-Cholesterin kompensieren. In der Menopause kommt es zu einem Shift hin zu sogenannten pro-atherogenen Lipiden, also einer Zusammensetzung der Blutfette, die Atherosklerose fördert. Dabei steigen insbesondere das LDL-Cholesterin und die Triglyzeride an, wobei dieser Anstieg der Lipide auch unabhängig vom Alter innerhalb eines Jahres nach der letzten Menstruation zu beobachten ist! Somit ist ein Zusammenhang mit den hormonellen Veränderungen nach dem Wechsel offensichtlich. Allerdings konnte eine Hormonersatztherapie in der Menopause bislang das Risiko für Herz-Kreislauf-Erkrankungen wie Herzinfarkt oder Schlaganfall nicht eindeutig reduzieren.

Was kann man dann tun, um die Blutfette und das Risiko für Herz-Kreislauf-Erkrankungen in der Menopause zu senken?
In der Menopause ist es besonders wichtig, auf einen gesunden Lebensstil zu achten, um der Entstehung von Übergewicht und Herz-Kreislauf-Problemen vorzubeugen. Dazu gehören ausreichend körperliche Aktivität inklusive einem Mindestausmaß von 150 Minuten moderatem Ausdauer- und Krafttraining pro Woche. Der Konsum von tierischen Fetten, insbesondere von rotem Fleisch sollte reduziert werden, um einen zusätzlichen Anstieg der Blutlipide durch die Ernährung hintanzuhalten. Hierzu lautet eine Empfehlung der neuseeländischen Herz-Gesellschaft: Nicht mehr als 350 g rotes Fleisch pro Woche, das entspricht etwa zwei kleinen Steaks. Es ist wichtig, dass der Blutdruck im Normbereich liegt und auf Nikotinkonsum verzichtet wird. Wenn es dennoch zu einer Hypercholesterinämie (Anstieg

des Blutcholesterinspiegels über den Normbereich) kommt, dann kann es sein, dass eine medikamentöse Therapie notwendig wird. Bei welchen Cholesterinwerten das der Fall ist, hängt immer vom individuellen Risiko ab, wobei Faktoren wie Alter, Blutdruck, Raucherstatus und andere Begleiterkrankungen entscheidend sind. Das jeweilige Risiko kann man sich zum Beispiel beim Internisten, Kardiologen oder Endokrinologen berechnen lassen, um die Notwendigkeit einer medikamentösen Therapie feststellen zu können. Außerdem empfehle ich, die jährliche Gesundenuntersuchung wahrzunehmen, um rechtzeitig eine beginnende Fettstoffwechselstörung oder Herz-Kreislauf-Erkrankung erkennen und behandeln zu können.

Welchen Stellenwert haben Schilddrüsenerkrankungen in der Menopause und welche Kontrollen sollten man durchführen?

Schilddrüsenerkrankungen treten bei Frauen etwa zehnfach häufiger auf als bei Männern, und die Häufigkeit steigt mit dem Alter. Das bedeutet also, dass viele Frauen in der Menopause unter Schilddrüsenproblemen leiden, was manchmal auch die Unterscheidung zu Symptomen des Wechsels erschweren kann. Die häufigste Störung ist die Schilddrüsenunterfunktion (Hypothyreose), welche zumeist als Folge einer Autoimmunthyreoiditis vom Typ Hashimoto auftritt. Der wichtigste Laborparameter zu Diagnose einer Schilddrüsenfunktionsstörung ist das TSH (Thyroidea-stimulierendes Hormon). Wenn das TSH erhöht ist, spricht das für eine Unterfunktion; bei zu niedrigem TSH besteht der Verdacht auf eine Überfunktion. In jedem Fall sollten dann weitere diagnostische Tests wie die Bestimmung der freien Schilddrüsenhormone fT3 und fT4 sowie der Schilddrüsen-Autoantikörper und die Durchführung eines Schilddrüsen-Ultraschalls erfolgen. Ein leicht erhöhter TSH-Wert ist jedoch nicht automatisch ein Grund für eine Schilddrüsenhormontherapie, insbesondere wenn keine Symptome einer Hypothyreose vorliegen. Beispielsweise können bei Übergewicht und Adipositas physiologisch leicht erhöhte TSH-Werte vorkommen, andererseits können im Alter (insbesondere ab 60 Jahren) moderate TSH-Erhöhungen in Kauf genommen werden, sofern asymptomatisch. Generell besteht ab einem TSH $\geq$ 10 mU/L praktisch immer eine Indikation zur Schilddrüsenhormontherapie, also auch in der Menopause. Bei Frauen, die bereits vor der Menopause Schilddrüsenhormone einnehmen müssen, kann bei Zugabe einer östrogenhaltigen Hormonersatztherapie im Wechsel eine Dosissteigerung des Schilddrüsenhormonpräparats notwendig werden, da Östrogene die Blutspiegel der freien Schilddrüsenhormone reduzieren können. Bei Frauen ohne bereits bekannte Schilddrüsenerkrankung wird eine Abklärung der Schilddrüsenfunktion dann empfohlen, wenn typische Symptome einer Hypo- oder Hyperthyreose bestehen.

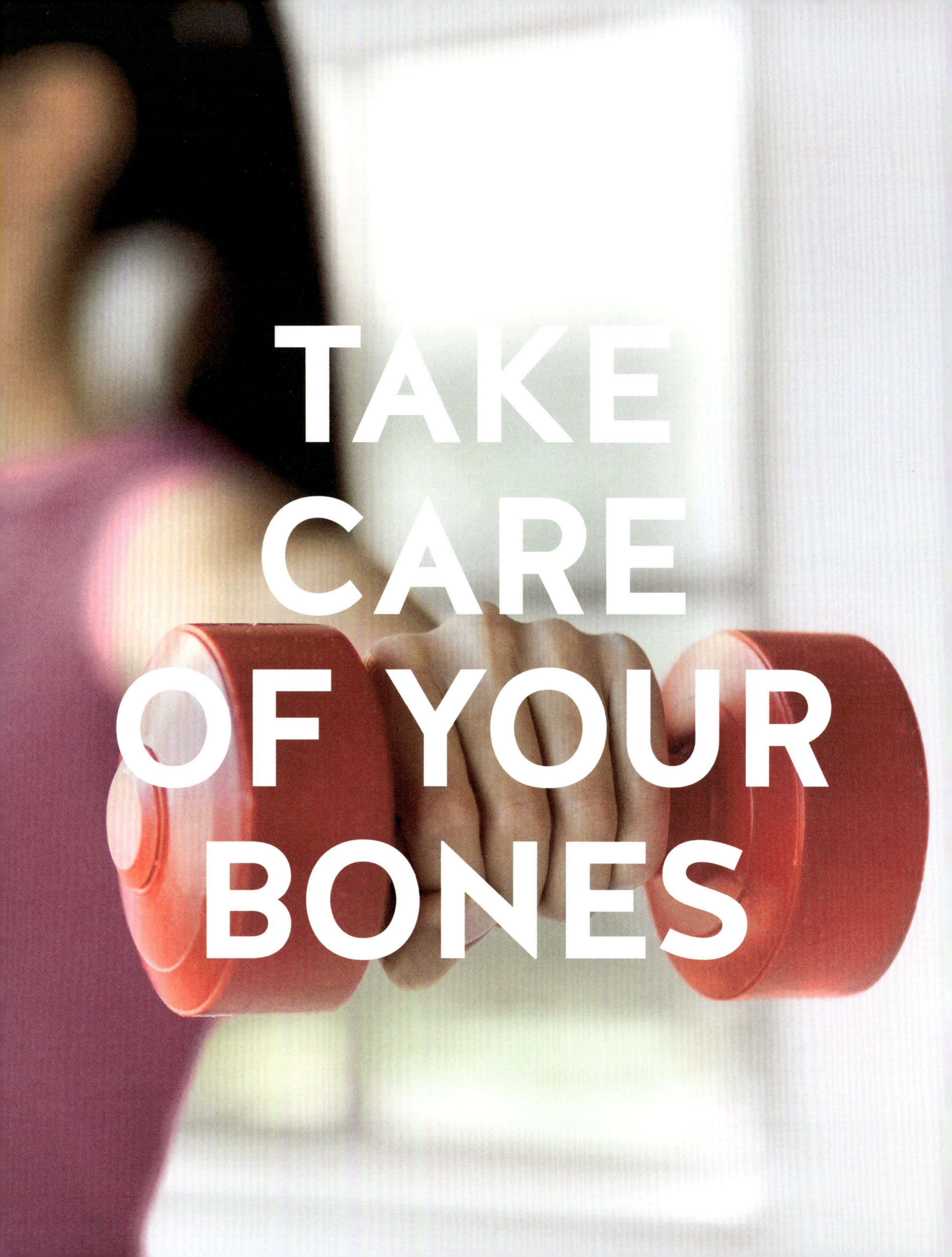
TAKE
CARE
OF YOUR
BONES

KNOCHENGESUNDHEIT

HARDER, BETTER, FASTER, STRONGER

Wusstest du, dass dein Körper stärker ist als Stahlbeton? Unglaublich, aber wahr. Unsere Knochen spielen dabei eine – im wahrsten Sinne – tragende Rolle. Dr. Roland Kocijan hilft uns auf die Sprünge und erklärt uns im anschließenden Interview, worauf wir Frauen vor, während und nach den Wechseljahren besonders achten müssen.

ACHTEN WIR AUF UNSERE KNOCHEN

Die Wechseljahre sind eine harte Zeit für unsere Knochen. Denn das sinkende Östrogen in den Wechseljahren hat leider eine negative Auswirkung auf unsere Knochendichte. Fehlen zunehmend die Östrogene, erfolgt der Knochenabbau schneller als der Knochenaufbau. Und weil der Östrogenspiegel absinkt, kann das Gelenk versteifen und wird dadurch unbeweglicher. Ein Östrogenmangel macht das Gelenk auch angreifbarer für Entzündungen und den Knorpel anfälliger für Abnutzung – so kommt es oft zu Schmerzen. Die Muskeln werden auch weniger und schwächer, darüber hinaus verlieren sie an Elastizität. Sie können außerdem verhärten, und das kann Schmerzen verursachen – zumal Östrogen auch dafür verantwortlich ist, dass der Körper schmerzlindernde Botenstoffe freisetzt. Die Folge sind Muskelschmerzen in den Wechseljahren. Aber keine Sorge, wir können etwas für unsere Knochengesundheit tun.

Osteoporose ist eine Erkrankung, die durch eine Abnahme der Knochendichte und eine Verschlechterung der Knochenstruktur gekennzeichnet ist. Dadurch werden die Knochen spröde und anfälliger für Brüche und Frakturen, selbst bei geringer Belastung oder ohne erkennbares Trauma. Normalerweise baut der Körper ständig altes Knochengewebe ab und ersetzt es durch neues. Bei Osteoporose wird jedoch mehr Knochenmasse verloren als aufgebaut, was zu einer Schwächung der Knochen führt.

Aber so weit wollen wir es gar nicht kommen lassen. Die Behandlung von Osteoporose umfasst oft Maßnahmen zur Verbesserung der Knochengesundheit durch Ernährung, Bewegung und Medikamente, die den Knochenabbau hemmen oder die Knochenbildung fördern. Frühzeitige Diagnose und Behandlung können das Fortschreiten der Erkrankung verlangsamen und das Risiko von Frakturen verringern.

WAS ALSO KÖNNEN WIR TUN, UM GESUND UND BEWEGLICH ZU BLEIBEN?

Mit diesen **14 Tipps** bist du vorne dabei:

- gesunde, ausgewogene Ernährung (reich an Vitaminen, Nährstoffen und Proteinen)
- Proteine zu jeder Mahlzeit (vermehrt pflanzliche Eiweißquellen)
- immer wieder »basische« Tage einlegen (siehe Kapitel »Dazwischen basisch« auf Seite 175)
- gelenkschonende Bewegung (am besten an der frischen Luft)
- unbedingt Krafttraining (auch mit mittelschweren und schweren Gewichten!)
- Kalzium, Vitamin D und Vitamin K (in Form von Lebensmitteln und/oder Nahrungsergänzungsmitteln)
- auf Rauchen verzichten (es ist nie zu spät, mit dem Rauchen aufzuhören!)
- Alkohol stark reduzieren (1–2 Gläser pro Woche reichen)
- gesunde Lebensgewohnheiten (Routinen helfen dabei)
- guter Schlaf (ist unerlässlich)
- gesunde Lebensführung (Stress weg, toxic people weg, dafür mehr Me-Time)
- Energieräuber reduzieren, dafür mehr Energiequellen
- dankbar sein für alles, was gut ist
- Glücklich, gesund und schmerzfrei sein ist unser aller Ziel und das höchste Gut!

WARUM KALZIUM, VITAMIN D UND VITAMIN K SO WICHTIG SIND

Zusammen tragen Kalzium, Vitamin D und Vitamin K dazu bei, die Knochengesundheit während der Wechseljahre zu erhalten und das Risiko von Osteoporose zu verringern.

Alle drei Nährstoffe sind wichtig für Knorpel, Knochen und Bindegewebe.

Kalzium ist ein entscheidender Baustein für starke Knochen. Während der Wechseljahre kann der Kalziumverlust aus den Knochen zunehmen, was das Osteoporoserisiko erhöht. Ausreichende Kalziumzufuhr kann helfen, diesem Verlust entgegenzuwirken und die Knochengesundheit zu unterstützen.

Diese Lebensmittel enthalten **Kalzium**:

- Milch und Milchprodukte wie Joghurt, gereifter Hartkäse und Topfen
- dunkelgrünes Blattgemüse wie Grünkohl, Brokkoli und Spinat
- Samen (Flohsamen, Chiasamen, Leinsamen, Sesam)
- Kerne (Kürbiskerne, Sonnenblumenkerne)
- Nüsse (Walnüsse, Cashews, Haselnüsse, Pistazien, Mandeln)
- Sardinen und Lachs (insbesondere mit den Knochen gegessen)
- Hülsenfrüchte wie Linsen, Kichererbsen und Bohnen
- Mineralwasser mit hohem Kalziumgehalt

Vitamin D ist entscheidend für die Aufnahme von Kalzium aus der Nahrung und für die Mineralisierung der Knochen. Eine ausreichende Vitamin-D-Versorgung ist besonders wichtig, da es oft an Sonnenlicht mangelt, was die körpereigene Produktion beeinträchtigt. Frauen in den Wechseljahren sollten auf ausreichende Vitamin-D-Zufuhr achten, um die Knochengesundheit zu erhalten.

Diese Lebensmittel enthalten **Vitamin D**:

- fetter Fisch wie Hering, Wildlachs, Makrele, Sardinen und Thunfisch
- Pilze wie Steinpilze, Eierschwammerl (Pfifferlinge) und Champignons
- Eigelb
- Lebertran (Fischöl)
- mit Vitamin D angereicherte Lebensmittel wie zum Beispiel Milch und Haferflocken

Es ist wichtig zu beachten, dass die Hauptquelle für Vitamin D die Sonneneinstrahlung auf die Haut ist. Wenn die Haut UV-B-Strahlen ausgesetzt ist, bildet sie Vitamin D. Dennoch können die oben genannten Lebensmittel einen Beitrag zur Vitamin-D-Versorgung leisten – jedoch nur einen kleinen.

Vitamin K spielt eine Rolle bei der Regulation des Kalziumstoffwechsels und der Bildung von Knochengewebe. Insbesondere Vitamin K2 wird mit der Knochengesundheit in Verbindung gebracht, da es dazu beiträgt, Kalzium in die Knochen einzubauen und so die Knochenfestigkeit zu unterstützen. Eine ausreichende Zufuhr von Vitamin K ist wichtig, um die Kalziumablagerung in den Knochen zu fördern und gleichzeitig das Risiko von Kalziumablagerungen in anderen Geweben zu verringern.

Diese Lebensmittel enthalten **Vitamin K**:

- grünes Blattgemüse wie Spinat, Grünkohl, Kohl, Mangold und Brokkoli
- Rucola, Feldsalat, frische Petersilie
- Pflanzenöle wie Sojaöl, Rapsöl und Olivenöl
- fermentierte Lebensmittel wie Sauerkraut, Kimchi und Natto (eine japanische Spezialität aus fermentierten Sojabohnen)
- hart gereifte Käsesorten wie Gouda, Cheddar und Edamer

UND WIE SIEHT ES MIT MAGNESIUM AUS?

Magnesium spielt ebenfalls eine wichtige Rolle bei der Knochengesundheit, unabhängig vom Lebensabschnitt. Während der Wechseljahre kann eine ausreichende Magnesiumzufuhr jedoch besonders wichtig sein, da ja der Östrogenspiegel abnimmt und dies – wie wir gelernt haben – Auswirkungen auf die Knochengesundheit haben kann. Magnesium ist daher ein wichtiger Bestandteil des Knochenstoffwechsels und spielt eine Rolle bei der Umwandlung von Vitamin D in seine aktive Form, die für die Aufnahme von Kalzium und Phosphor in die Knochen erforderlich ist. Ein angemessener Magnesiumspiegel kann somit zur Knochenmineraldichte beitragen. Magnesium wirkt ebenso entzündungshemmend. Chronische Entzündungen können die Knochengesundheit beeinträchtigen und das Risiko für osteoporotische Frakturen erhöhen. Magnesium spielt auch eine wichtige Rolle bei der Muskelkontraktion und -entspannung.

Diese Lebensmittel enthalten **Magnesium:**

- Vollkornprodukte wie Vollkorngetreide wie Haferflocken, Vollkornbrot, Vollkornreis, Hirse und Quinoa
- Nüsse und Samen: Mandeln, Cashews, Erdnüsse, Walnüsse, Haselnüsse, Sonnenblumenkerne, Kürbiskerne und Leinsamen
- Hülsenfrüchte: Bohnen, Linsen, Kichererbsen und Erbsen
- grünes Blattgemüse: Spinat, Mangold, Grünkohl, Rucola und Feldsalat
- Fisch: fetter Fisch wie Lachs, Makrele und Forelle
- Avocado liefert uns sowohl gesunde Fette als auch Magnesium
- dunkle Schokolade mit einem hohen Kakaoanteil

WANN SIND NAHRUNGSERGÄNZUNGSMITTEL/SUPPLEMENTE SINNVOLL?

Kalziumergänzungen: Diese sind in verschiedenen Formen wie Kalziumcarbonat und Kalziumcitrat erhältlich und können einzeln oder in Kombination mit anderen Vitaminen und Mineralstoffen eingenommen werden.

Vitamin-D-Präparate: Die Sonnenstrahlung reicht oft nicht aus, um den Vitamin D-Bedarf zu decken – im Winter in Mittel- und Nordeuropa noch weniger. Vitamin-D3-Präparate (erhältlich als Tropfen oder Kapseln) sind daher eine effiziente Form für die Erhöhung des Vitamin-D-Spiegels im Blut. Siehe dazu das Interview mit Dr. Roland Kocijan auf Seite 57.

Vitamin-K-Präparate: Vitamin K ist weniger verbreitet in Nahrungsergänzungsmitteln als Kalzium und Vitamin D, aber es gibt Vitamin-K-Komplexe oder spezifische Vitamin-K2-Präparate, die in der Apotheke erhältlich sind. Bei einer ausgewogenen Ernährung ist eine Vitamin-K-Supplementation nicht notwendig, sie kann aber besonders für Personen wichtig sein, die Schwierigkeiten haben, ausreichend Vitamin K über die Ernährung aufzunehmen.

Magnesiumpräparate: Frauen können in den Wechseljahren anfälliger für Muskelkrämpfe, Schlafstörungen und Stress sein. Magnesium kann dazu beitragen, diese Symptome zu lindern und den Knochenabbau zu verlangsamen. Im Handel sind verschiedene Magnesiumpräparate erhältlich.
Doch Vorsicht: Auch Supplemente nimmt man nicht einfach so – out of the blue. Schon gar nicht, ohne sich vorher ausreichend informiert zu haben.

Nun geht es zum Interview mit Dr. Roland Kocijan.

INTERVIEW MIT DR. ROLAND KOCIJAN

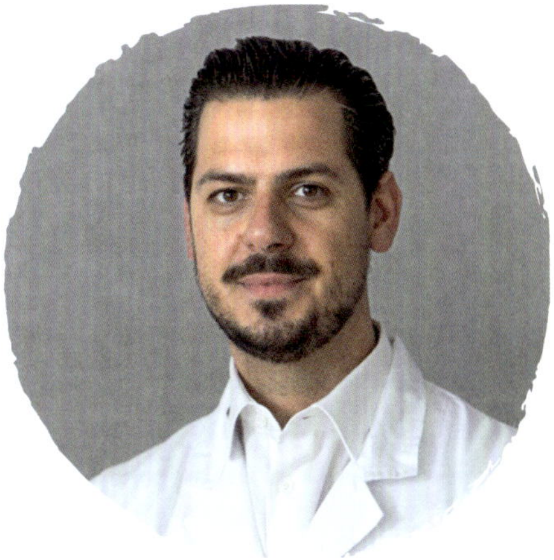

OA PD Dr. Roland Kocijan
Facharzt für Innere Medizin und Rheumatologie, Osteologe DVO
gesunderknochen.at

Fragen aus der *easy eating*-Community zum Thema postmenopausale Osteoporose an Dr. Roland Kocijan:

Was genau ist eine postmenopausale Osteoporose?
Postmenopausale Osteoporose ist eine Form der Osteoporose, die bei Frauen nach den Wechseljahren auftritt. Osteoporose ist eine Erkrankung, bei der die Knochenmasse abnimmt und die Knochenstruktur sich verschlechtert, was zu einer erhöhten Brüchigkeit der Knochen führt. Dies erhöht das Risiko für Frakturen, insbesondere an der Hüfte, der Wirbelsäule und den Handgelenken (aber auch am Oberarm und Becken). Nach der Menopause sinkt der Östrogenspiegel, ein Hormon, das eine wichtige Rolle bei der Erhaltung der Knochendichte spielt. Dieser Abfall beschleunigt den Knochenabbau, was zu einem Verlust an Knochenmasse führt.

Was sind die Hauptursachen für postmenopausale Osteoporose?
Die Hauptursache ist der Rückgang des Östrogenspiegels nach der Menopause. Östrogen ist wesentlich für die Knochengesundheit, da es den Knochenabbau hemmt und den -aufbau unterstützt. Wenn die Östrogenproduktion in den Eierstöcken nachlässt, beschleunigt sich der Knochenabbau. Weitere Risikofaktoren umfassen genetische Veranlagungen, eine niedrige Knochenmasse vor der Menopause, ein niedriger BMI (< 20 kg/m2), unzureichende Kalzium- und Vitamin-D-Zufuhr, Rauchen, übermäßiger Alkoholkonsum und mangelnde körperliche Aktivität. Darüber hinaus können endokrinologische, neurologische oder entzündliche Erkrankungen sowie zahlreiche Medikamente (zum Beispiel Kortison oder Aromatasehemmer, die in der Brustkrebstherapie eingesetzt werden) den Knochenabbau zusätzlich beschleunigen.

Wie können Frauen einer Osteoporose vorbeugen?
Die Ernährung spielt eine zentrale Rolle. Eine ausreichende Kalzium- (mindestens 1000 mg täglich) und Vitamin-D-Versorgung (800 IE täglich) sind essenziell. Kalzium kann über Milchprodukte, kalziumreiches Gemüse, grünes Blattgemüse, Nüsse und Samen, aber auch

durch Mineralwasser zugeführt werden. Vitamin D wird durch Sonnenexposition (UVB-Strahlung) gebildet und wird nur schwer über die Nahrung aufgenommen (fetter Fisch, Eigelb). Mit Vitamin D angereicherte Lebensmittel beziehungsweise eine Supplementierung von Vitamin D können somit vor allem in den »dunklen« Jahreszeiten sinnvoll sein.
Darüber hinaus soll auch eine adäquate Proteinversorgung sichergestellt sein. Protein ist für den Aufbau und die Erhaltung der Muskel- und Knochenmasse unerlässlich. Gute Proteinquellen sind mageres Fleisch, Fisch, Eier, Hülsenfrüchte und Milchprodukte.
Vitamin K2, das in vergorenen Lebensmitteln wie Sauerkraut und Natto enthalten ist, unterstützt die Knochenmineralisierung. Magnesium und Zink, die in grünen Blattgemüsen, Nüssen, Samen und Vollkornprodukten vorkommen, sind ebenfalls wichtig für die Knochengesundheit.
Frauen sollten eine ausgewogene und abwechslungsreiche Ernährung anstreben, die alle wichtigen Nährstoffe und antioxidative Vitamine und Mineralstoffe enthält. Am besten geschieht dies bereits in der Jugend, vor dem Erreichen der »peak bone mass«, das heißt der maximal zu erreichenden Knochenmasse um das 30. Lebensjahr.
Nahrungsergänzungsmittel können bei Bedarf hinzugefügt werden, sollten jedoch in Absprache mit einem Arzt, einer Ärztin oder einem Ernährungsberater, einer Ernährungsberaterin eingenommen werden.

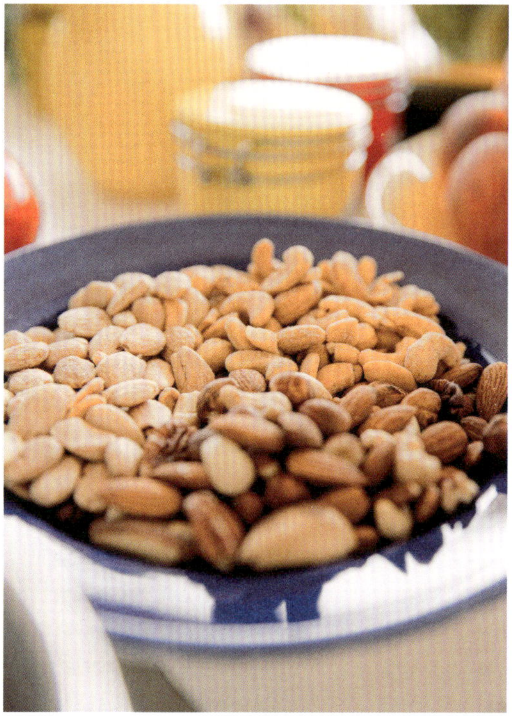

Regelmäßige körperliche Aktivität, vor allem eine Kombination von »Impact Training« (abrupt gewichtsbelastendes Training) und Krafttraining mindestens zweimal pro Woche helfen, die Knochenstärke zu erhalten. Ein zusätzliches Gleichgewichtstraining reduziert das Sturzrisiko. Darüber hinaus sollten Frauen auf das Rauchen verzichten und den Alkoholkonsum in Maßen halten, da beides negative Auswirkungen auf die Knochengesundheit hat.

Wie wird eine postmenopausale Osteoporose am besten diagnostiziert?

Das Risiko für osteoporotische Knochenbrüche kann mithilfe von Risikorechnern bestimmt werden, in denen Alter,

Geschlecht und individuelle Risikofaktoren berücksichtigt werden. Die Knochendichtemessung mittels DXA (Dual Energy X-ray Absorptiometry) ist, wie auch die Risikoerhebung und die Bestimmung eines Labors, Bestandteil der Basisdiagnostik der Osteoporose. Eine Knochendichtemessung sollte bei postmenopausalen Frauen durchgeführt werden, wenn Risikofaktoren für osteoporotische Knochenbrüche vorliegen (zum Beispiel Medikamente oder Erkrankungen, die den Knochenstoffwechsel negativ beeinflussen, oder bei einer bereits erlittenen Fraktur).
Da das Knochenbruchrisiko stark mit dem Alter verbunden ist, wird ab dem 70. Lebensjahr eine Knochendichtemessung bei Frauen generell empfohlen. In früheren Lebensphasen ist die Knochendichte nur in sehr seltenen Fällen angezeigt und dient nicht als Screening-Methode für prämenopausale Frauen (oder junge Männer).

Welche Therapiemöglichkeiten gibt es für Frauen, die bereits an postmenopausaler Osteoporose leiden?
Die Therapie umfasst mehrere Ansätze. Zu den medikamentösen Behandlungen gehören Bisphosphonate, die den Knochenabbau verlangsamen, und selektive Östrogenrezeptormodulatoren (SERMs), die die Wirkung von Östrogen auf die Knochen nachahmen. In einigen Fällen kann eine Hormonersatztherapie (HET) in Erwägung gezogen werden, um den Östrogenspiegel zu erhöhen. Darüber hinaus gibt es Medikamente wie Denosumab, das die Aktivität der knochenabbauenden Zellen hemmt, und Teriparatid, das die Knochenbildung fördert. Romosozumab hemmt einerseits den Knochenabbau, erhöht andererseits den Knochenaufbau.
Ergänzend dazu sind physiotherapeutische Maßnahmen wichtig, um die Muskulatur zu stärken und die Koordination zu verbessern sowie das Sturzrisiko zu verringern. Ein gezieltes Training unter Anleitung kann helfen, die Beweglichkeit und Stabilität zu verbessern.
Es ist auch wichtig, eine fallsichere Umgebung zu schaffen, um das Risiko von Stürzen zu minimieren. Dies umfasst Maßnahmen wie die Installation von Haltegriffen im Badezimmer, die Beseitigung von Stolperfallen und die Verwendung von rutschfesten Matten.
Frauen in der Menopause sollten proaktiv ihre Knochengesundheit unterstützen. Eine gesunde Lebensweise, regelmäßige Arztbesuche und frühzeitige Maßnahmen können dazu beitragen, das Risiko für Osteoporose zu senken, das Knochenbruchrisiko niedrig zu halten und die Lebensqualität im Alter zu verbessern. Es ist nie zu spät, mit der Vorsorge zu beginnen, und es gibt viele Möglichkeiten, aktiv etwas für die Gesundheit der Knochen zu tun.

Vielen Dank, lieber Roland, für diesen extrem wertvollen Beitrag!

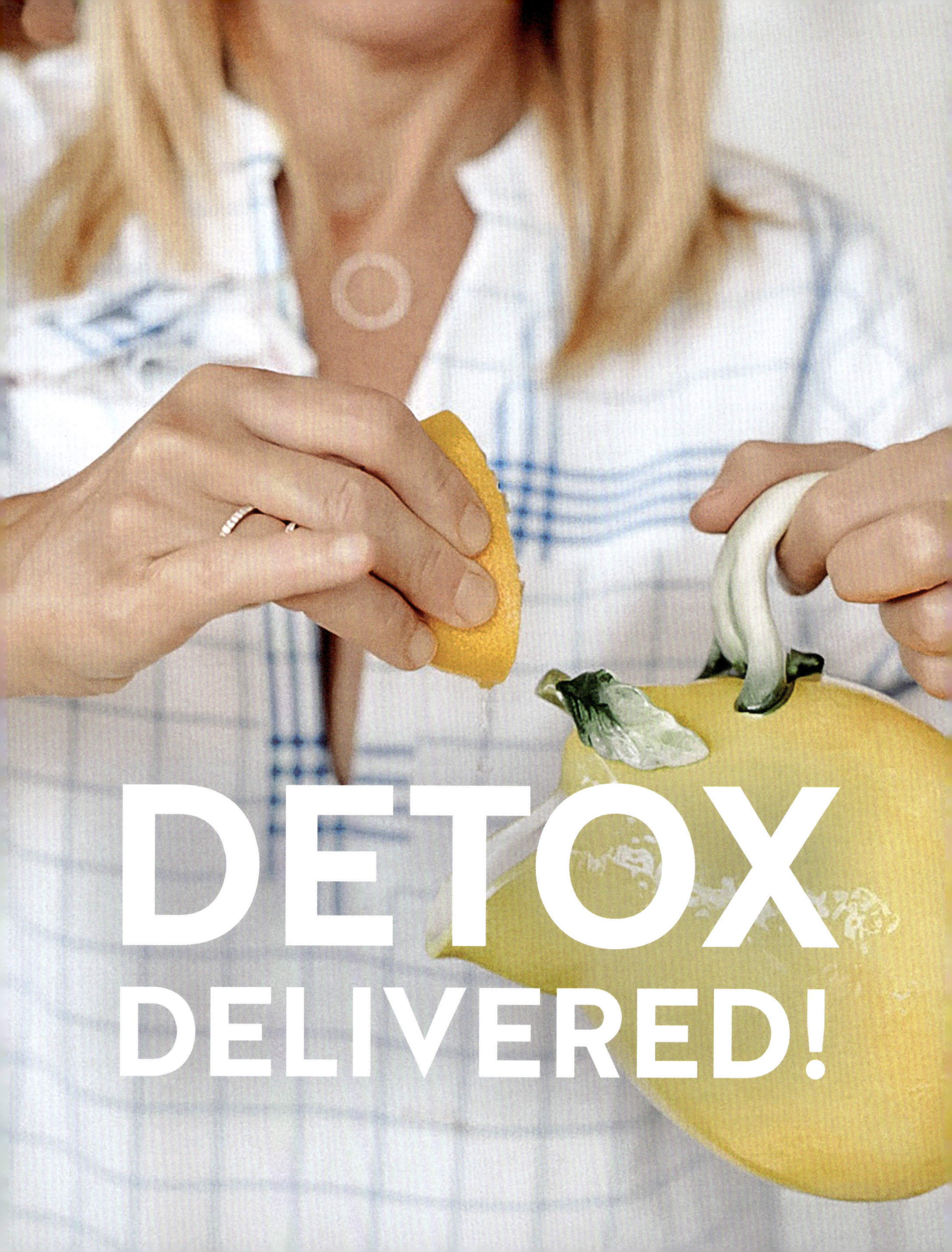

DETOX DELIVERED!

LEBERGESUNDHEIT
DAS ENTGIFTUNGSORGAN SCHLECHTHIN

Die Leber ist so gar nicht nachtragend. Ihre Fähigkeit, sich wieder zu regenerieren und uns mit ihren unverzichtbaren Entgiftungseigenschaften fit und gesund zu halten, ist verblüffend! Umso besser sollten wir mit ihr umgehen und ihr jetzt häufiger denn je eine Pause gönnen. Was wir tun können – und lieber bleiben lassen sollten–, erklärt uns im Anschluss Gastroenterologin Dr. Katharina Raab. Wenn du noch eins draufsetzen möchtest, findest du einen Deepdive zum Thema Alkohol- und Zucker-Fasten im *easy eating-Workbook*.

Die Leber ist ein zentrales Organ im menschlichen Körper, das viele lebenswichtige Funktionen übernimmt, darunter:

- **Entgiftung:** Die Leber filtert schädliche Substanzen aus dem Blut.
- **Stoffwechsel:** Sie spielt eine Schlüsselrolle im Stoffwechsel von Kohlenhydraten, Proteinen und Fetten.
- **Speicherung von Nährstoffen:** Die Leber speichert Vitamine und Mineralstoffe, zum Beispiel Vitamin A, D, E, K und B12 sowie Eisen und Kupfer.
- **Produktion von Galle:** Die Galle hilft bei der Fettverdauung im Dünndarm.
- **Synthese von Proteinen:** Die Leber produziert wichtige Proteine wie Albumin und Gerinnungsfaktoren.

WAS MAG DIE LEBER GAR NICHT?

- **Übermäßig viel Alkohol:** kann zu Leberentzündungen, Fettleber und auch zu Leberzirrhose führen.
- **Ungesunde Ernährung:** Besonders fettreiche, zuckerhaltige und verarbeitete Lebensmittel belasten die Leber.
- **Übergewicht und Adipositas:** erhöhen das Risiko einer nicht-alkoholischen Fettlebererkrankung.
- **Bestimmte Medikamente und Nahrungsergänzungsmittel:** Einige davon können toxisch für die Leber sein, insbesondere bei übermäßigem Gebrauch.
- **Viren:** Hepatitis-Viren können chronische Lebererkrankungen verursachen.
- **Rauchen:** belastet die Leber zusätzlich und erhöht das Risiko für Leberkrebs

FETTLEBER – KEIN SCHÖNES WORT

Eine Fettleber entsteht, wenn sich zu viel Fett in den Leberzellen ansammelt. Dies kann durch verschiedene Faktoren verursacht werden, die sich in zwei Hauptkategorien unterteilen lassen: alkoholische Fettleber (AFLD) und nicht-alkoholische Fettleber (NAFLD).

Ursachen der alkoholischen Fettleber sind ein übermäßiger Alkoholkonsum oder eine genetische Prädisposition. Ursachen der nicht-alkoholischen Fettleber können unter anderem sein: Übergewicht und Adipositas, Insulinresistenz und Typ-2-Diabetes, Metabolisches Syndrom, eine fett- und zuckerreiche Ernährung, aber auch ein schneller Gewichtsverlust und bestimmte Medikamente. Auch nicht übergewichtige Menschen können an einer Fettleber erkranken. Doch durch eine gesunde Lebensweise, die eine ausgewogene Ernährung und körperliche Aktivität umfasst, kann das Risiko einer Fettleber erheblich reduziert werden.

WAS LIEBT DIE LEBER?

Spinat, Blumenkohl, Rosenkohl, Knoblauch, Beeren, Grapefruit, Limetten, Avocado, Walnüsse, Kurkuma, grüner Tee, Orangen, Zitronen, Limetten, Olivenöl, rote Bete, Äpfel, Kräuter und Gewürze, Haferflocken, brauner Reis, Quinoa, Karotten, Süßkartoffeln und einiges mehr.

Unsere Leber liebt nicht nur eine ausgewogene Ernährung, die reich an Obst, Gemüse, Vollkornprodukten, mageren Proteinen und gesunden Fetten ist – sie braucht auch eine ausreichende Flüssigkeitszufuhr und regelmäßige Bewegung. All das unterstützt die Leberfunktion und fördert auch die Entgiftung. Was die Leber noch liebt, sind Bitterstoffe: Diese stecken in Chicorée, Radicchio, Endiviensalat, Feldsalat, Rucola, Spinat, Artischocke, und natürlich auch in Grapefruit und Limetten, genauso wie in Bittertropfen.

Wir können also vieles tun, um unsere Leber zu unterstützen und sie gesund zu erhalten.
Eigentlich kommt immer alles auf dasselbe hinaus: Eine gut ausbalancierte Ernährung, regelmäßige Bewegung und ein ausgeglichenes Leben sind der Schlüssel für alles, was unserem Körper gut tut und ihn vor allem gesund erhält.

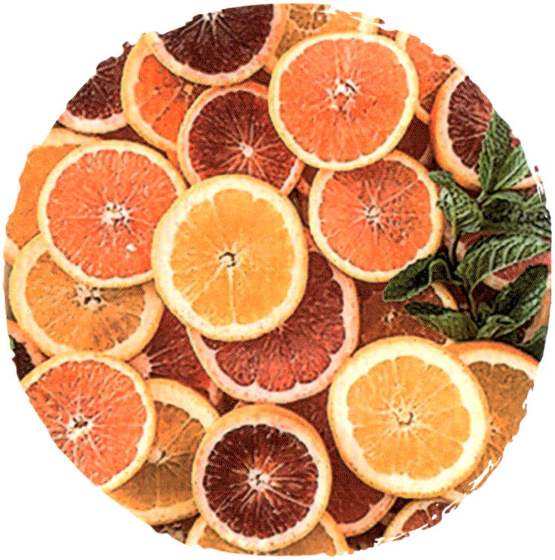

INTERVIEW MIT DR. KATHARINA RAAB

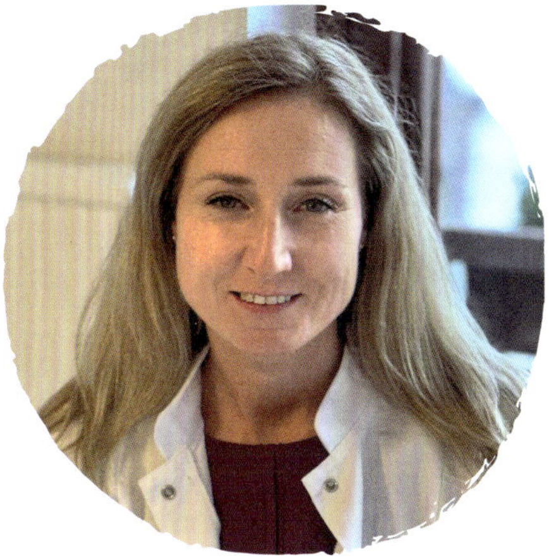

OÄ Dr. Katharina Raab
Fachärztin für Innere Medizin,
Gastroenterologie & Hepatologie
internist-raab.at

Gibt es ein gesundes Maß an Alkohol, das man zu sich nehmen kann?

Die traurige Nachricht – nein. Man weiß heute, dass es beim Alkoholkonsum keine gesundheitlich unbedenkliche Menge gibt. Alkohol wurde vom Internationalen Krebsforschungszentrum schon vor Jahrzehnten als Karzinogen der Gruppe 1 eingestuft. Die Gruppe 1 ist die höchste Risikogruppe, zu der auch Asbest, Strahlung und Tabak gehören. Alkoholkonsum ist dazu für mindestens sieben Krebsarten mitverantwortlich, darunter die häufigsten Formen wie Brustkrebs bei Frauen und Darmkrebs. Man sieht in den neuesten verfügbaren Daten, dass die Hälfte der dem Alkohol zurechenbaren Krebsfälle durch »leichten« bis »moderaten« Alkoholkonsum – das sind weniger als 1,5 Liter Wein (12 Achterl Wein) oder weniger als 3,5 Liter Bier (10 × 0,3 l Bier) pro Woche – verursacht werden.

Sollen wir also gar keinen Alkohol mehr trinken?

Egal, wie viel man trinkt – das Risiko für die Gesundheit beginnt schon beim ersten Tropfen. Und was ich mit Sicherheit sagen kann, ist: Je mehr man trinkt, desto schädlicher die Wirkung – oder anders ausgedrückt, je weniger man trinkt, desto sicherer ist man. Ich empfehle, dass Frauen nicht mehr als dreimal in der Woche zwei Gläser Wein trinken (sechs Achterl) oder dreimal in der Woche zwei kleine Bier (6 × 0,3 l Bier) und Männer nicht mehr als drei kleine Bier oder drei Gläser Wein. So ist man bei weniger als 100 Gramm Alkohol pro Woche zwar nicht auf der sichereren Seite, aber es stellt einen Kompromiss dar, wenn man auf Alkohol nicht verzichten möchte.

Erkennt man am Gamma-GT-Wert, ob man den Alkoholkonsum reduzieren sollte?

Bei routinemäßigen Blutuntersuchungen werden oft Laborwerte ermittelt, die auf eine mögliche Leberschädigung hinweisen. Dazu gehört auch der Gamma-GT-Wert. Ein erhöhter Gamma-GT-Wert im Blut kann ein Hinweis auf einen zu hohen Alkoholkonsum sein. Allerdings ist dieser Test nicht zuverlässig: Von 100 Personen mit einem erhöhten Gamma-GT-Wert liegt die Ursache nur bei 19 Personen tatsächlich in einem übermäßigen

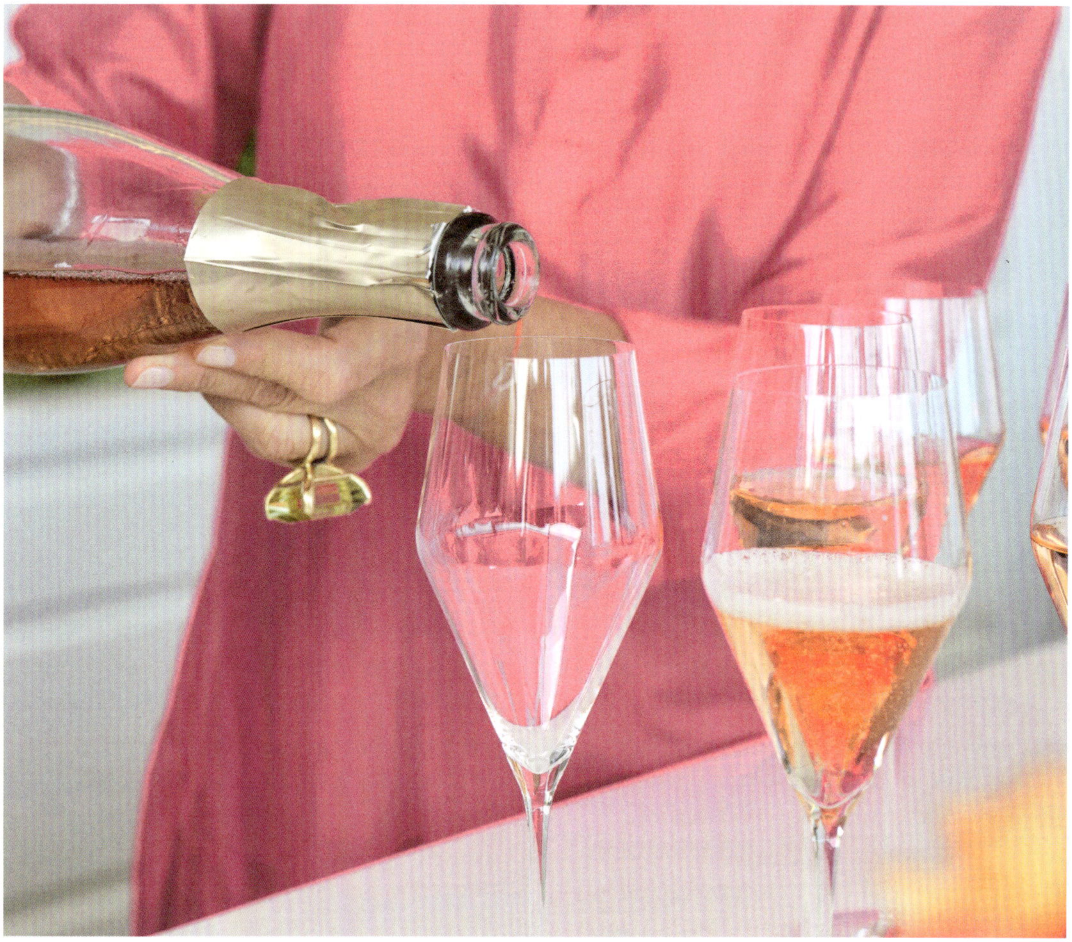

Alkoholkonsum. Daher ist der Gamma-GT-Wert kein verlässlicher Indikator für den Konsum schädlicher Mengen an Alkohol.

Ist purer Alkohol wie Wein oder Sekt, Champagner besser als zuckerhaltige Cocktails und hochprozentige Alkoholika?

Jede zuckerhaltige Komponente, die mit Alkohol in Verbindung gebracht wird, verschlimmert eine Fettleber. Getränke wie Wein, Sekt und Champagner enthalten in der Regel weniger Zusatzstoffe und Zucker als viele Cocktails. Das ist für einige Menschen weniger belastend für den Körper, insbesondere für die Leber und den Magen. Der hohe Zuckergehalt in Cocktails erhöht den Kaloriengehalt, was zu negativen gesundheitlichen Effekten wie Gewichtszunahme und einem erhöhten Risiko für Typ-2-Diabetes führen kann. Zu achten ist darauf, dass unabhängig von der Art des Alkohols übermäßiger Konsum schädlich ist. Hohe Mengen Alkohol führen oft zu Leberschäden, Herzproblemen, einer erhöhten Krebsgefahr und anderen gesundheitlichen Problemen.

Was ist eine Fettleber?

Eine Fettleber ist eine Erkrankung, bei der es zu einer übermäßigen Ansammlung von Fett in den Leberzellen kommt. Normalerweise enthält die Leber eine geringe Menge Fett, aber wenn der Fettgehalt mehr als 5–10 Prozent des Lebergewichts ausmacht, spricht man von einer Fettleber. Eine Fettleber kann, wenn sie nicht behandelt wird, zu schwerwiegenderen Lebererkrankungen wie Zirrhose und Leberkrebs führen. Daher ist es wichtig, Risikofaktoren zu erkennen und frühzeitig zu handeln.
Es gibt zwei Haupttypen der Fettleber: die alkoholische Fettleber und die nicht-alkoholische Fettleber (NAFLD). Bei der alkoholischen Fettleber ist, wie der Name schon sagt, Alkohol der Auslöser der Fettleber. Bei der NAFDL können Übergewicht, Insulinresistenz und/oder Typ-2-Diabetes, metabolisches Syndrom, eine ungesunde Ernährung (viel Fettes, viel Zucker und zuckerhaltige Lebensmittel), aber auch genetische Faktoren und Medikamente Auslöser sein.

Was sind die Symptome bei einer Fettleber? Kann man das auch im Blutbild erkennen?

Viele Menschen mit Fettleber haben vor allem im Frühstadium keine Symptome. Erst im fortgeschrittenen Stadium treten Müdigkeit, Schwäche, Gewichtsverlust, Bauchschmerzen und eine vergrößerte Leber auf. Da viele dieser Symptome auch mit den Wechseljahren selbst verbunden sein können, ist es wichtig, regelmäßige ärztliche Untersuchungen durchzuführen, um die Ursache der Symptome zu bestimmen. Die Untersuchungen umfassen Bluttests zur Überprüfung der Leberwerte (zum Beispiel ALT, AST). Wenn diese auffällig sind, werden bildgebende Verfahren gemacht, zum Beispiel mit Ultraschall, CT oder MRT. Mittels eines Fibro Scans kann man den Grad der Leberverfettung nachweisen.
In einigen Fällen ist eine Leberbiopsie notwendig, um das Ausmaß der Fettansammlung, Entzündung und Schädigung zu bestimmen beziehungsweise eine Differenzialdiagnose zu detektieren.

Herzlichen Dank, liebe Katharina, für dieses interessante und wichtige Interview.

A healthy outside starts from the inside

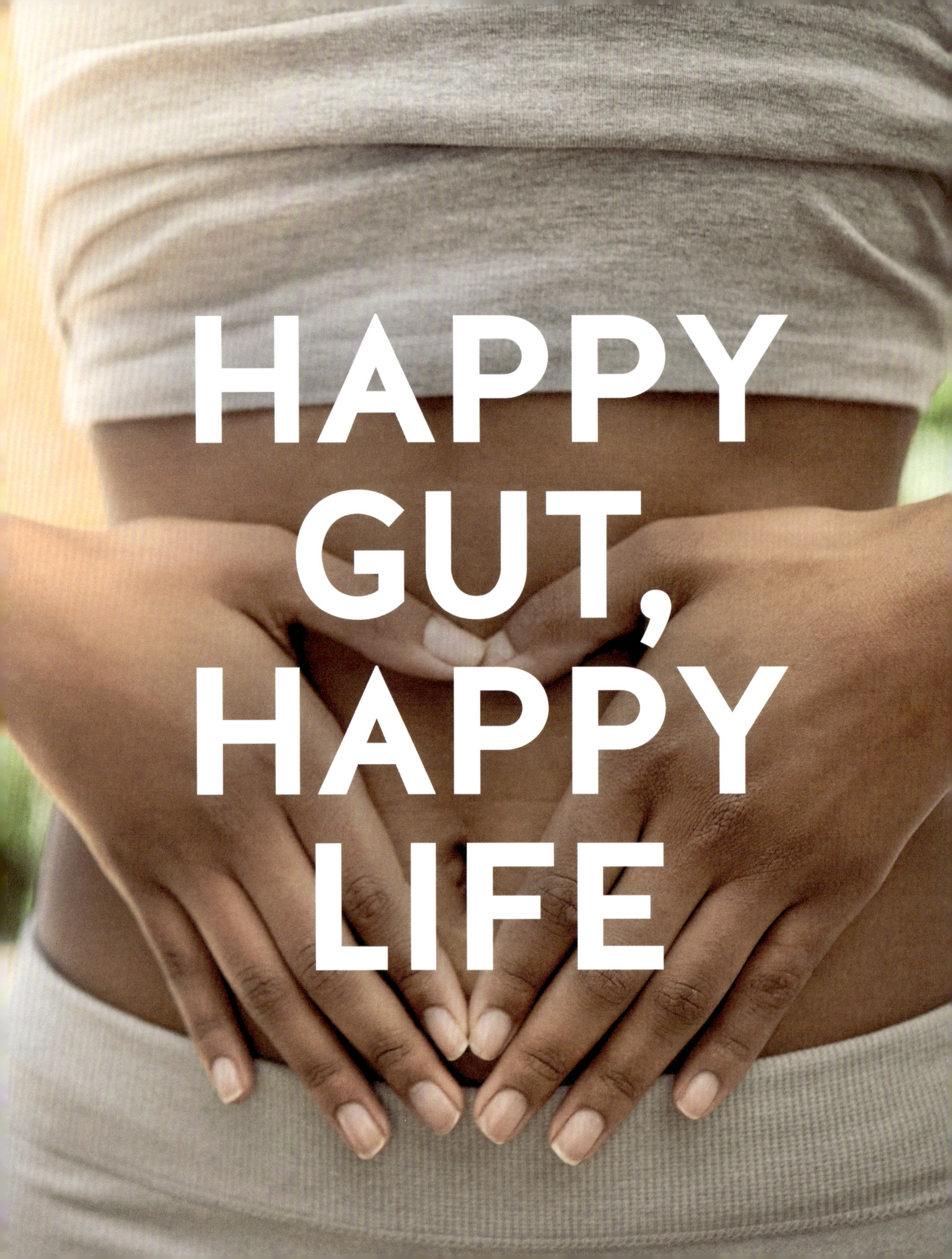
HAPPY GUT, HAPPY LIFE

DARMGESUNDHEIT
MACH DEINEN DARM GLÜCKLICH!

So simpel, aber so wahr: Du bist, was du isst! Oder anders gesagt: Wer seinen Darm mit weniger wertvollen Lebensmitteln füttert, schadet sich nachhaltig. Lass mich dir gemeinsam mit Expertin Dr. Katharina Raab zeigen, wie du deinen Darm auf Trab bringst und gesund erhältst. Denn eins ist sicher: Dich um deinen Darm zu kümmern, ist die halbe Miete.

DER DARM, UNSER ZWEITES GEHIRN

Warum wird der Darm eigentlich als »zweites Gehirn« bezeichnet? Weil er wie ein Abbild des Gehirns ist, da die Zelltypen und Rezeptoren exakt identisch sind. Unter der Darm-Hirn-Achse (»Bauchhirn«) versteht man das Zusammenspiel zwischen dem Darm und dem Gehirn. Der Darm ist auch unsere größte Kontaktfläche zur Außenwelt. Nirgendwo sonst in unserem Organismus findet ein intensiverer Kontakt mit körperfremden Stoffen statt. Denn so gut wie alles, was wir zu uns nehmen, gelangt schlussendlich in den Darm. So auch jede Menge Unerwünschtes – wie schädliche Keime, Erreger, Schad- oder Giftstoffe. Mit einer Oberfläche von bis zu 400 m² stellt der Darm zwar eine enorme Angriffsfläche für Eindringlinge dar, gleichzeitig ist er jedoch unser größtes Abwehrsystem, was ihm zu Recht die Bezeichnung »Immunzentrale« eingebracht hat. Der Darm ist nämlich auch der Sitz unseres Immunsystems.

DER ZUSAMMENHANG ZWISCHEN DARM UND GEHIRN:

- → Die Darmzellen produzieren beträchtliche Mengen an Serotonin.
- → Der Darm kann Stimmungsschwankungen beeinflussen.
- → Die Neuropsychologie wird vom Darm beeinflusst.
- → Die Gesundheit des Darms könnte psychische Erkrankungen beeinflussen.
- → Der Darm koordiniert die Abwehr von Infektionen.
- → Die Ausschüttung von Stresshormonen kann durch den Darm beeinflusst werden.

Somit hat der Darm Einfluss auf:

- → das Immunsystem
- → die Verdauung
- → den Stoffwechsel
- → die Hormonregulation
- → das emotionale Wohlbefinden
- → die Vitalität
- → die Hautgesundheit

WAS SCHWÄCHT NUN DAS DARM-IMMUNSYSTEM?

Alles, was unsere Darmbarriere und insbesondere die dort lebenden nützlichen Bakterien angreift oder in Mitleidenschaft zieht, schwächt auch unser Darm-Immunsystem. Dazu zählen Stress, ungesunde Ernährung oder Medikamente wie etwa Antibiotika, Magenschutz-Medikamente und nicht steroidale Antirheumatika (leichte Schmerzmittel wie Aspirin). Jedoch auch ein mit zunehmendem Alter veränderter Stoffwechsel kann dazu beitragen, dass Anzahl und Vielfalt der so wichtigen Bakterien im Darm abnehmen.

WIE KÖNNEN WIR FÜR EINE GESUNDE DARMFLORA SORGEN?

Ein gesunder Lebensstil mit genügend Bewegung, ausgewogener, ballaststoffreicher Ernährung und die Vermeidung von Stress unterstützen unser Immunsystem. Dazu gehört auch eine ausreichende Versorgung mit Vitaminen und Mineralstoffen. Vor allem Vitamin C und D sowie Zink sind bekannte Immun-Nährstoffe. Vitamin A, Vitamin B6 und B12, Folsäure (Folat) sowie die Spurenelemente Eisen und Kupfer sind ebenfalls für ein funktionierendes Abwehrsystem wichtig. Ganz besonders profitiert unsere »Immunzentrale Darm« von nützlichen Bakterien in Form von hochqualitativen **Probiotika**. Diese stärken nicht nur die Darmflora. Sie dienen

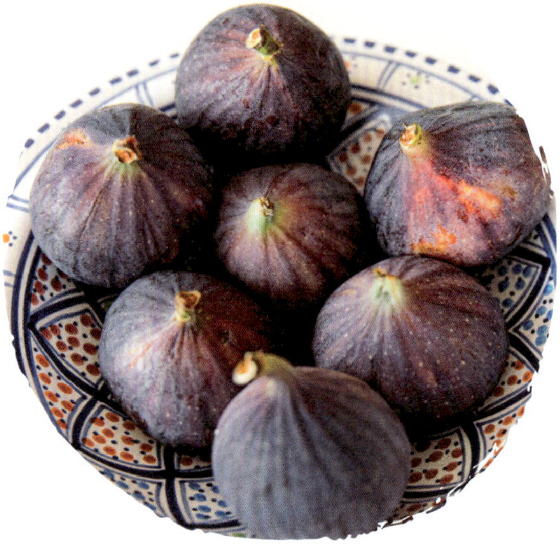

auch als Nahrung für unsere Darmzellen und sorgen dafür, dass die engen Verbindungen zwischen den Zellen intakt und undurchlässig für unerwünschte Stoffe bleiben. Darüber hinaus können unsere hilfreichen Darmbakterien mit **Präbiotika** »gefüttert« werden. Diese speziellen Ballaststoffe dienen den guten Bakterien als Nahrung und fördern deren Wachstum. All dies stärkt die Darmbarriere und somit unsere Abwehrkraft.

WAS SIND **PRÄ**BIOTIKA?

Unlösliche Ballaststoffe kommen vor allem in Getreide, Vollkornprodukten, Pilzen und Hülsenfrüchten vor. Sie sorgen für Masse im Verdauungstrakt. Werden sie mit viel Wasser konsumiert, quellen sie auf und machen satt, beschleunigen den Weg der Nahrung durch den Darm, lockern den Stuhl und sorgen für einen gleich- und regelmäßigen Stuhlgang beziehungsweise putzen die Darmwand wie ein Schwamm, was zum Beispiel Verstopfungen oder Divertikulitis (Darmdivertikel) vorbeugt und bei der Ausscheidung von Giftstoffen hilft. Lösliche Ballaststoffe aus Obst- und Gemüsesorten, etwa Pektin, Inulin, Fructo-Oligosaccharide und andere Präbiotika, sind das so wichtige Futter beispielsweise für die Bifidobakterien, die uns bei der Nahrungsverwertung unterstützen und gesunde kurzkettige Fettsäuren produzieren. Lösliche Ballaststoffe wirken sich zudem positiv auf den Zucker- und Fettstoffwechsel, die Immunabwehr und das Nervensystem aus. Generell verwerten alle guten Bakterien präbiotische Lebensmittel, wie zum Beispiel unsere Powerpflanzenstoffe Akazienfaser, Guarkernmehl und Flohsamen, um sich zu vermehren.

AKAZIENFASER, GUARKERNMEHL UND FLOHSAMEN

Akazienfaser und Guarkernmehl (aus der Guarbohne) sowie Flohsamen sind drei wertvolle Präbiotika, die die Darmgesundheit auf verschiedene Weise unterstützen können. Diese Ballaststoffe sind wertvolle Nahrung für unsere Darmbakterien und unterstützen die Darmgesundheit auf vielfältige Weise.

Akazienfaser wird aus der Baumrinde der Seyal-Akazie gewonnen und ist reich an Arabinogalactosaccariden, einem präbiotischen Ballaststoff. Sie gelangt unverdaut in den Dickdarm, wo sie als Nahrung für unsere Darmbakterien dient. Akazienfaser kann die Darmperistaltik stimulieren, das Stuhlvolumen erhöhen und die Verdauung erleichtern. Sie hilft auch, den Blutzuckerspiegel zu regulieren, und kann Herz-Kreislauf-Erkrankungen vorbeugen. Durch die Verstoffwechslung entstehen kurzkettige Fettsäuren wie Butyrat, das ebenfalls die Darmgesundheit unterstützt. Darüber hinaus kann Akazienfaser dabei helfen, den Blutzuckerspiegel zu regulieren, indem sie die Kalorienaufnahme drosselt und die Aufnahme von Zucker im Darm verlangsamt.

So kannst du Akazienfaser in deine Ernährung integrieren:

- Akazienfaser kann in Wasser oder anderen Flüssigkeiten aufgelöst werden. Rühre einfach einen Teelöffel Akazienfaser in ein Glas Wasser oder Saft ein und trinke es.
- Du kannst Akazienfaser auch über Joghurt, Müsli oder Salate streuen, um deine Ballaststoffaufnahme zu erhöhen, da sie neutral im Geschmack ist.

Guarkernmehl, hergestellt aus den Samen der Guarbohne, ist ein gut erforschtes Präbiotikum. Guarkernmehl ist wasserlöslich und kann sowohl bei Verstopfung als auch bei Durchfall helfen. Es fördert das Wachstum von nützlichen Bakterien im Darm und trägt zur Produktion von kurzkettigen Fettsäuren bei. Für den Einsatz als Präbiotikum ist das Guarkernmehl einer der am besten erforschten Ballaststoffe. Vor seiner

Verwendung durchläuft das Mehl einen speziellen Verarbeitungsprozess, in dem Enzyme beigemischt werden. Durch diese sogenannte Teilhydrolyse wird das Guarkernmehl für die Bakterien im Darm verwertbar. Das Präbiotikum zeichnet sich außerdem durch eine besonders gute Verträglichkeit aus. Guarkernmehl kann aufgrund seiner Wasserlöslichkeit und seines nicht gelierenden Verhaltens bei der Behandlung des Reizdarmsyndroms helfen, da es dem Stuhlvolumen hinzufügt, was die Heilung fördert, und die Stuhlfrequenz verbessert.

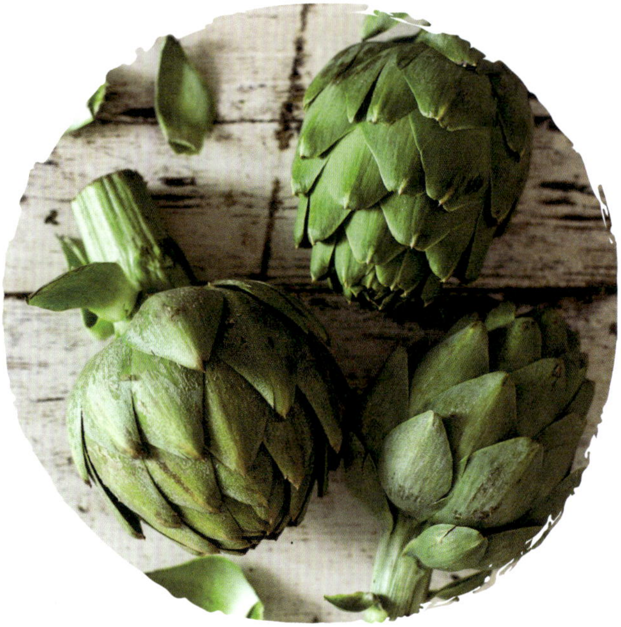

So kannst du Guarkernmehl in deine Ernährung integrieren:

- Guarkernmehl kann als Verdickungsmittel in Suppen, Soßen und Smoothies verwendet werden. Füge einfach einen Teelöffel Guarkernmehl hinzu und rühre gut um.
- Du kannst Guarkernmehl auch in Backwaren wie Brot, Kuchen oder Keksen verwenden, um die Textur zu verbessern und die Ballaststoffaufnahme zu erhöhen.

Flohsamen stammen von den Samenschalen der indischen Flohsamenpflanze (Plantago ovata), erinnern mit ihrem Aussehen an winzige Flöhe und enthalten eine hohe Menge an Ballaststoffen. Sie enthalten sowohl lösliche als auch unlösliche Ballaststoffe, aber ihr Hauptbestandteil sind lösliche Ballaststoffe. Wenn Flohsamen mit Wasser in Kontakt kommen, bilden sie eine gelartige Substanz, was auf ihren hohen Gehalt an löslichen Ballaststoffen zurückzuführen ist. Diese Eigenschaft macht sie besonders nützlich bei der Regulation des Stuhlgangs und der Förderung der Darmgesundheit. So können sie dazu beitragen, Verstopfung zu lindern und die allgemeine Darmgesundheit zu unterstützen. Flohsamen sind auch eine hervorragende Quelle für Präbiotika, da sie den nützlichen Bakterien im Darm als Nahrung dienen und ihr Wachstum fördern.

So kannst du Flohsamen in deine Ernährung integrieren:

- Flohsamen können einfach mit Wasser eingenommen werden. Vermische dazu einen Esslöffel Flohsamen mit einem Glas Wasser und trinke es sofort, bevor es zu einer gelartigen Substanz wird.

- Du kannst Flohsamen auch in Smoothies oder in dein Porridge mischen, um zusätzliche Ballaststoffe zu erhalten.
- Streue Flohsamen über Müsli, Joghurt oder Salate, um deine Ballaststoffaufnahme zu erhöhen.

ZUSAMMENFASSUNG: WO FINDEN WIR PRÄBIOTIKA?

- unlösliche Ballaststoffe (in Getreide, Vollkornprodukten, Pilzen und Hülsenfrüchten)
- lösliche Ballaststoffe wie Pektin, Inulin (in Obst- und Gemüsesorten)
- Akazienfaser
- Guarkernmehl
- Flohsamen
- Haferflocken
- Chicorée-Wurzel
- Artischocken
- Zwiebeln
- Knoblauch
- Lauch

WAS SIND **PRO**BIOTIKA?

Probiotika sind lebende Mikroorganismen, die uns einen gesundheitlichen Vorteil bringen, wenn sie in ausreichender Menge aufgenommen werden.
Bei Probiotika handelt es sich um bestimmte Zubereitungen wie Arzneimittel, Nahrungsergänzungsmittel oder Lebensmittel, die lebensfähige Mikroorganismen wie Milchsäurebakterien (Lactobacillus) oder Bifidobakterien enthalten. Es ist wichtig, dass die Mikroorganismen resistent gegen Magen- und Gallensäure sind und lebend in unserem Dickdarm ankommen, damit sie dort eine positive Wirkung auf die Gesundheit entfalten können. Sie können den Darm dabei unterstützen, die guten Darmbakterien zu stärken und den »bösen« und unerwünschten Bakterien den Kampf anzusagen, indem sie Abwehrstoffe bilden und das Wachstum der schädlichen Bakterien hemmen.
Probiotika entfalten auch eine positive Wirkung auf unser körpereigenes Immunsystem. Sie regen nicht nur die Aktivierung wichtiger Abwehrzellen im Darm an, sie stärken außerdem die Barrierefunktion der Darmwände, die manchmal durchlässig sind – dann können unerwünschte Keime und andere schädliche Substanzen die Darmwand des Dünndarms passieren und ungehindert in den Blutkreislauf gelangen. Unser Immunsystem kann infolgedessen mit entzündlichen und allergischen Prozessen reagieren.
Probiotische Bakterien beeinflussen außerdem unsere Psyche und können bei psychischen Beschwerden wie leichten Depressionen helfen. Über unsere Darm-Hirn-Achse – eine Verbindung zwischen zentralem Nervensystem und Darm – können bestimmte Probiotika unsere Stimmung, Ängste und Wahrnehmung in eine positive Richtung steuern. Geht es dem Darm gut, gelangen die positiven Informationen über Neurotransmitter (Botenstoffe) wie Serotonin ins Gehirn und tragen zum Wohlbefinden bei.
Die Basis für eine gesunde Wirkung

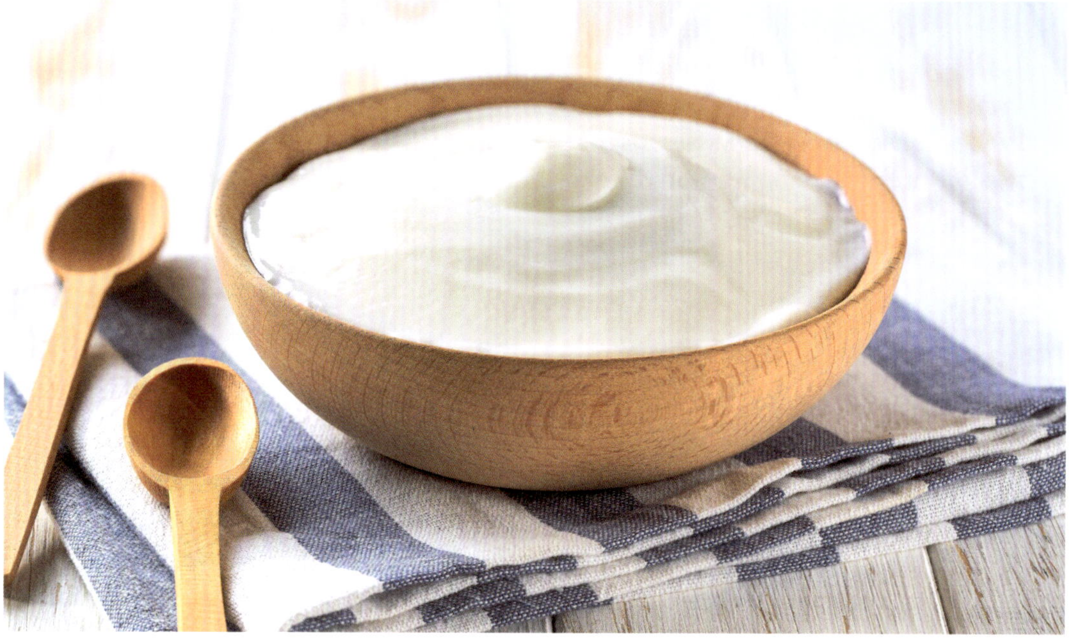

von Probiotika ist, dass sie die Magen-Darm-Passage überleben und im Dickdarm ankommen. Lebensmittel, Nahrungsergänzungsmittel oder Arzneien müssen dafür ausreichend probiotische Bakterienstämme enthalten.

**ZUSAMMENFASSUNG:
WO FINDEN WIR PROBIOTIKA?**

- Joghurt (enthält lebende Kulturen von Milchsäurebakterien wie Lactobacillus und Bifidobacterium)
- Kefir (fermentiertes Milchgetränk, das verschiedene probiotische Bakterienstämme enthält)
- Sauerkraut (fermentiertes Gemüseprodukt, das reich an probiotischen Bakterien sein kann, insbesondere, wenn es roh und unpasteurisiert ist)
- Kimchi (koreanisches fermentiertes Gemüsegericht)
- Tempeh (fermentiertes Sojaprodukt, das reich an probiotischen Bakterien ist)
- Miso (fermentierte Paste aus Sojabohnen, die ebenso probiotische Bakterien enthält)
- Kombucha (fermentiertes Teegetränk, das probiotische Bakterien und Hefen enthält)
- Sauerteigbrot (Brot, das mit Hilfe von natürlichen Sauerteigkulturen fermentiert wird)
- Probiotische Nahrungsergänzungsmittel (enthalten eine Vielzahl von probiotischen Bakterienstämmen in konzentrierter Form und werden in Kapselform eingenommen)

DARMMIKROBIOM IM WECHSEL

Etwa ab dem Alter von 40 Jahren beginnt sich der Stoffwechsel zu verlangsamen. Mit zunehmenden Jahren geschieht im Magen die Sättigung früher, auch die Fettresorption im Dünndarm ist verlangsamt und es dauert länger, bis unser Nahrungsbrei den Dickdarm passiert, wo ihm Wasser entzogen und er eingedickt wird – Verstopfung kann leichter auftreten. Auch unser Mikrobiom im Darm ist altersbedingten Veränderungen unterworfen: Inwiefern, darüber gab es in den letzten Jahren neue wissenschaftliche Erkenntnisse, die uns unser bisheriges Bild vom Altern überdenken lassen sollten.

EIN STABILES MIKROBIOM BEDEUTET »WELL AGING«: GESUNDES ALTERN

Prof. Dr. Luzia Valentini vom Institut für Diätetik in Neubrandenburg hat sich mit der Studienlage zum Altern eingehend beschäftigt: »Es wurde nachgewiesen, dass beim ›gesunden Altern‹ die Abundanz und Vielfalt des Mikrobioms weitgehend erhalten bleibt«, fasst sie die Forschungsergebnisse von 2022 zusammen. Gesunde ältere Menschen unterscheiden sich demnach in der Zusammensetzung ihrer Darmbewohner nur unwesentlich von jüngeren Menschen. »Das macht absolut Sinn«, fährt Valentini fort, »wenn man sich vor Augen führt, dass der Darm ein Organ ist, das – im Vergleich zu anderen menschlichen Organen – an sich relativ wenig altert.« Er kann daher auch im Alter zur Gänze seinen wesentlichen Funktionen für den gesamten Organismus nachkommen – solange die Darmbakterien vielfältig sind.

DARMFLORA BEEINFLUSST AUCH MUSKELMASSE

Auch bei der Gebrechlichkeit zeigen aktuelle Forschungsergebnisse einen deutlichen Zusammenhang mit der Darmflora. So konnte bei Menschen mit Sarkopenie (umgangssprachlich als »Muskelschwund« bezeichnet) eine deutliche Reduktion der Vielfalt im Mikrobiom festgestellt werden. Ein gewisses Maß an Muskelabbau im Alter ist normal beziehungsweise Teil des natürlichen Alterungsprozesses: Der Körper schüttet weniger der für den Muskelaufbau verantwortlichen Hormone aus. Durchschnittlich gehen pro Jahr ab dem 50. Geburtstag ein bis zwei Prozent der Muskelmasse verloren.

Problematisch wird es, wenn eine verminderte Proteinaufnahme dazukommt, die wiederum die Muskulatur schwächt, ein ausgeprägter Vitamin-D-Mangel oder fehlende Bewegung. Die Forschung konnte den Zusammenhang zwischen Mikrobiom und Muskelmasse auch im umgekehrten Sinn, nämlich beim Muskelaufbau, nachweisen:

So beeinflusst das Mikrobiom die Regulierung der Muskelmasse, genauer gesagt erhöht ein Stoffwechselprodukt bestimmter Darmbakterien – nämlich kurzkettige Fettsäuren – die Muskelmasse.

GEWICHTSZUNAHME DURCH MIKROBIOM

Auch ein ungünstig zusammengesetztes Mikrobiom kann Übergewicht verursachen, wie Forschungsergebnisse zeigen. Das zeigt eine Harvard-Studie, bei der das Darmmikrobiom von Zwillingspaaren untersucht wurde – ein Zwilling war schlank, der andere übergewichtig. Die übergewichtigen Teilnehmer hatten eine deutlich verringerte Vielfalt und veränderte Zusammensetzung der Darmbakterien, nämlich ein Übermaß an sogenannten Firmicutes-Bakterien und zu wenige Bacteroidetes-Bakterien. Um dem nachzugehen, wurde das Darmmikrobiom des schlanken Zwillings einer Gruppe an keimfrei aufgezogenen Mäusen transplantiert und das des übergewichtigen Zwillings einer anderen Mäusegruppe. Beide Mäusegruppen erhielten im Anschluss das exakt gleiche Futter. Die bahnbrechende Erkenntnis: Jene Mäuse, die das Mikrobiom des übergewichtigen Zwillings erhalten hatten, nahmen signifikant mehr an Gewicht zu als jene, die das Mikrobiom des schlanken Zwillings bekommen hatten.

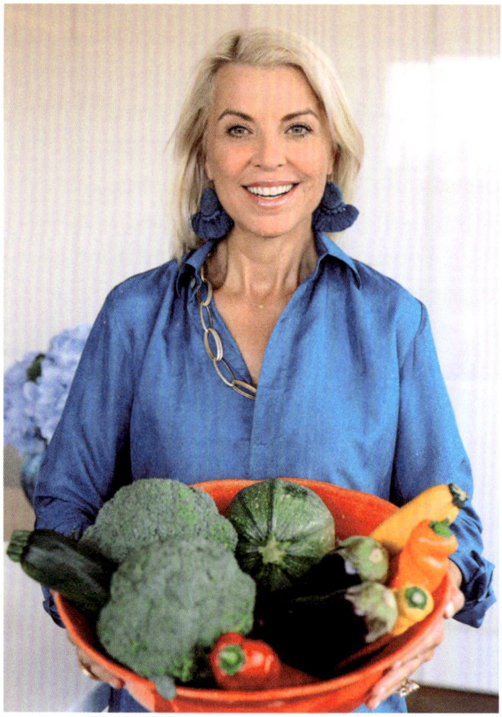

ZUSAMMENFASSUNG: WAS TUT UNSEREM DARM BESONDERS GUT?

Eine Vielzahl von Lebensmitteln kann die Darmgesundheit unterstützen, indem sie die Entwicklung einer gesunden Darmflora fördern, Entzündungen reduzieren und die Verdauung verbessern.

BALLASTSTOFFREICHE LEBENSMITTEL:
Ballaststoffe sind wichtig für die Darmgesundheit, da sie die Verdauung fördern und die Darmbewegung regulieren. Lebensmittel wie Vollkornprodukte, Hülsenfrüchte, Gemüse (insbesondere grünes Blattgemüse), Obst (besonders Beeren), Nüsse und Samen sind reich an Ballaststoffen.

PROBIOTISCHE LEBENSMITTEL:
Fermentierte Lebensmittel enthalten probiotische Bakterien, die die Darmgesundheit unterstützen, indem sie das Wachstum von nützlichen Bakterien fördern und die Verdauung verbessern. Beispiele sind Joghurt, Kefir, Sauerkraut, Kimchi, Tempeh, Miso, Kombucha, Sauerteigbrot.

PROBIOTISCHE NAHRUNGSERGÄNZUNGSMITTEL:
Nahrungsergänzungsmittel, die lebende probiotische Bakterien enthalten, können helfen, das Gleichgewicht der Darmflora wiederherzustellen oder aufrechtzuerhalten, insbesondere nach Antibiotikabehandlungen oder bei Magen-Darm-Beschwerden.

PRÄBIOTISCHE LEBENSMITTEL:
Präbiotika sind nichtverdauliche Nahrungsbestandteile, die als Nahrung für die nützlichen Bakterien im Darm dienen und das Wachstum dieser Bakterien fördern. Lebensmittel wie Vollkornprodukte, Hülsenfrüchte, Pilze, Akazienfaser, Guarkernmehl, Flohsamen, Haferflocken, Chicorée-Wurzeln, Artischocken, Zwiebeln, Knoblauch und Lauch enthalten natürliche Präbiotika.

FETTREICHE FISCHE:
Fette Fische wie Lachs, Makrele, Sardinen, Hering oder Forelle sind reich an Omega-3-Fettsäuren, die entzündungshemmende Eigenschaften haben und die Darmflora unterstützen. Sie sind außerdem eine hochwertige Proteinquelle.

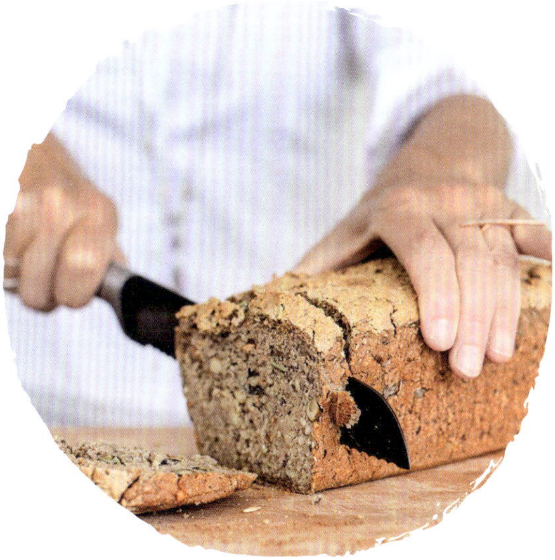

INGWER UND KURKUMA:
Ingwer und Kurkuma sind Wurzeln von Pflanzen, die als Gewürze verwendet werden. Sie sind bekannt für ihre entzündungshemmenden Eigenschaften. Sie können die Produktion von Verdauungssäften anregen, die Magenentleerung beschleunigen und Blähungen reduzieren. Beide Gewürze sind reich an Antioxidantien, die dabei helfen können, Zellschäden durch freie Radikale zu bekämpfen und die Gesundheit des Verdauungstrakts zu unterstützen. Schon einmal Ingwertee, Ingwerwasser oder Kurkuma Latte (auch Golden Milk genannt) probiert? Das Rezept findest du auf Seite 281. Ingwer eignet sich auch zum Würzen für asiatische Gerichte, und Kurkuma passt gut zu Currys.

Achte auf deine Darmgesundheit – denn: Geht es deinem Darm gut, geht es dir gut!

INTERVIEW MIT DR. KATHARINA RAAB

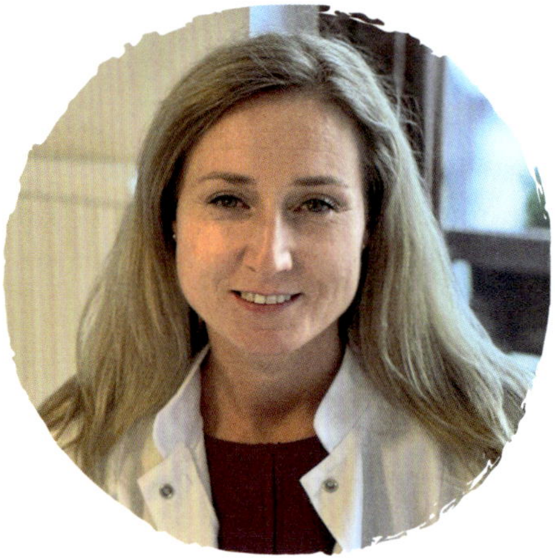

OÄ Dr. Katharina Raab
Fachärztin für Innere Medizin,
Gastroenterologie & Hepatologie
internist-raab.at

Viele Frauen klagen in den Wechseljahren vermehrt über einen Blähbauch beziehungsweise über Blähungen. Was könnte die Ursache dafür sein und was kann man dagegen tun?

Blähungen sind ein häufiges und oft unangenehmes Problem, das viele Menschen betrifft. Unabhängig davon, ob sie durch Ernährung, Stress oder gesundheitliche Probleme verursacht werden, ist es wichtig, dass man Lösungen findet. Glücklicherweise können natürliche Nahrungsergänzungsmittel, insbesondere bestimmte Heilpflanzen, eine wesentliche Rolle bei der Reduzierung von Blähungen und der Verbesserung der allgemeinen Verdauungsgesundheit spielen. Blähungen entstehen, wenn der Magen-Darm-Trakt mit Luft oder Gas gefüllt ist, was zu Unbehagen und einem Gefühl der Völle oder Enge im Bauch führt. Häufige Ursachen sind: Überessen oder zu schnelles Essen; Verzehr von gasbildenden Lebensmitteln (zum Beispiel Bohnen, Linsen, Kraut, kohlensäurehaltige Getränke); Nahrungsmittelunverträglichkeiten (zum Beispiel Laktose, Gluten), Reizdarm, hormonelle Veränderungen und ebenso Stress. Wer mit Blähungen zu kämpfen hat, muss nicht gleich zu Medikamenten greifen.

Welche natürlichen »Heilpflanzen« beziehungsweise welche Medikamente könnten hier helfen?

Natürliche Heilpflanzen bieten zum Beispiel eine sanfte Möglichkeit, Blähungen zu lindern. Fenchel wirkt krampflösend und hilft, Blähungen zu reduzieren. Fencheltee ist eine gängige Anwendung. Kümmel zum Beispiel in Form von Kümmeltee oder Kümmelöl lindert ebenfalls Verdauungsbeschwerden und reduziert die Gasbildung im Darm. Anis und Pfefferminze wirken ebenfalls entkrampfend und können Blähungen lindern, insbesondere in Teeform.
Wer unter Blähungen leidet, sollte aber auch seine Ernährungs- und Lebensgewohnheiten überdenken. Denn Ernährungs- und Lebensstiländerungen können Blähungen effektiv entgegenwirken. Langsames Essen und gründliches Kauen reduzieren das Schlucken von Luft, was Blähungen vermindert. Verzichte ebenfalls auf blähende Lebensmittel wie Hülsenfrüchte, Kohl und

kohlensäurehaltige Getränke. Regelmäßige Bewegung kann die Darmtätigkeit anregen und so Blähungen verringern. Entspannungstechniken wie Yoga oder Meditation helfen, stressbedingte Verdauungsprobleme zu lindern.
Wenn du unter Blähungen leidest, würde ich auch auf den Mangel folgender Vitamine untersuchen: Vitamin B6, Vitamin B12, Vitamin D und Vitamin C. All diese Vitamine beeinflussen die Verdauung und ein Mangel kann die Verdauung beeinträchtigen.
In einigen Fällen können Medikamente notwendig sein, um Blähungen zu behandeln. Simethicon hilft, Gasblasen im Darm zu lösen und reduziert Blähungen. Probiotika können das Gleichgewicht der Darmflora wiederherstellen und Verdauungsbeschwerden lindern. Bei starken Beschwerden können Antispasmodika, die krampflösend wirken, hilfreich sein.
Blähungen können ein lästiges Problem sein, aber mit den richtigen Heilpflanzen, Probiotika und Lebensstiländerungen kannst du eine bessere Verdauung und ein allgemeines Wohlbefinden erreichen.

Viele Frauen in den Wechseljahren leiden an einem trägen Darm. Warum ist das so? Und was kann man dagegen tun? Gibt es Hausmittel? Welche rezeptfreien Medikamente könnten helfen?

Viele Frauen leiden während der Wechseljahre unter einer erschwerten Verdauung und Verstopfung. Obwohl die genauen Ursachen noch nicht vollständig geklärt sind, gibt es verschiedene Theorien. Zu den möglichen Faktoren zählen der sinkende Östrogen- und Progesteronspiegel, verminderte körperliche Aktivität, die Einnahme bestimmter Medikamente und vor allem Stress. Die Verdauungsgewohnheiten sind aber ganz individuell und jeder empfindet Häufigkeit oder Konsistenz des Stuhlgangs anders. Dennoch gibt es einige Kriterien, die auf eine Verstopfung hinweisen können: Die Darmentleerung erfolgt seltener als dreimal pro Woche; der Stuhlgang ist mit besonderen Anstrengungen verbunden; der Stuhlgang ist hart.
Man kann einem trägen Darm aber entgegenwirken. Der erste Schritt zur Behandlung von Verstopfung ist die Änderung der Essgewohnheiten, insbesondere die Erhöhung der Ballaststoffzufuhr. Die empfohlene tägliche Ballaststoffmenge liegt bei 25–30 Gramm, wobei idealerweise lösliche und unlösliche Ballaststoffe kombiniert werden sollten. Der Verzehr von Obst, Gemüse, Vollkornprodukten und Hülsenfrüchten sollte schrittweise gesteigert werden, um Nebenwirkungen wie Blähungen und Bauchschmerzen zu vermeiden.
Es ist ebenfalls wichtig, ausreichend Wasser zu trinken und sich regelmäßig zu bewegen. Bewegung hilft nicht nur gegen Verstopfung, sondern ist auch ein exzellentes Mittel zur Stressvermeidung.
Außerdem würde ich hier Lebensmittel, die reich an Phytoöstrogenen sind – Pflanzenstoffen, die die Wirkung

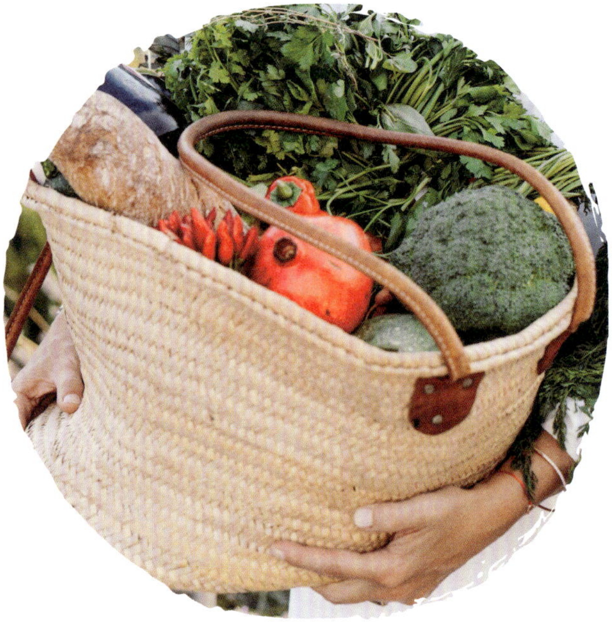

weiblicher Hormone nachahmen –, in den Speiseplan einbauen. Integriere also vermehrt Leinsamen, Kichererbsen, Linsen, Bohnen, Dille, Sellerie, Petersilie und Knoblauch in deinen Speiseplan und versuche, stopfende Lebensmittel wie Reis, Kartoffeln, Toast, Brot et cetera zu vermeiden.

WEITERE TIPPS:

- **Magnesium vor dem Schlafengehen:** kann hilfreich sein, allerdings kann es auch manchmal zu plötzlichem Durchfall führen.
- **Mineralwasser mit hohem Magnesiumgehalt:** Rogaska Donat Mg ist eine einfache Variante, die gut verträglich ist.
- **Flohsamen am Morgen:** regt die Verdauung an.
- **Lösungen bei akuten Problemen:** Bei Bedarf können Microlax-Tuben, Guttalax-Tropfen oder Caricol-Säckchen verwendet werden. Diese sollten jedoch nicht regelmäßig eingenommen werden, da sie Nebenwirkungen haben können.
- **Bittersalz/Magnesiumsulfat:** Eine gängige Dosierung liegt bei etwa 2–6 Teelöffeln (10–30 Gramm), aufgelöst in einem Glas Wasser. Bittersalz sollte auf nüchternen Magen eingenommen werden, idealerweise am Morgen oder vor dem Schlafengehen, um die besten Ergebnisse zu erzielen.

Wiederum andere Frauen klagen über Durchfall. Gibt es Hausmittel, die helfen? Die berühmten Soletti mit Cola beispielsweise? Welche rezeptfreien Medikamente gibt es, um Durchfall zu stoppen? Wie kann man Durchfall vermeiden?

Wo viele an Blähungen und trägem Darm leiden, leiden andere an Durchfall. Auch hier sind oft Schwankungen in den Hormonen Östrogen und Progesteron, die die Verdauung beeinflussen können, der Auslöser. Zum anderen nimmt der Stress in den Wechseljahren häufig zu, was zusätzlich emotional belastend ist und ebenso zu Durchfall führen kann. Wichtig bei Durchfall ist es, viel zu trinken, denn dabei verliert der Körper viel Flüssigkeit. Trinke also viel Wasser, klare Brühe oder Kräutertees, aber am besten über den Tag verteilt. Koffeinhaltige und alkoholische Getränke sollten gemieden

werden, da diese den Durchfall verschlimmern.
Im akuten Fall sollte zu schonender Kost gegriffen werden. Gut verträglich sind leicht verdauliche Lebensmittel wie Bananen, Reis, Apfelmus und Toast, die sogenannte BRAT-Diät. Bitte jedoch nicht zu »Cola und Salzstangen« greifen. Cola ist nämlich koffeinhaltig und enthält Zucker, was den Darm reizt. Blähende und stark faserige Lebensmittel, die Durchfall verschlimmern können, sollten auch gemieden werden (zum Beispiel Camembert, Gorgonzola, fettes Fleisch, Wurst, Gans, Ente, Zwiebeln, Kohl, Hülsenfrüchte, Feigen et cetera); ebenso fette und scharfe Speisen, da diese den Darm und die Verdauung weiter reizen.
Häufig sprechen meine Patientinnen gut auf Probiotika an. Diese können nämlich helfen, die Darmflora zu stabilisieren. Man kann hier zu Probiotika aus der Apotheke oder zu fermentierten Lebensmitteln greifen. Mein Tipp: Optifibre 3 × 1 Messbecher, Omnibiotic 6, Caricol als leichte Maßnahmen.
Naturheilkundliche Ansätze funktionieren auch häufig. Vor allem pflanzliche Heilmittel wie Heilpflanzen, zum Beispiel Kamille, Pfefferminze und Fenchel wirken beruhigend auf den Magen-Darm-Trakt. Diese sind als Tees oder Nahrungsergänzungsmittel erhältlich und können zu Linderung der Beschwerden beitragen.
In schweren Fällen kann man auch zur medikamentösen Therapie greifen. Hier werden Antidiarrhoika oder Hormonersatztherapie eingesetzt. Dies muss aber ausführlich mit einem Arzt, einer Ärztin des Vertrauens besprochen werden.

Ab wann wird eine Darmspiegelung zur Vorsorge von Darmkrebs empfohlen und in welchen Intervallen?

In Österreich wird eine Darmspiegelung als Hauptmethode zur Früherkennung von Darmkrebs für Personen im Alter von 45 bis 75 Jahren empfohlen, sofern keine spezifischen Risikofaktoren oder familiäre Vorbelastung vorliegen. Die Häufigkeit der Darmspiegelung hängt ebenso von den individuellen Risikofaktoren ab. Für Personen ohne erhöhtes Risiko wird in der Regel eine Untersuchung alle 10 Jahre empfohlen. Die Vorbereitung auf eine Darmspiegelung erfordert eine spezielle Diät und Reinigung des Darms. Die Darmspiegelung selbst wird in der Regel ambulant durchgeführt und erfordert eine Sedierung, um den Patienten, die Patientin während des Eingriffs zu entspannen und Schmerzen zu minimieren. Ein Endoskop wird in den Darm eingeführt, um nach Anzeichen von Krebs oder anderen Darmproblemen zu suchen.
Nach der Darmspiegelung bespricht man mit dem Arzt, der Ärztin die Ergebnisse. Wenn keine Auffälligkeiten festgestellt wurden, wird in der Regel eine erneute Untersuchung nach 10 Jahren empfohlen. Wenn Polypen gefunden wurden, können diese während der Untersuchung entfernt werden.

Vielen Dank, liebe Katharina für dieses aufschlussreiche Interview!

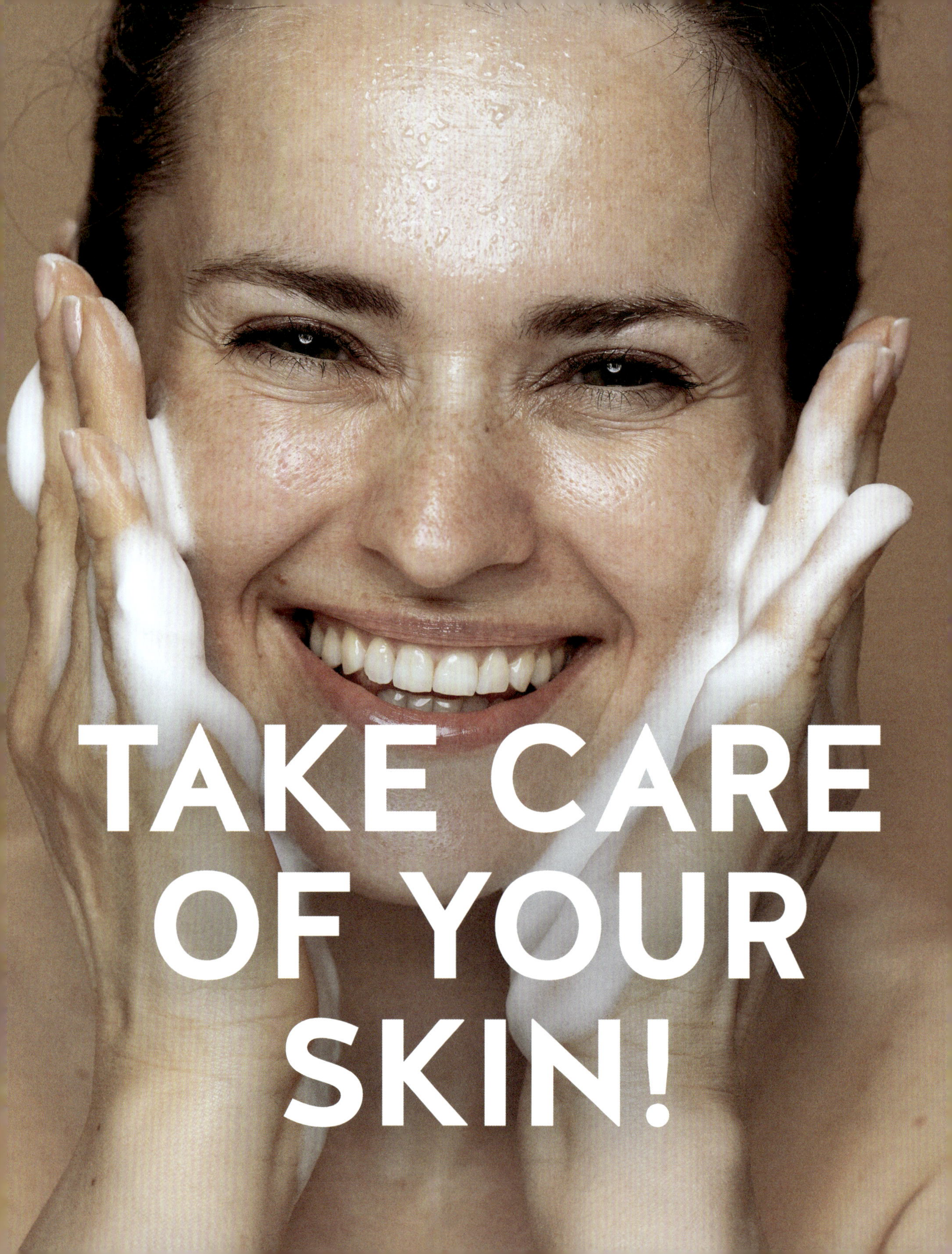
TAKE CARE
OF YOUR
SKIN!

HAUTGESUNDHEIT
BUT FIRST: SKINCARE

Mit dem sinkenden Östrogenspiegel in den Wechseljahren verändert sich auch die Haut. Diese Tricks und Tools lassen dich im Nu wieder im Team »Happy Skin« spielen. Das weiß auch Prof. Dr. Julia Valencak. Was wir tun können, um unsere Haut gesund zu erhalten und den Alterungsprozess ein kleines bisschen zu verlangsamen, erfährst du jetzt und im anschließenden Expertinnen-Interview.

WIE BEEINFLUSSEN DIE WECHSELJAHRE HAUT UND HAARE?

Die hormonellen Schwankungen während der Wechseljahre wirken sich auch auf Haut und Haare aus. Dabei spielen Hormone – insbesondere Östrogene, Progesteron, Cortisol und Testosteron – eine große Rolle für das Hautbild während und nach den Wechseljahren. Haarveränderungen wie Haarausfall oder Zunahme der Körperbehaarung an Kinn, Oberlippe oder Brust sind komplett normale Erscheinungen. Übrigens auch bereits vor den Wechseljahren. Durch die Umstellung der Hormone wirken hier die männlichen Hormone beim Rückgang von Östrogen stärker und begünstigen Haarwuchs beziehungsweise -ausfall beim Kopfhaar. Durch den Östrogenmangel kommt es zu einem Kollagen- und Elastinabbau in der Haut. Hyaluronsäure wird vermindert produziert. In der Folge wird die Haut dünner und verliert an Spannkraft, Elastizität und Feuchtigkeit. Teilweise kann es auch zu Unreinheiten oder Hyperpigmentierungen kommen. Hinzu kommen noch die in den ersten Lebensjahrzehnten akquirierten Sonnenschäden, die sich als Pigmentflecken oder als fleckige Aufhellungen zeigen.

Aber keine Sorge! Mit der richtigen medizinischen Betreuung und den richtigen Pflegeprodukten können wir vieles wie fettige, trockene, unreine, schlaffe Haut, fahlen Teint und auch Haarausfall abfedern und deutlich verbessern.

Indem wir zusätzliche Aspekte in unsere Hautpflegeroutine während der Wechseljahre integrieren, leisten wir einen wesentlichen Beitrag dazu, unsere Haut gesünder, strahlender und auch jugendlicher zu halten, was wiederum unser Wohlgefühl und unser Selbstwertgefühl steigert.

Was zusätzlich unser äußeres Erscheinungsbild beeinflusst, ist die Tatsache, wie wir leben. Stress, aber vor allem

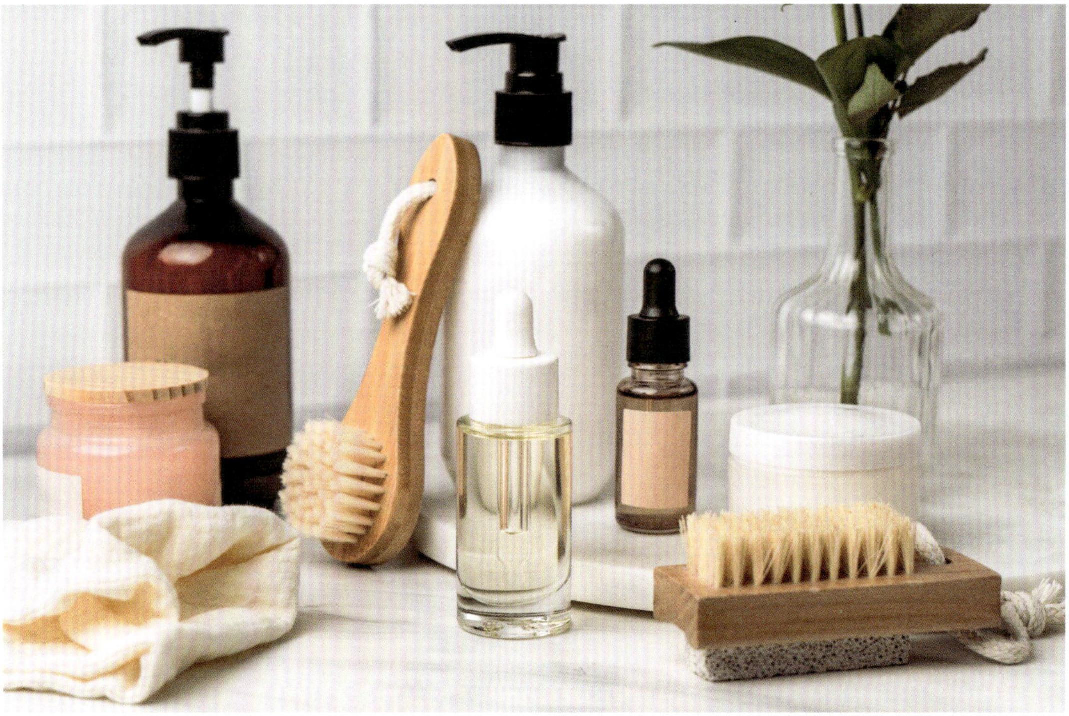

Rauchen und häufiger Alkoholkonsum sowie der Konsum von viel UVA und UVB (Sonneneinstrahlung ohne Sonnenschutz) können die Hautalterung beschleunigen und zu Hautschäden führen. Das Aufgeben des Rauchens und die Reduzierung des Alkoholkonsums können sich daher positiv auf die Hautgesundheit auswirken. Das ist eine Entscheidung, die jeder und jede von uns treffen kann.

KOLLAGEN IN ALLER MUNDE – WAS IST DARAN DRAN?

Kollagen ist ein faseriges Protein, das in verschiedenen Geweben im Körper vorkommt, darunter Haut, Knochen, Knorpel, Sehnen und Bänder. Es ist eines der wichtigsten Proteine im menschlichen Körper: Ein Drittel unserer Proteine besteht aus Kollagen. Es macht einen beträchtlichen Teil der extrazellulären Matrix aus, die den Geweben Struktur und Festigkeit verleiht. Deshalb wird Kollagen auch häufig als Strukturprotein bezeichnet. In der Haut ist Kollagen besonders wichtig, da es für ihre Festigkeit, Elastizität und Feuchtigkeitsspeicherung verantwortlich ist. Östrogen spielt eine Rolle bei der Regulierung der Kollagenproduktion. Wenn der Östrogenspiegel sinkt, kann dies zu einem Verlust von Kollagen in der Haut führen, was sich durch Symptome wie Trockenheit,

Faltenbildung, Nachlassen der Elastizität und sogar Knochenverlust manifestieren kann.
In der Perimenopause, also den ersten Jahren der Wechseljahre, verliert die weibliche Haut im Durchschnitt etwa 30 Prozent ihres Kollagens. Fehlt es der Haut an Struktur, beginnt sie zu erschlaffen, sie wird dünner und faltiger. Der Kollagenabbau ist einer der Gründe für Hautalterung – neben Rauchen, zu viel Sonnenschein, zu wenig Schlaf, zu viel Zucker und schnellen Kohlenhydraten.
Deshalb ist es während der Wechseljahre – besser aber noch viel früher – wichtig, Maßnahmen zu ergreifen, um die Gesundheit der Haut und des Bindegewebes zu unterstützen. Einige Frauen entscheiden sich für die Einnahme von Kollagenpräparaten, um den Kollagenverlust auszugleichen und so eventuell die Hautstruktur zu verbessern. Diese Präparate können aus tierischen Quellen wie Rindern oder Fischen gewonnen werden und sind oft als Pulver oder Kapseln erhältlich. Die Einnahme von Kollagenpräparaten soll die Hautfeuchtigkeit erhöhen, die Hautelastizität verbessern und die Bildung von Falten reduzieren. Große evidenzbasierte Studien dazu sind noch nicht publiziert, aber einige Daten in Tiermodellen und kleineren Kohortenanalysen deuten auf einen positiven Anti-Aging-Effekt hin. Einige Studien haben auch gezeigt, dass Kollagenpräparate die Knochendichte erhöhen und die Gesundheit von Nägeln und Haaren verbessern können.

SONNENSCHUTZ 365 TAGE IM JAHR?

Sollen wir wirklich 365 Tage im Jahr eine Sonnenschutzcreme mit hohem Lichtschutzfaktor (LSF 50) für Gesicht, Hals, Dekolleté und Hände verwenden? Auch im Winter und nicht erst in den Wechseljahren, sondern schon in jungen Jahren? Die Antwort lautet eindeutig: Ja!

Warum eigentlich?

- → UV-Strahlen der Sonne sind eine der Hauptursachen für vorzeitige Hautalterung, einschließlich Faltenbildung, feinen Linien, Pigmentierung und Elastizitätsverlust. Ein hochwertiger Sonnenschutz schützt die Haut vor diesen Schäden und trägt dazu bei, das Erscheinungsbild von Alterungszeichen zu reduzieren.
- → Prävention von Hautkrebs: Eine regelmäßige Verwendung von Sonnenschutzmittel mit hohem Lichtschutzfaktor hilft, das Risiko von Hautkrebs zu reduzieren, der durch übermäßige und vor allem jahrzehntelange Sonnenexposition verursacht werden kann. Dies ist besonders wichtig, da das Hautkrebsrisiko mit dem Alter steigt.
- → Während der Wechseljahre, wenn der Östrogenspiegel immer mehr abnimmt, kommt es zu einer Verringerung der natürlichen Schutzmechanismen der Haut gegen schädliche UV-Strahlen. Eine konsequente Anwendung von Sonnenschutzmittel trägt dazu bei, die Haut vor den negativen Auswirkungen dieser Veränderungen zu schützen.

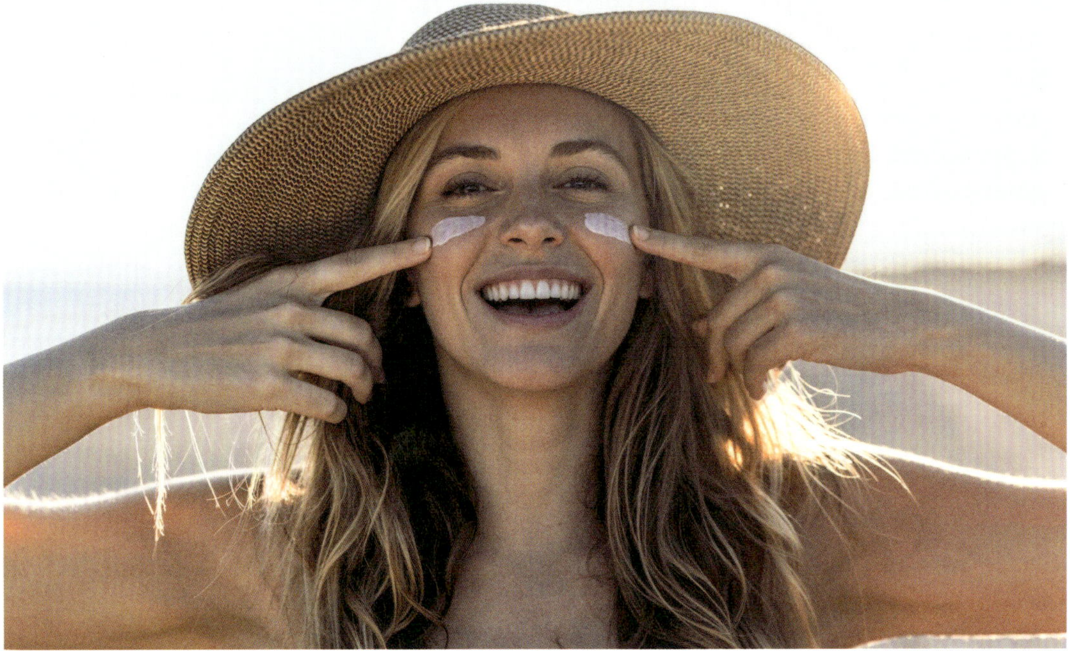

- Schutz vor Hyperpigmentierung: Frauen in den Wechseljahren können aufgrund hormoneller Veränderungen anfälliger für Hyperpigmentierung sein, wie beispielsweise Altersflecken. Ein guter Sonnenschutz hilft, diese Formen der Hyperpigmentierung zu verhindern oder zu minimieren.
- Schutz vor weiteren Schäden: Neben den sichtbaren Zeichen der Hautalterung können UV-Strahlen auch zu unsichtbaren Schäden führen, die das Risiko für Hautkrebs erhöhen und das allgemeine Hautbild beeinträchtigen können. Ein täglicher Sonnenschutz schützt die Haut langfristig vor diesen Schäden.

Es ist wichtig, eine Sonnenschutzcreme mit einem breiten Spektrum an UV-Schutz zu wählen, die vor UVA- und UVB-Strahlen schützt. Ein LSF von mindestens 30 in den Wintermonaten wird empfohlen, aber während der anderen Monate, bei intensiveren Sonnenstunden oder bei längerer Sonnenexposition ist ein höherer LSF 50 sinnvoll. Die Sonnenschutzcreme sollte das ganze Jahr über, auch an bewölkten Tagen, angewendet werden, da UV-Strahlen auch bei bedecktem Himmel die Haut erreichen.

Was wir noch alles in den Wechseljahren beachten müssen, wird uns die Dermatologin Prof. Dr. Julia Valencak im Expertinnen-Interview beantworten.

INTERVIEW MIT PROF. DR. JULIA VALENCAK

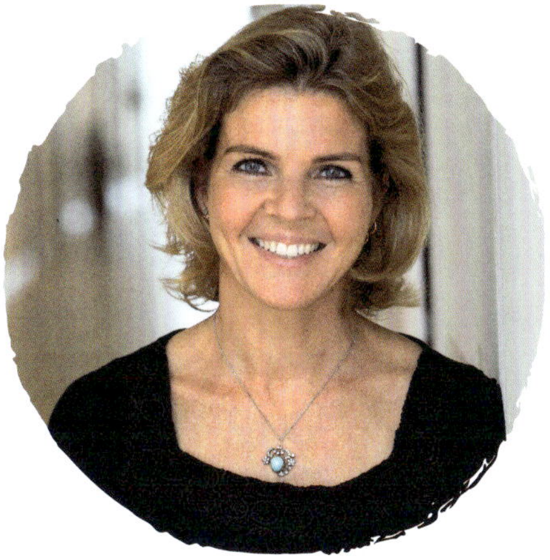

Assoc. Prof. Priv.-Doz. Dr. Julia Valencak
Fachärztin für Dermatologie & Venerologie;
diehautdoktorin.com

Fragen aus der *easy eating*-Community an Frau Prof. Dr. Julia Valencak:

Was möchtest du, liebe Julia, den Frauen vor, in und nach den Wechseljahren (Postmenopause) sagen?
Das Wichtigste ist, »sich in seiner Haut wohlzufühlen«. Die Haut ist nicht nur unser größtes Organ, sondern sie stellt auch unsere Verbindung zur Außenwelt dar. Sie prägt unsere Eigen- wie auch die Fremdwahrnehmung. Probleme mit der Haut sind damit weit mehr als Hautprobleme. Sie sind mit zentralen medizinischen wie persönlichen Problemen verbunden. Somit ist es ganz natürlich, dass sich Frauen insbesondere ab 40 Fragen zu ihrer Haut stellen. Doch nicht jede Sorge ist berechtigt.

Worauf sollten wir Frauen achten?
Auf mögliche negative Veränderungen, die man medizinisch oder auch ganzheitlich gut behandeln und verbessern kann, wie zum Beispiel fleckige Sonnenschäden, Trockenheit der Haut, Venenerweiterungen, Couperose, Schwellungen des Gewebes, sogenannte störende Keratosen (auch »Alterswarze« genannt), zunehmender Haarverlust und viele weitere Veränderungen. Hier kann oft sehr gut Abhilfe geschaffen werden.

Wichtig ist aber auch: Was eine Frau selbst nicht stört und was nicht als krankhaft zu sehen ist, muss auch nicht behandelt werden.

Gibt es denn eine plötzliche Hautveränderung, die mit dem Wechsel einhergeht?
Es gibt keinen vorprogrammierten Hautschock, nein. Was aber vorkommen kann, sind plötzlich auftretende entzündliche Hauterkrankungen (im Gesicht oder auch an der Kopfhaut oder im Genitalbereich), die sowohl durch das Älterwerden, durch die hormonelle Umstellung als auch den täglichen Alltagsstress getriggert sein können. Auch diese Erkrankungen lassen sich sowohl medizinisch als auch im ganzheitlichen Kontext sehr gut behandeln.

Was verbindet Hautkrankheiten und Stressbelastung?
Wie gesagt, unsere Haut ist das größte Organ des Menschen und unsere Verbindung zur Welt. Insofern erstaunt es nicht, dass sie oft auch Spiegel unseres

Seelenzustandes ist. Ich finde es spannend, wie man an der Haut das Geist-Körper-Faszinosum studieren kann. So geht eine strukturelle Stressbelastung nicht folgenlos an unserer Haut vorbei. Quasi osmotisch durchdringt Stress uns von innen heraus, bis er an unserer Außenhülle ankommt und dort Effekte zeigt. Dies war für mich auch der Grund, mich eingehend mit achtsamkeitsbasierter Stressreduktion, auch MBSR – »Mindfulness-Based Stress Reduction« genannt, zu beschäftigen. Auch wenn wir Frauen den Stress in unserem Leben nicht immer ändern können, können wir von Profis lernen, mit dem Stress so umzugehen, dass unsere Cortisol- und Adrenalinspiegel balanciert bleiben. Dazu gibt es solide Daten auch in Bezug auf Hautgesundheit. Ich würde Frauen ab 40 raten, sich mit Meditation, Atemübungen, Achtsamkeit und Bewegung zu beschäftigen – wer in diese Dinge investiert und Know-how erwirbt, ist besser für die Sekundäreffekte des Wechsels gewappnet und tut somit auch seiner Haut etwas Gutes.

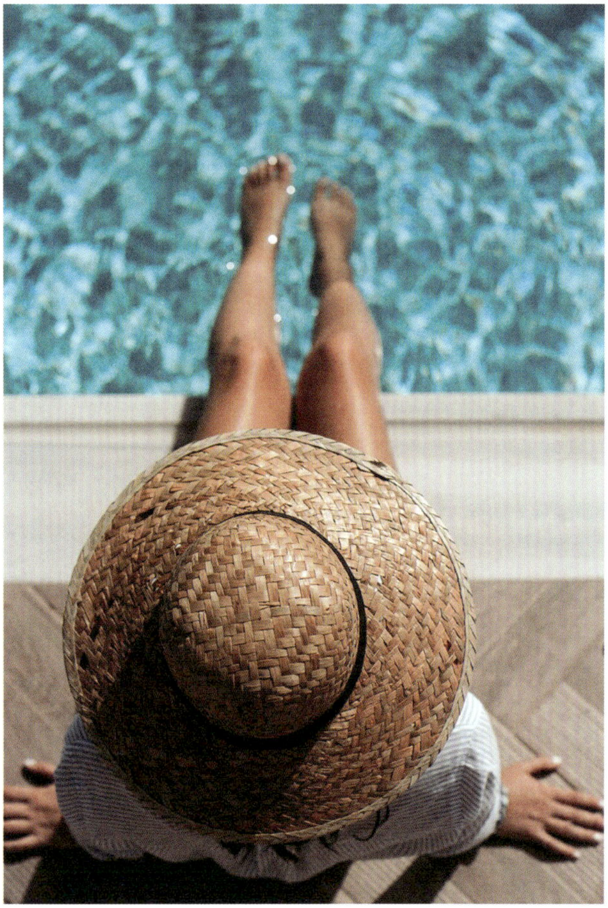

Was können wir gegen die Hautalterung tun?

Die Basis ist sicher eine gute Pflege der Haut, gemeinsam mit einem hohen Sonnenschutz und täglicher Bewegung oder Sport. Das bringt uns wieder zum soeben genannten Punkt: Es gibt zahlreiche Daten, die zeigen, wie wichtig die mentale Gesundheit beziehungsweise der Rückgang der Stresshormone in unserem Körper in Bezug auf die Hautalterung ist. Und natürlich gibt es eine ganze Reihe von Behandlungsmöglichkeiten. Ich gehe in meinem Zugang hier immer ganz individuell auf die Person und ihre Persönlichkeit ein – der individuelle Leidensdruck und Veränderungswunsch spielen eine große Rolle. Wenn eine Frau jedenfalls Veränderung will, so ist vieles möglich, ohne schwer invasive Eingriffe vornehmen zu müssen: Radiofrequenz oder Ultraschallgeräte, Needling, photodynamische Therapien, lokale Peelings oder Cremekuren zur

Beseitigung von Sonnenschäden und vieles mehr. Was ich jedenfalls ab einem gewissen Alter empfehlen würde, ist eine jährliche Hautuntersuchung. Dadurch lassen sich notwendige Behandlungen etwa wegen entzündlicher Erkrankungen oder Sonnenschäden vermeiden beziehungsweise verringern. Natürlich ist die Morgen- und Abendpflege wichtig, wobei insbesondere darauf zu achten ist, dass die Haut kein Spannungsgefühl zeigt und keine anderen Symptome wie Juckreiz oder Rötungen vorhanden sind.

Was hältst du von Kollagen, Retinol, Vitamin-C-Seren, Antioxidant-Seren?
Alle vier Behandlungsmittel zeigen laut zahlreicher Studien eine gute Wirkung – wobei diese Wirkung aber in der Haut an unterschiedlichen Ebenen ansetzt. Jemand mit hellem Hauttyp und zu viel Sonne in der Jugend wird mehr von Vitamin C und Antioxidantien profitieren, während dunklere Hauttypen zum Beispiel mit Neigung zu fettiger Haut von einem Retinol abends profitieren. Der Effekt hängt also sehr vom individuellen Fall ab.

Dürfen wir nachhelfen? Zum Beispiel mit Botox und anderen nicht operativen Behandlungen?
Wenn wir wollen, dann dürfen wir alles Mögliche – wichtig ist allerdings, dass wir nicht wollen müssen! Wir sollten uns als Frauen in unserem Schönheits- und Altersverständnis nicht von anderen Menschen, geschweige denn von sozialen und anderen Medien manipulieren lassen. In jedem Alter schön aussehen zu wollen, ohne krampfhaft dem jüngeren Ich nachzulaufen, wäre das Ideal. Und für dieses Ideal sind Botox und andere nicht operative Behandlungen hilfreiche Mittel, solange und soweit sie professionell und dezent eingesetzt werden.

Vielen Dank, liebe Julia, für dieses informative und in gleichem Maße gefühlvolle Interview!

Glow from the inside & out

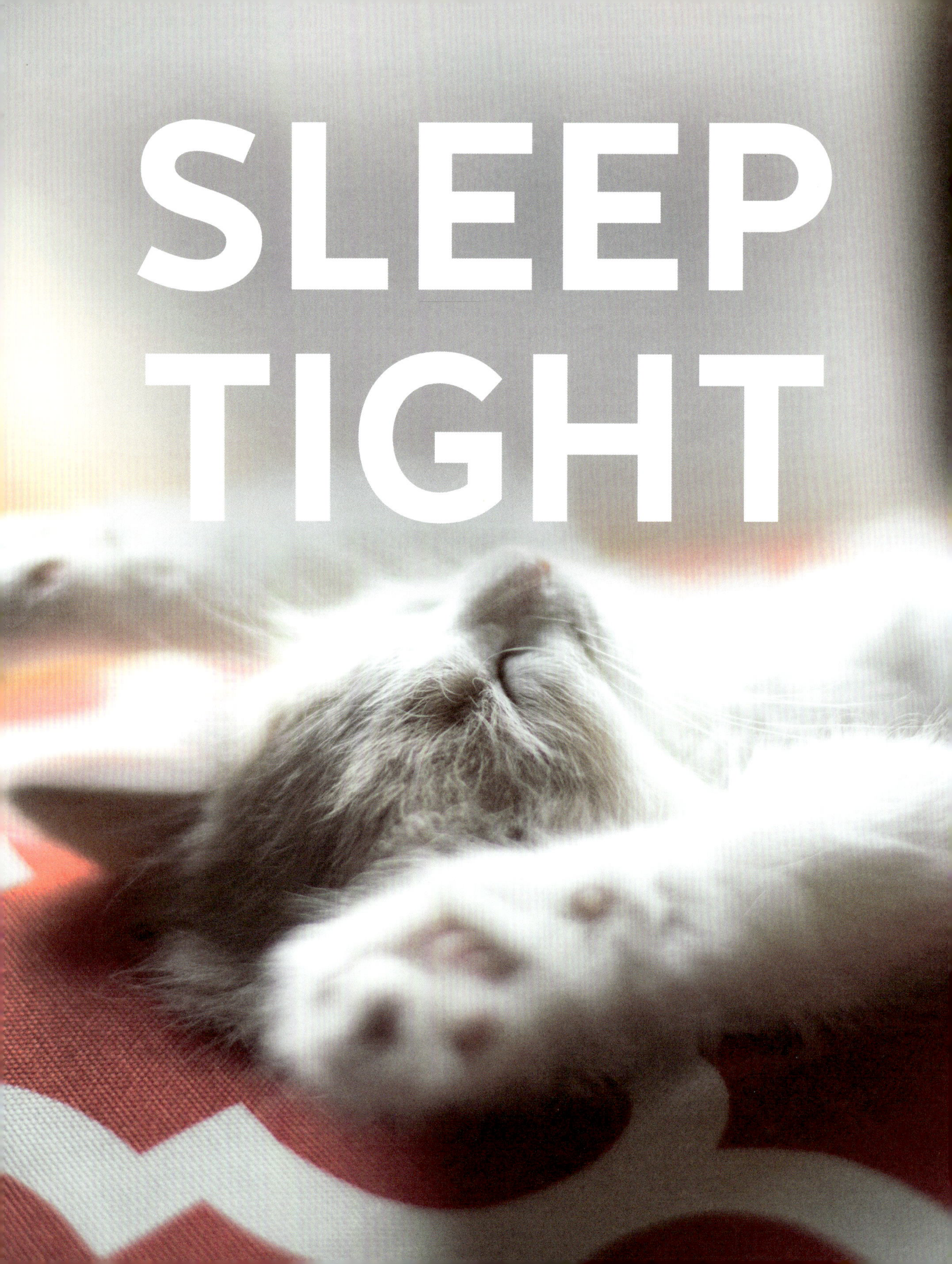
SLEEP
TIGHT

SCHLAFGESUNDHEIT
ROUTINEN FÜR WOLKE SIEBEN

Wer gut schläft, ist besser wach. Wenn es nur eine Sache gibt, die sich unmittelbar und ohne Kompromisse auf unser Wohlbefinden auswirkt, dann ist das die Qualität unseres Schlafes. Hier ein paar Anregungen dafür, wie du deine Schlafqualität verbessern kannst und dich wie auf Wolke sieben fühlen wirst.

WARUM EIN GUTER SCHLAF SO WICHTIG IST

Guter Schlaf ist für die allgemeine Gesundheit und das Wohlbefinden von entscheidender Bedeutung, besonders während der Wechseljahre. Die hormonellen Veränderungen in den Wechseljahren können auch unseren Schlaf erheblich beeinflussen – nicht nur die Dauer, sondern auch die Qualität. Schlaf beeinflusst auch die Produktion und Regulierung von Hormonen, einschließlich Melatonin und Cortisol, die eine Rolle im Schlaf-Wach-Zyklus spielen. Durch die Schwankungen von Östrogen- und Progesteronspiegel kommt es zudem häufiger zu Schlafstörungen, und diese können zu Stimmungsschwankungen, Reizbarkeit und erhöhtem Stress führen. Daher ist ein ausreichender Schlaf und auch die Schlafqualität so essenziell für unsere Gesundheit und unser Wohlbefinden, auch für Gedächtnis, Konzentration und Entscheidungsfindung. Schlafstörungen können auch zu kognitiven Beeinträchtigungen wie zum Beispiel zunehmender Vergesslichkeit oder Antriebslosigkeit führen. Guter Schlaf hingegen unterstützt die Herz-Kreislauf-Gesundheit, denn Schlafmangel ist mit einem erhöhten Risiko für Herzkrankheiten und Bluthochdruck verbunden. Schlaf hat auch einen erheblichen Einfluss auf den Stoffwechsel und den Appetit, daher führt ein Mangel sehr häufig zu einer Gewichtszunahme und insgesamt zu Schwierigkeiten beim Gewichtsmanagement. Denn ein tiefer und zusammenhängender Schlaf ist für die Stoffwechselaktivität entscheidend. Im Schlaf werden nämlich Muskeln regeneriert und Hormone ausgeschüttet, die Hunger und Sättigung regulieren. Bei Schlafstörungen wird vermehrt Ghrelin produziert, das Appetit anregt. »Schlank im Schlaf« – wäre schön, wenn das funktionierte, aber »Zunehmen durch Schlafmangel« ist leider ein Fakt.

WIE VIELE STUNDEN SCHLAF SIND GENUG?

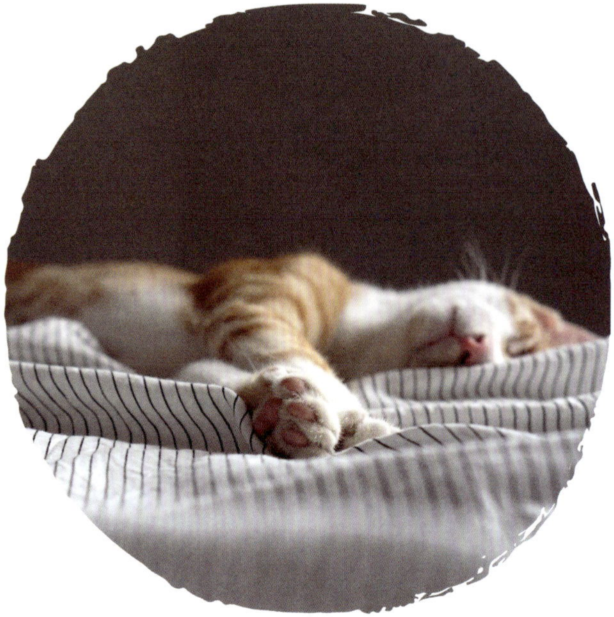

Die Wissenschaft empfiehlt, dass Erwachsene im Durchschnitt sieben bis neun Stunden Schlaf pro Nacht bekommen sollten. Am besten wären kontinuierliche acht Stunden guter Schlaf. Diese Empfehlung basiert auf umfangreichen Forschungen, die zeigen, dass dieser Bereich die beste Balance zwischen den gesundheitlichen Vorteilen von ausreichendem Schlaf und den Risiken von zu wenig oder zu viel Schlaf bietet. Zu wenig zu schlafen ist lebensverkürzend, aber ebenso zu viel zu schlafen. Daher bist du mit soliden sieben bis acht Stunden durchgehendem und störungsfreiem Schlaf bestens beraten. Schlafen kann man übrigens lernen.

WAS BRAUCHT EIN GUTER SCHLAF?

Eine schöne Schlafumgebung:
Schaffe dir ein schönes Schlafumfeld. Gestalte dir dein Schlafzimmer so, dass du dich wohl und sicher fühlst. Gute Polster und Decken sind die halbe Miete für einen guten Schlaf. Schläfst du gerne dunkel, dann sorge für Abdunkelung und auch stets für frische Luft.

Eine ruhige Schlafumgebung:
Auch wenn du vielleicht gerne, so wie ich, beim Fernsehen einschläfst, verbanne den Fernseher aus dem Schlafzimmer, ebenso wie Laptops, Smartphones, Tablets. Besonders das blaue Licht stört den Schlaf-Wach-Rhythmus. Glaube mir, ich weiß, wovon ich schreibe. Erst als ich alle elektronischen Geräte aus dem Schlafzimmer verbannt hatte, wurde es – und vor allem ich – ruhiger.

Ein regelmäßiger Schlaf-Wach-Rhythmus:
Der Körper und auch unser Gehirn liebt fixe Zeiten. Daher versuche, so oft es geht, die gleichen oder zumindest ähnliche Schlafenszeiten einzuhalten. All das reduziert Stress und fördert die Schlafqualität.

Gute Gedanken:
Niemandem ist geholfen, wenn du vor dem Einschlafen Probleme wälzt. Probleme, Sorgen, Herausforderungen gehören zum Leben dazu, aber sie gehören nicht ins Bett mitgenommen. Übe dich

in guten, schönen, leichten Gedanken vor dem Einschlafen. Denke an dein Moodboard, an deinen nächsten Urlaub, das nächste Treffen mit einem lieben Menschen, der dir viel bedeutet. Denke an etwas, worauf du dich in naher Zukunft freust. Egal woran – aber denke an etwas Schönes, Positives, und schiebe alles Negative beiseite. Sonst wird das nichts mit der Entspannung und dem guten Schlaf.

Einschlafrituale:
Es gibt einige Entspannungsrituale, die uns auf die Nachtruhe vorbereiten können, wie zum Beispiel ein warmes Bad nehmen, lesen, meditieren, eine große Tasse Abendtee genießen, leichte Yogaübungen machen, sanfte Musik oder geführte Meditationen hören. All das kann helfen, Körper und Geist zu entspannen und für einen guten, gesunden Schlaf zu sorgen.

WAS STÖRT EINEN GUTEN SCHLAF?

Kaffee, Alkohol und Stress sind die größten Übeltäter, wenn es um einen guten Schlaf geht. Ein schweres Abendessen und dann vielleicht auch noch zu späterer Stunde kann unseren Schlaf ebenfalls empfindlich stören. Auch ein abendliches, anstrengendes Sportprogramm ist nicht zu empfehlen. Alles, was das Stresshormon Adrenalin ausschütten lässt, wie körperliche Anstrengung, Stress und Angst, am besten ganz vermeiden. Ein guter Schlaf kann auch von einem Partner, einer Partnerin gestört werden. Das kommt öfter vor, als du denkst. Unterschiedliche Schlafgewohnheiten und Schnarchen sind die häufigsten Gründe dafür, warum Paare nachts oft nicht matchen. Ich kenne viele Paare, die getrennt schlafen und trotzdem eine erfüllte Liebesbeziehung miteinander pflegen. Vielleicht sogar deshalb. Man besucht sich gegenseitig im Bett des anderen, um die schönen Dinge zu teilen, vielleicht schläft man sogar miteinander ein. Aber aufwachen – das tut dann jeder in seinem Bett. Das Leben ist zu kurz, um nicht jeden Tag gut zu schlafen.

Indem man neue, gute, beruhigende Gewohnheiten etabliert und schlafstörende Faktoren minimiert, kann die Schlafqualität um vieles verbessert und ein erholsamer Schlaf gefördert werden. Probiere es aus!

NATÜRLICHE MITTEL ZUR VERBESSERUNG DES SCHLAFES

Es gibt verschiedene natürliche Mittel und Ansätze, die helfen können, besser ein- und durchzuschlafen. Diese können besonders nützlich sein, um Schlafprobleme ohne den Einsatz von Medikamenten zu lösen. Doch bevor du Nahrungsergänzungsmittel einnimmst, besprich dich unbedingt mit deinem Arzt, deiner Ärztin oder lass dich in deiner Apotheke beraten, besonders dann, wenn du

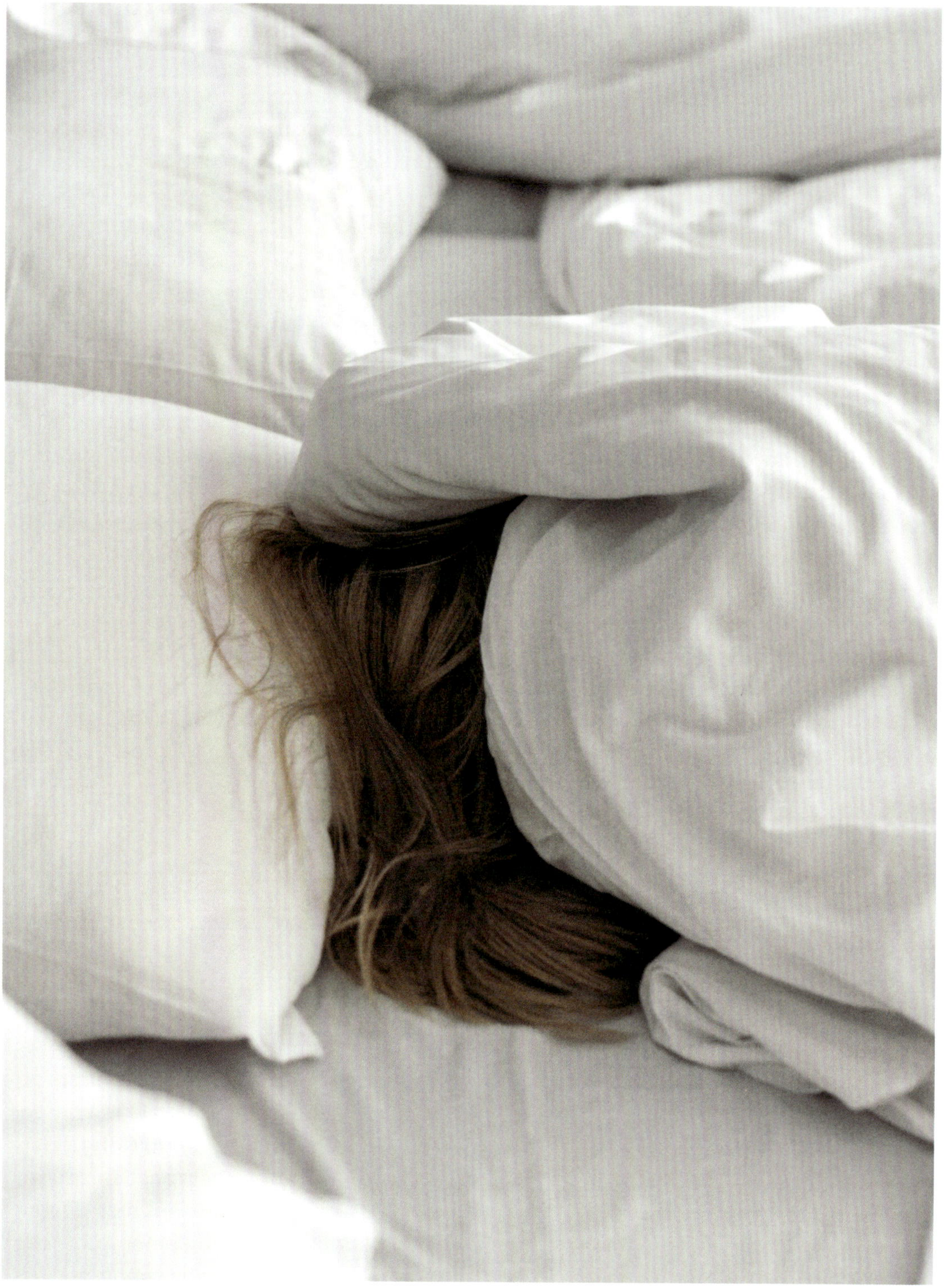

andere Medikamente einnimmst oder gesundheitliche Probleme hast. Hier eine kleine und daher nicht vollständige Aufzählung natürlicher Mitteln zur Verbesserung der Schlafqualität:

- **Melatonin:** Melatonin ist ein Hormon, das den Schlaf-Wach-Rhythmus reguliert.
- **Baldrian:** Baldrianwurzel ist ein pflanzliches Mittel, das beruhigend wirkt und bei Schlaflosigkeit helfen kann. Es ist in Form von Tee, Tabletten oder Tropfen erhältlich.
- **Kamille:** Kamillentee ist für seine beruhigenden Eigenschaften bekannt und kann helfen, vor dem Schlafengehen zu entspannen.
- **Lavendel:** Lavendelöl hat beruhigende und angstlösende Eigenschaften. Es kann in Form von ätherischem Öl im Diffuser, als Kissen- oder Raumspray oder als Badezusatz verwendet werden.
- **Passionsblume:** Die Passionsblume ist ein pflanzliches Mittel, das bei Angstzuständen und Schlaflosigkeit helfen kann. Es ist in Form von Tee, Extrakten oder Kapseln erhältlich.
- **Hopfen:** Hopfen wird traditionell zur Behandlung von Schlafstörungen verwendet und kann in Kombination mit Baldrian besonders wirksam sein.
- **Magnolienrinde:** Die Magnolienrinde wird in der traditionellen chinesischen Medizin verwendet, um Schlafstörungen und Angstzustände zu behandeln.
- **Ashwagandha:** Ashwagandha ist ein adaptogenes Kraut, das helfen kann, Stress abzubauen und die Schlafqualität zu verbessern.
- **L-Tryptophan oder 5-HTP:** Diese beiden Aminosäuren sind Vorläufer von Serotonin und Melatonin und können als Nahrungsergänzungsmittel eingenommen werden, um den Schlaf zu fördern.

EINE AFFIRMATION VON MIR FÜR DICH VON HERZEN:

Die Nacht bringt mir Ruhe und Erholung. Ich schließe meine Augen und atme tief ein, ich lasse alle Gedanken los und lasse mich von der sanften Umarmung des Schlafes tragen. Ich finde Ruhe in der Stille und bin dankbar für alles, was gut in meinem Leben ist. Ich wünsche mir einen tiefen und erholsamen Schlaf, damit ich morgen mit neuer Energie und einem leichten Herzen erwachen kann.

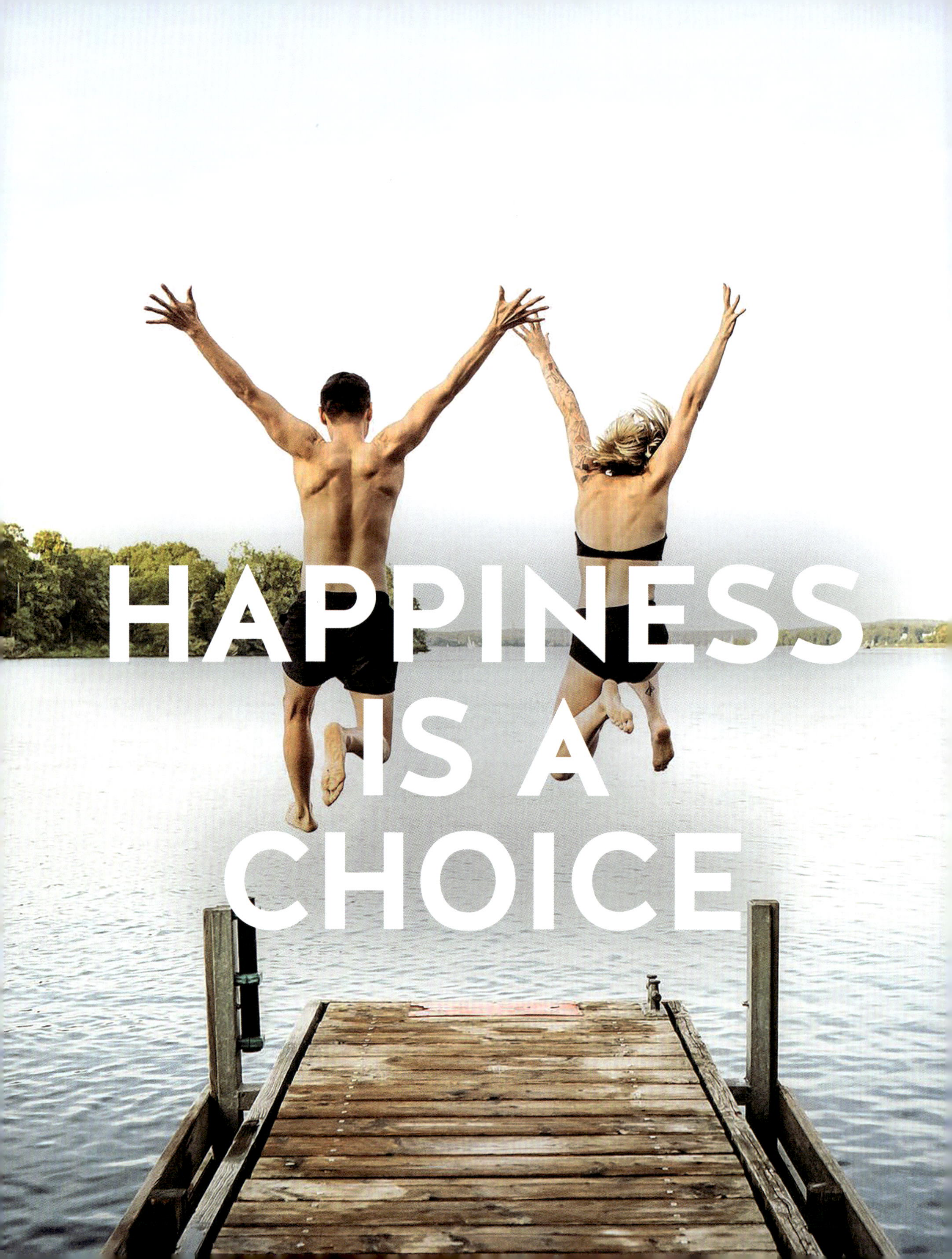
HAPPINESS
IS A
CHOICE

DINGE, DIE UNS GLÜCKLICH MACHEN

ES SIND DIE KLEINEN DINGE

Vor Jahren habe ich im österreichischen »Kurier Freizeit«-Magazin einen Artikel von Autorin Isabella Klausnitzer gelesen, der mich bis heute begleitet: eine Liste an Dingen, die glücklich machen. Für dieses Buch habe ich jene Liste mit einigen meiner Glücklichmacher ergänzt – und hoffe, sie bringt dir so viel Freude und Inspiration wie mir. Fest steht: It's the little things in life.

WAS IST GLÜCK UND WIE WIRD MAN GLÜCKLICH?

Für die Glücksforschung gibt es zwei Arten von Glück: Lebensglück und Zufallsglück. So kann man entweder Glück haben (Zufallsglück) oder Glück empfinden (Lebensglück).
Was macht alles glücklich? Allen voran die Gesundheit, gute Beziehungen mit Menschen, persönliche und wirtschaftliche Unabhängigkeit, eine befriedigende Arbeit und natürlich auch ein Körper, in dem man sich wohlfühlt. In der Neurowissenschaft sind es die Botenstoffe im Nervensystem, die für Glücksgefühle sorgen – einer davon ist Serotonin, das umgangssprachlich als »Glückshormon« bezeichnet wird. Für die Psychologen wiederum ist Glück das Empfinden absoluter Harmonie. Für viele Menschen ist Glück die Abwesenheit von Unglück. Das finde ich einen traurigen Zugang.

Für mich sind Glück und Glücklichsein eng mit Dankbarkeit verbunden. Und auch mit dem bewussten Erkennen und Fühlen von glücklichen Momenten.

GLÜCKSMOMENTE ERKENNEN

Mit großer Dankbarkeit kann ich heute von mir behaupten, dass ich ein glücklicher Mensch bin. Vor einigen Jahren bestimmten noch die verschiedensten Stressfaktoren meinen Gemütszustand, daher auch mein Leben. Die einzelnen Tage waren gekennzeichnet von einer schier nicht enden wollenden privaten und beruflichen To-do-Liste. Erschöpft ging ich jeden Abend zu Bett. Das wollte ich unbedingt ändern. Ich entschied mich, mehr von den vielen schönen Dingen zu sehen, zu fühlen und mehr Glücksmomente zu erleben. Die Aufgaben sind zwar nicht weniger geworden, aber meine Sicht darauf hat sich verändert. Ich entscheide mich jeden einzelnen Tag dafür, die schönen Dinge des Lebens zu sehen – und das ganz bewusst. Glücklichsein ist nämlich eine Entscheidung. Was zählt, sind unsere täglichen Glücksmomente, die kleinen und die großen. Ein glückliches Leben ist somit die Summe unserer Glücksmomente.

Buddha sagt: »Es gibt keinen Weg zum Glück. Glücklichsein ist der Weg.«

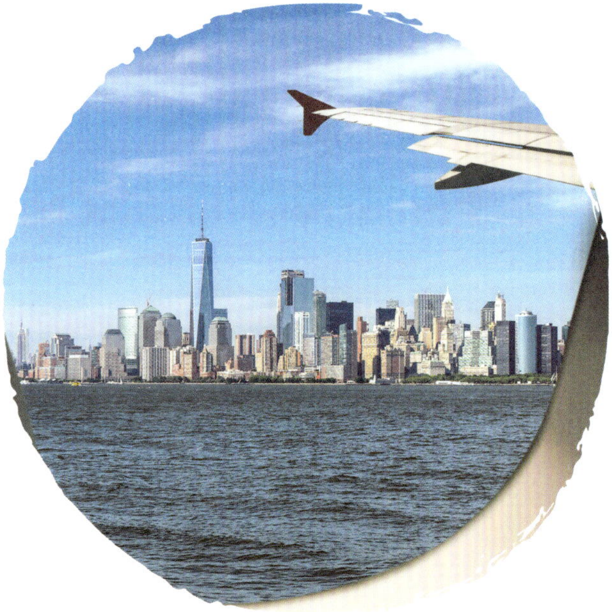

ES SIND DIE KLEINEN DINGE, DIE UNS GLÜCKLICH MACHEN!

Zum Beispiel:

- Hals über Kopf verliebt sein
- Den Satz »Ich bin verrückt nach dir« gesagt bekommen
- Zurücklächeln
- Nach einem Winterspaziergang durchfroren ein heißes Bad nehmen
- Die beste Freundin vom Flughafen abholen
- Gossip mit der besten Freundin
- Backofenfrischer Kuchen vom Blech
- Anflug auf New York (jedes Mal aufs Neue)
- Einen Berg besteigen bis zum Gipfel
- Feststellen, dass man sehr gute Freunde hat
- Der (für immer) letzte Schultag der Kinder
- In den Frühjahrsmantel vom letzten Jahr schlüpfen und plötzlich einen Fünfziger in der Tasche finden
- Eine Ayurveda-Kopfmassage bekommen
- Allein zu Hause sein und zu lauter Musik tanzen
- Frische Bettwäsche
- Wenn die neue Liebe für einen kocht
- Ein ganzes Wochenende offline gehen
- Geschenke auspacken
- Endlich einmal »Nein« sagen
- Eine Playlist mit den coolsten Songs geschenkt bekommen
- Die Frage: »Willst du mich heiraten?« gestellt bekommen
- Super Sex und dann noch mit jemandem, den man liebt
- Den Satz hören: »Ich wollte Sie immer schon kennenlernen«
- Frischer Pulverschnee
- Ein wunderbares Kompliment hören
- Ein Hund

- Auf einem Langstreckenflug upgegradet zu werden
- Die richtige Schlange zum Anstellen gewählt zu haben
- Wecker ausschalten und weiterschlafen
- Einen ganzen Samstag im Pyjama bleiben
- Fertig mit Kasten-Ausmisten
- Nach durchgearbeiteten Nächten endlich das Projekt abgeschlossen zu haben
- Wenn das Ski-Outfit auch heuer wieder passt
- Eine Jeansgröße kleiner »brauchen«
- Im Sand sitzen und aufs Meer schauen
- In einer kleinen Taverne mit Fisch und Wein den Sonnenuntergang betrachten
- Silvester ausfallen lassen
- Frische Blumen, die nach Blumen riechen
- Einfach nur zum Himmel schauen und an nichts denken
- Aufwachen, im Bett liegend auf den Bauch greifen und feststellen, dass er flacher geworden ist.
- Am Morgen den Kleiderkasten öffnen und ALLES passt
- **Und last but not least: Gutes Essen genießen – in einem Körper, den wir mögen.**

Vergiss nicht: Das Schöne ist überall. Nimm dir die Zeit und die Muße, es zu erkennen. Sei dankbar für alles, was gut in deinem Leben ist, und freue dich auf alles Schöne, das noch kommt. Du entscheidest dich täglich für deine Glücksmomente.

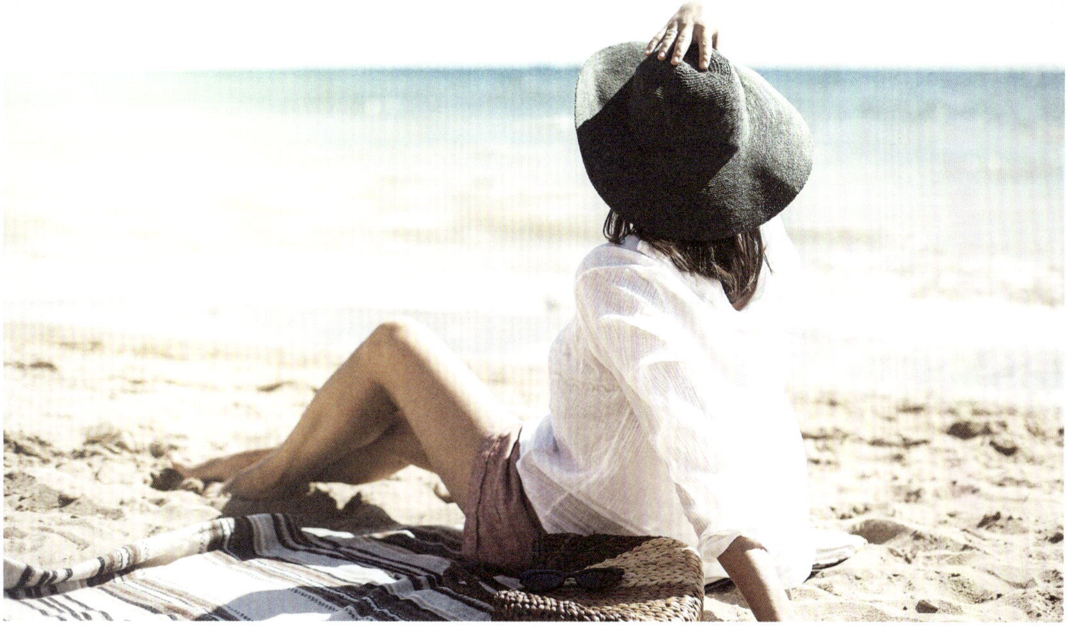

LET’S TALK ABOUT SEX

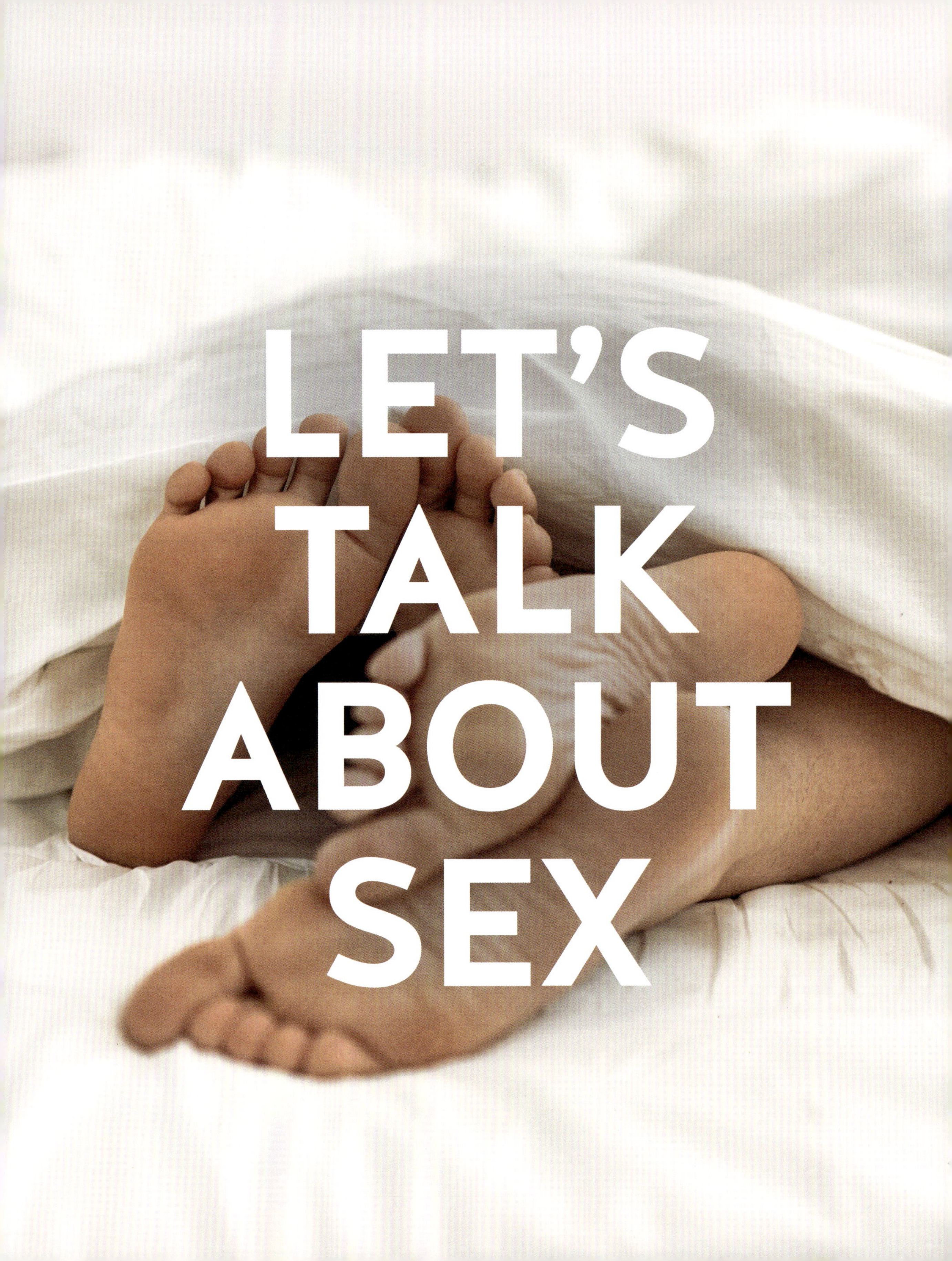

SEX IM WECHSEL
ZURÜCK ZUR LUST

Keine Lust auf körperliche Intimität – und schon gar nicht auf Sex? Dafür ist mit großer Sicherheit dein sinkender Östrogenspiegel verantwortlich. Die Sexualberaterin Nicole Siller zeigt uns im Anschluss an dieses Kapitel neue Wege zurück zur Lust. Das Wundermittel ist unerwartet simpel.

In den Generationen vor uns haben sich viele Frauen mit ihren Wechseljahren und dem damit einhergehendem Libidoverlust und der vaginalen Trockenheit von ihrer Sexualität schleichend verabschiedet. Viele Frauen vor uns haben ihre Unlust als Ende ihres Sexuallebens gesehen, als normale Entwicklung im Leben einer Frau.
Wie gut, dass dieses Thema nicht länger ein Tabuthema ist. Im Interview mit der Gynäkologin Dr. Katharina Liess (Seite 39) konnten wir erfahren, wie wir mit Libidoverlust und vaginaler Trockenheit umgehen können. In diesem Kapitel widmen wir uns der Lust, der Erotik und unserer neuen Weiblichkeit.

SEX DARF WIEDER SPASS MACHEN

Wir befinden uns schließlich im ENDLESS SUMMER, und da gibt es noch so viel Schönes und Aufregendes zu entdecken. Sexualität in den Wechseljahren ist kein Auslaufmodell, sondern eine Chance, sich selbst, seinen Partner, seine Partnerin und die eigene Sexualität neu zu erforschen, zu entdecken, sich neu auszuprobieren. Das ist doch eine Perspektive! Ich habe einmal einen ganzen Abend mit einer Sexualmedizinerin und Sexualtherapeutin verbracht. Sie erzählte mir, dass eine erfüllte Sexualität eine Entscheidung sei:

DIE ENTSCHEIDUNG

In jungen Jahren entsteht zuerst die Lust auf Sex, darauf folgt die Entscheidung »Ja, ich will« und wieder darauf folgt Sex, also der Akt selbst. Ab ca. dem 45. Lebensjahr verändert sich die Sache mit der Lust. Man kommt viel schwerer in die Lust, oft kommt sie gar nicht mehr. Das verunsichert alle Beteiligten, vor allem einen selbst.
Viele warten darauf, dass sie »in die Lust kommen«. Denn erst, nachdem sie in der Lust sind, wollen sie die Ent-

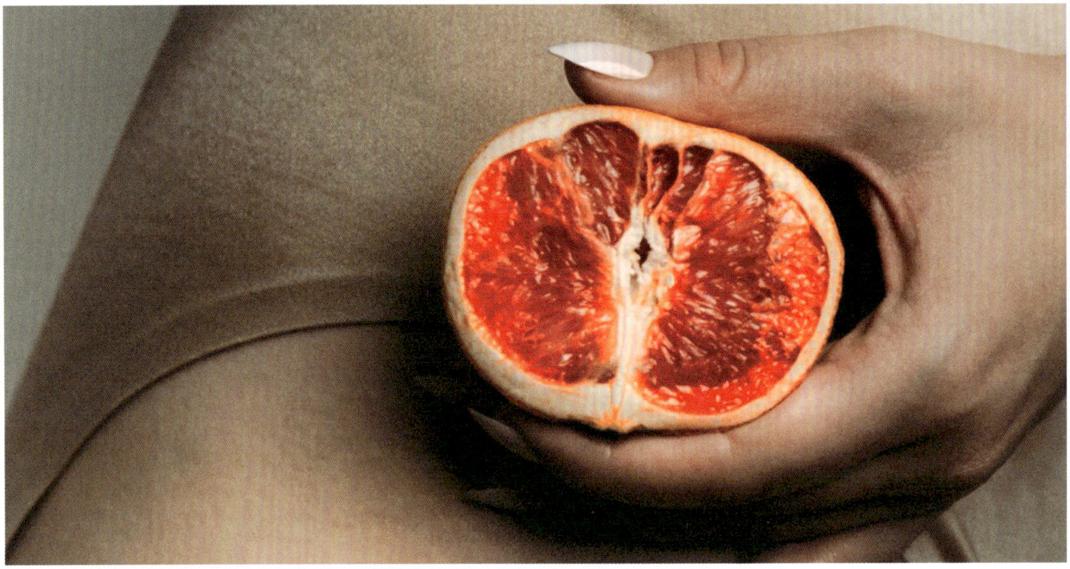

scheidung treffen, Sex zu haben. Ist man selbst schuld, wenn man nicht in die Lust kommt, oder gar der Partner, die Partnerin? Oder sind es einfach nur wieder die Hormone? Wieder andere Frauen nehmen diese Unlust zum Anlass und lassen das Thema ganz sein. Nun rät die Sexualmedizinerin zur Änderung der Reihenfolge.

DIE REIHENFOLGE MACHT DEN UNTERSCHIED

Früher, also bis ca. zum 45. Lebensjahr, war diese Reihenfolge präsent:
Lust → Entscheidung → Sex.

Jetzt, also in und nach den Wechseljahren können wir die Reihenfolge ändern, um wieder in die Lust zu kommen:
Entscheidung → Lust → Sex.

Klingt einfach, ist auch einfach. Wenn wir nämlich die Entscheidung treffen, dass wir uns heute mit unserem Partner zum Sex-Date verabreden, den dafür passenden Raum schaffen, uns die Zeit füreinander nehmen, langsam »loslegen«, dann können wir auch wieder in die Lust kommen und uns sogar freuen auf den gemeinsamen Sex. Und den wollen wir immer wieder haben. Also entspannt euch: The best is yet to come.

Für das kommende Interview zum Thema »Sexualität in den Wechseljahren« konnte ich ebenso eine tolle Frau gewinnen: Nicole Siller, Sexualberaterin, systemischer Coach, Autorin, Podcasterin.

INTERVIEW MIT NICOLE SILLER

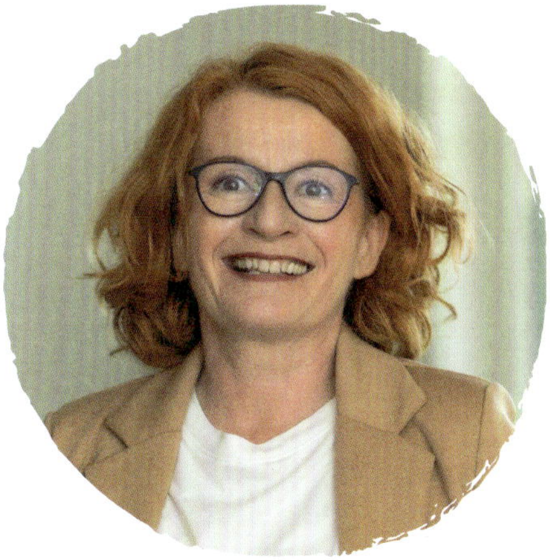

Dipl. LSB Nicole Siller
Klinische Sexologin, Sexualberaterin,
Beziehungscoach, Autorin und Podcasterin
lebendich.at

Fragen aus der *easy eating*-Community:

Ich möchte herausfinden, was ich wirklich mag in meiner Sexualität und welche Bedürfnisse ich eigentlich habe. Wie könnte das gehen?
Mit ausreichend Raum und Zeit, liebevoller Selbstwahrnehmung, Achtsamkeit, Neugierde, Mut und guter Kommunikation. Schön ist es auch, wenn ein neugieriger, liebevoller Partner mitmacht. Bei welchen Gelegenheiten kommst du gut mit deiner Erotik und deinen Sinnen in Berührung? Sind es erotische Filme, Literatur oder Musik, Tanzen, gutes Essen? Übe im ersten Schritt da, wo es leicht gelingt, den Moment mit allen Sinnen wahrzunehmen.

Bin ich noch attraktiv genug, jetzt, wo ich älter bin?
Selbstverständlich! Jeder Mensch ist attraktiv, egal in welchem Alter. Ganz wichtig ist, dass du dich selbst wohlfühlst und magst. Der erste Schritt wäre also, dich mit deinem Aussehen und deiner Ausstrahlung auseinanderzusetzen. Gefällst du dir, dann gehe raus und zeige dich. Magst du dein Aussehen gerade nicht so, dann schau, was du tun kannst, damit du dich mit dir wieder richtig wohlfühlen kannst.

Ich habe keine Lust mehr auf Sex – kann ich etwas tun, oder war's das jetzt?
Lust und Unlust gehören zusammen wie hungrig und satt. Sie sind Teil des Lebens. Manchmal haben wir einfach keine Lust, manchmal keine Lust mehr auf das, was wir schon kennen. Sexualität verändert sich ein ganzes Leben lang und ist ja viel mehr als »nur« Geschlechtsverkehr. Lass los, was war, und akzeptiere im ersten Schritt deine Unlust, dann kann die Lust wieder kommen. Was macht dir alles Freude, Lust und Begeisterung im Leben? Schaffe dir (und euch) einen lustvollen, spielerischen und sicheren Raum, in dem Freude, Erotik, Sinnlichkeit wieder wachsen können.

Meine Bedürfnisse haben sich verändert, ich möchte gerne mit meinem langjährigen Partner Neues ausprobieren – aber wie sage ich es ihm?
Viele Frauen entdecken erst durch die Menopause ihre Bedürfnisse neu.

Es darf mehr um einen selbst gehen. Ich rege an, Wünsche positiv und zukunftsorientiert zu formulieren, dazu einzuladen oder die Erfüllung eigener Bedürfnisse selbst zu initiieren.

Endlich erlaube ich mir, meine Sexualität für mich (und nicht für jemand anderen) zu leben. Aber was ist, wenn das meinen Partner verunsichert?

Reden, reden, reden. Von sich erzählen. Eine liebevolle Basis in der Beziehung ist generell wichtig, so auch für wohltuende Sexualität. Sex ist, wie das Leben selbst, ein lebendiger Prozess, der durch waches Bewusstsein für Lebensphasen und Veränderungen lebendig bleibt. Erzählt von euch, euren Wünschen, Träumen, Fantasien. Es darf probiert, verworfen, inszeniert, gelacht und genossen werden.

Ich bin Single. Kann ich mich noch jemandem Neuem zumuten – will mich überhaupt noch jemand?

Unbedingt und ja! Ich erlebe in meiner Arbeit immer wieder, wie schön neue »reifere Lieben« sind oder werden können. Da geht es nicht mehr um »Nestbau«, die Meinung der Eltern oder große Karrieren, meist weder um Finanzierung von Häusern noch darum, selbst erwachsen zu werden, sondern einfach um zwei Menschen mit ihren Geschichten, die sich miteinander ein wunderbares, liebevolles Leben machen möchten. Ein Leben in Vertrauen, Wertschätzung und mit jeder Menge Erotik.

Wir haben bereits jahrelang keinen Sex mehr. Keiner von uns beiden spricht darüber. Wie kommen wir da wieder raus?

Es ist nie zu spät für guten Sex. Ein erster wichtiger Schritt wäre es, selbst zu überlegen, was jetzt fehlt oder wieder einmal schön wäre. Beginne dann ein Gespräch in einer Situation, in der ihr euch beide besonders wohl und verbunden fühlt, erzähle von dir und deinen Gedanken, deinen Wünschen. Wenn ein entspanntes Gespräch zu zweit nicht gelingt, habe ich hierzu wertvolle Anregungen bei meinen Online-Angeboten.

Brauche ich den perfekten, schlanken Körper, um anziehend und sexy für jemanden zu sein?

Nein, sicherlich nicht. Du brauchst deinen persönlichen Wohlfühlkörper. Was brauchst du, um dich wirklich wohlzufühlen? Liebe und verwöhne, nähre und bewege deinen Körper, erkunde und genieße ihn mit allen Sinnen. Zufriedenes Selbstbewusstsein ist anziehend und sexy, macht begehrenswert.

Ein Wellness-Wochenende ist einfach, aber wie schaffe ich eine erotische Atmosphäre für mich und meinen Partner im eigenen Zuhause?

Dazu braucht es »Verabredungen« und die gemeinsame Entscheidung, sich Zeit füreinander zu nehmen. Lasst Alltagsthemen bewusst raus. Ob ihr euch gegenseitig und abwechselnd in eure erotische Bedürfniswelt einladet – einer gestaltet nach eigenen Wünschen, der andere beim nächsten Date – oder ihr gemeinsam inszeniert, ist eure Entscheidung. Wichtig: sich ganz klar zu erotischen Dates als Paar verabreden.

Ich brauche jetzt einfach mehr Zeit, um in Stimmung zu kommen, wie bekomme ich den Druck weg?
Indem du dir, ihr euch, bewusst mehr Zeit gönnt. Sprecht darüber. Das Thema Zeit ist für viele Menschen immer wieder eines. Oft hilft der Zaubersatz »Ich weiß nicht, ob ich jetzt in Stimmung kommen kann!« So kannst du dich auf einen Versuch einlassen und spielerisch herausfinden, ob dein Körper mitmachen möchte oder nicht.

Wie gehe ich damit um, dass mein Mann immer mehr vom selben will, statt auf meine Bedürfnisse einzugehen?
Da braucht es von dir im ersten Schritt klare, wertschätzende und gute Kommunikation und natürlich die Bereitschaft deines Mannes, zuzuhören und dich verstehen zu wollen. Oftmals liegt eine gewisse Unsicherheit dahinter, Gewohntes zu verändern oder aufzugeben, dem Unbekannten nicht gewachsen zu sein. Im Grunde benötigt es den Willen beider, miteinander eine für beide wohltuende Sexualität zu gestalten. Warte nicht, bis der Frust und die Abwehrmechanismen zu groß sind. Wenn du das Gefühl hast, allein oder zu zweit nicht weiterzukommen, dann suche dir Unterstützung bei einer Sexualtherapeutin, einem Sexualtherapeuten.

Endless Summer where each wave is perfect

Lustvoller Solosex – jetzt erst wirklich entdeckt –, wie kann ich das mit jemand anderem teilen?
Durch lustvollen Solosex lernen wir uns selbst besser kennen und können diese Elemente in den Partnersex miteinbeziehen. Ob wir uns gegenseitig erzählen, zeigen, wie wir berührt werden wollen, oder zusehen lassen beziehungsweise »neue« Elemente einbauen, ist Geschmackssache.

Es fällt mir so schwer, meinen Kopf abzuschalten – wie komme ich in die Lust?
Indem du Gedanken Gedanken sein lässt und deine Sinne aktivierst. Das kann mit etwas Übung ganz einfach gelingen. Schau, was du gerade Schönes siehst, was du Gutes riechen und was du hören kannst. Spüre Stoffe, Hände, Haut und Haare, schmecke bewusst Küsse. Atme und genieße, repeat.

Vielen Dank, liebe Nicole, für dieses spannende und aufschlussreiche Interview.

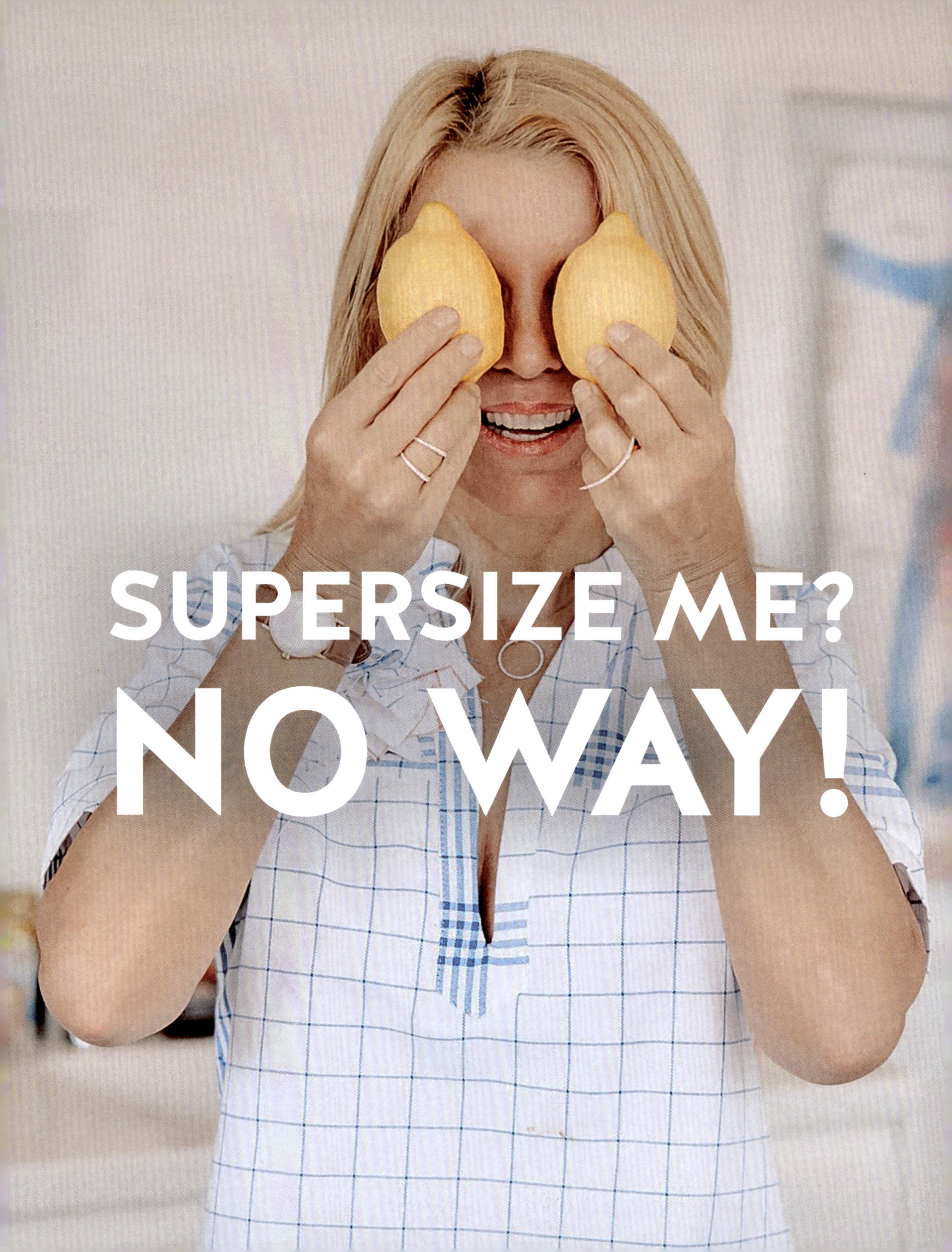

SUPERSIZE ME?
NO WAY!

WARUM NEHMEN WIR ZU?
IST DAS NUN UNSERE NEUE REALITÄT?

Sei beruhigt: Du bist nicht allein mit deinen neuen Meno-Fettpölsterchen! Im Wechsel nehmen fast 90 Prozent aller Frauen zu. Aber müssen wir uns damit abfinden? War's das jetzt mit dem Wohlfühlgewicht? Ganz sicher nicht. Ich zeige dir, wie du zurück zu deinem Wohlfühlkörper kommst. Es ist nie zu spät, sich seinen Herzenswunsch zu erfüllen. It's all about you!

WARUM NEHMEN WIR FRAUEN EIGENTLICH IN DEN WECHSELJAHREN ZU?

Bei bis zu 90 Prozent der Frauen zwischen 45 und 55 steigt mit Beginn der Wechseljahre auch der Körperfettanteil. Und warum sammeln sich die Fettpolster plötzlich vermehrt in der Körpermitte, am Bauch, Busen und sogar Rücken? Müssen wir uns damit abfinden? War's das jetzt? Ist das jetzt unsere neue Normalität, eine Konsequenz des Alterns? **Nein, keine Sorge!** Du kannst auch in deinen besten Jahren den Wohlfühlkörper haben, den du dir für dich wünschst! Aber zuerst schauen wir uns gemeinsam an, was da in unserem Körper überhaupt passiert und was es braucht, um gegensteuern zu können.

Wie wir bereits gelernt haben, ist der weibliche Körper in den Wechseljahren durch die hormonellen Verschiebungen mit einer Reihe von Veränderungen konfrontiert, darunter auch eine Zunahme des Gewichts beziehungsweise des Körperfetts, insbesondere um die Körpermitte.

Die möglichen Ursachen für die Zunahme und die Körperfettverteilung sind:

ÖSTROGENMANGEL:
Östrogen spielt eine wichtige Rolle bei der Regulation des Stoffwechsels, insbesondere in Bezug auf den Energieverbrauch und die Fettstoffwechselprozesse. Wenn der Östrogenspiegel sinkt, können verschiedene Mechanismen im Körper betroffen sein, die zu einer verminderten Fettverbrennung führen. Ein Rückgang des Östrogenspiegels kann somit den Stoffwechsel verlangsamen, was dazu führt, dass der Körper Fett weniger effizient verbrennt. Das Zunehmen wird begünstigt, das Abnehmen empfindlich gestört. Östrogen beeinflusst außerdem den Grundumsatz, also

die Menge an Energie, die der Körper in Ruhe verbrennt, um lebenswichtige Funktionen aufrechtzuerhalten. Sinkt der Grundumsatz, verbrennt der Körper weniger Kalorien, auch wenn keine körperliche Aktivität stattfindet. Östrogen beeinflusst ebenso die Größe und Anzahl der Fettzellen sowie deren Verteilung im Körper. Ein Mangel an Östrogen kann zu einer Zunahme der Fettmasse führen, insbesondere leider im Bauchbereich.

INSULINRESISTENZ:
Insulinresistenz tritt auf, wenn die Körperzellen nicht mehr so empfindlich auf Insulin reagieren wie früher, also vor unseren Vierzigern. Insulin ist ein Hormon, das vom Körper produziert wird, um Glukose aus dem Blut in die Zellen zu transportieren, wo es als Energiequelle dienen soll. Wenn die Zellen jedoch insulinresistent werden, bleibt die Glukose im Blutkreislauf, was zu einem Anstieg des Blutzuckerspiegels führt. Östrogen spielt auch eine Rolle bei der Regulierung des Blutzuckerspiegels und der Insulinempfindlichkeit. Mit dem Rückgang des Östrogenspiegels geht sehr oft eine Zunahme der Insulinresistenz einher, was bedeutet, dass der Körper nicht mehr so effektiv auf Insulin reagiert. Dies kann dazu führen, dass mehr Glukose in Fett umgewandelt und in Fettzellen gespeichert wird. Ein erhöhter Insulinspiegel kann daher das Abnehmen fast unmöglich machen und trägt zur typischen Ansammlung von Fett im Bauchraum und um unsere inneren Organe bei. Dieses als viszeral bezeichnete Fett wird als sehr ungesundes Fett eingeordnet, da es stark entzündungsfördernd ist. Entzündungen gelten als der Anfang vieler Krankheiten, insbesondere von Herz-Kreislauf-Erkrankungen und Krebs.

Mögliche Symptome sind zum Beispiel Müdigkeit und Energielosigkeit, häufiges Hungergefühl, Heißhunger und Gewichtszunahme, insbesondere im Bauchbereich. Ein Facharzt, eine Fachärztin für Endokrinologie ist hier dein Ansprechpartner, deine Ansprechpartnerin. Diese können durch Testen deines Blutes das Risiko und das Ausmaß der Insulinresistenz bewerten und gegebenenfalls behandeln. Siehe das Interview mit Prof. Dr. Florian Kiefer auf Seite 49.

CORTISOL:
Cortisol ist ein (Stress-)Hormon, das von den Nebennieren produziert wird. Es beeinflusst verschiedene Prozesse im Körper, darunter den Stoffwechsel, das Immunsystem, den Blutzuckerspiegel und den Blutdruck. Studien deuten darauf hin, dass während der Wechseljahre eine Umstellung der Hormone zu einem temporären Anstieg des Cortisolspiegels führen kann. Zusätzlich zu den hormonellen Veränderungen und der sich veränderten Lebensumstände für uns Frauen während der Wechseljahre erhöht sich sehr oft auch der Stress. Das lässt den Cortisolspiegel noch mehr ansteigen, dies kann wiederum

zu mehr Appetit führen und sogar Heißhungerattacken auslösen. Meistens gelüstet es uns dann nach besonders fettreichen und zuckerhaltigen Lebensmitteln. Im Zusammenhang mit Gewichtszunahme kann ein hoher Cortisolspiegel daher auch eine bedeutende Rolle spielen. Plötzlich schlafen wir auch schlechter und so ganz nebenbei bauen sich auch unsere Muskeln ab. Was für ein unnötiger Teufelskreis. Außerdem kann ein erhöhter Cortisolspiegel auch die Insulinresistenz erhöhen und somit die Ansammlung von Fett, insbesondere im Bereich der Taille, begünstigen. Es ist jedoch wichtig zu beachten, dass Cortisol selbst nicht zwangsläufig zur Gewichtszunahme führen muss. Die Zusammenhänge sind komplex, und verschiedene Faktoren wie Ernährung, Lebensstil, genetische Veranlagung und individuelle Reaktionen auf Stress spielen eine wichtige Rolle. Um die Auswirkungen von Cortisol auf den Körper und das Gewicht zu minimieren, ist es wichtig, Stress effektiv zu reduzieren. Das kann durch regelmäßige Bewegung, ausreichenden Schlaf, Entspannungstechniken wie Meditation, Atemübungen oder auch Yoga und einen gesunden Lebensstil erreicht werden.

Mögliche Symptome sind zum Beispiel ein erhöhter Blutzuckerspiegel, Muskel- und Knochenschwäche, Gewichtszunahme, Fettansammlung im Bauchbereich, Schlafstörungen, ein geschwächtes Immunsystem, aber auch Reizbarkeit, Angstzustände, Antriebslosigkeit, depressive Verstimmungen und verminderte Stressbewältigungsfähigkeit.

MUSKELABBAU:

Mit zunehmendem Alter verlieren wir Frauen auch an Muskelmasse, was den Stoffwechsel weiter verlangsamen lässt. Denn ein niedrigerer Muskelanteil im Verhältnis zum Fettanteil bedeutet oft einen niedrigeren Grundumsatz, was es – wie schon erwähnt – schwieriger macht, das Gewicht zu halten oder gar abzunehmen. Muskelgewebe ist metabolisch aktiver als Fettgewebe, was bedeutet, dass Muskelgewebe im Ruhezustand mehr Energie verbraucht als Fettgewebe. Daher benötigt der Körper mehr Kalorien, um Muskelmasse aufrechtzuerhalten, was zu einem höheren Grundumsatz führt. Und das wollen wir: unseren Grundumsatz erhöhen!
Mit ausreichend körperlicher Aktivität, Krafttraining und der richtigen Ernährung schaffen wir das auch!
Mögliche Symptome sind zum Beispiel eine veränderte Körperhaltung, erhöhte Anfälligkeit für Verletzungen und Stürze, geringere Belastbarkeit, weniger Ausdauer und schneller auftretende Müdigkeit.

VERLANGSAMTER STOFFWECHSEL:

Ein verlangsamter Stoffwechsel bedeutet, dass der Körper weniger Kalorien verbrennt, um seine grundlegenden Funktionen aufrechtzuerhalten. Dies wirkt sich auf den Grundumsatz aus, der die Energiemenge (Energie = Kalorien) angibt, die der Körper benötigt, um in Ruhe zu funktionieren. Sinkt also der

Grundumsatz, benötigt der Körper weniger Energie/Kalorien. Wenn wir also so essen wie bisher, werden wir leider tendenziell zunehmen. Umgekehrt: Heizen wir unserem Fettstoffwechsel mit ein paar wenigen, aber umso effektiveren Maßnahmen ein, können wir unseren Grundumsatz stetig erhöhen und wieder mehr essen, ohne dass wir zunehmen, und sogar abnehmen, wenn wir das möchten. Mögliche Symptome sind zum Beispiel Gewichtszunahme, Schwierigkeiten beim Abnehmen, Ermüdung und Energiemangel, Verstopfung und plötzliche Kälteempfindlichkeit.

Was sind nun diese Maßnahmen mit großer Wirkung?

Wir kommen immer wieder zu den gleichen Antworten:

- gesunde, ausgewogene Ernährung (adaptiert für Frauen ab 40)
- stabiler Blutzuckerspiegel (Blutzuckerspitzen vermeiden)
- Fettstoffwechsel-Booster (den Stoffwechsel ankurbeln)
- guter Schlaf (ohne Einschlaf- und/oder Durchschlafschwierigkeiten)
- regelmäßige Bewegung
- Krafttraining (ein unabdingbares Muss)
- regelmäßiges intermittierendes Fasten (in der 16:8-Variante)
- Stressmanagement (Stress muss weg)
- Entspannungstechniken (Entspannung muss her)
- Gewichtsmanagement (Gewicht und Genuss in der Balance halten)
- medizinische Abklärung/Betreuung (wann zu welchen ÄrztInnen?)

In den nächsten Kapiteln gehe ich auf jedes einzelne dieser Themen im Detail ein und zeige dir, wie du mit einigen einfachen Schritten die nötigen Maßnahmen treffen kannst, die es braucht, um deinen Wohlfühlkörper zu erreichen und zu erhalten.
Denn wir alle haben etwas gemeinsam: Wir möchten uns so richtig rundum wohlfühlen in unserem Körper und uns selbst gut gefallen. Genau darum geht es. Und nur darum! Dass wir mit uns, unserem Körper, unserem Aussehen zufrieden sind – und wie von Zauberhand ändert sich dann automatisch auch unsere Ausstrahlung.

Daher holen wir uns unser Strahlen zurück: Auf dass wir von innen und außen strahlen. Denn die beste Zeit in unserem Leben ist immer JETZT.

WIE ABNEHMEN? IT'S ALL ABOUT YOU!

Wer unzufrieden mit der Zahl auf der Waage oder dem Blick in den Spiegel ist, der nimmt sein Schicksal ab jetzt selbst in die Hand. So geht Abnehmen in den Wechseljahren – ganz easy, ohne Druck, aber mit Plan. Mit diesem Know-how findest du zurück zu dir und deinem Wohlfühl-Body.

MIT GELASSENHEIT ZU DEINEM WOHLFÜHLKÖRPER, ZU DEINEM WOHLFÜHLGEWICHT

DIE FRAGEN ALLER FRAGEN:

- Wie können wir abnehmen, ohne weniger zu essen?
- Wie bekommen wir den »Schwimmreifen« weg?
- Wie können wir einen verlangsamten Stoffwechsel ankurbeln?
- Wie unseren Grundumsatz/Leistungsumsatz erhöhen?
- Wie wieder die Kontrolle über unser Gewichtsmanagement erhalten?
- Wie das neue Wohlfühlgewicht auf Dauer erhalten?
- Und das mit Essen, das auch schmeckt?

DIE ANTWORTEN, DIE LÖSUNG:

DIE 2 GAMECHANGER

- Proteine, Proteine, Proteine (zu jeder Mahlzeit verschiedene)
- Muskelaufbau durch Krafttraining (2 × wöchentlich à 30 Minuten)

DIE 12 GOLDENEN GEBOTE

- abgestimmt auf Frauen vor, während und nach den Wechseljahren (inklusive dem perfekten Abnehmtag)

Let's go. Holen wir uns unseren Wohlfühlkörper zurück

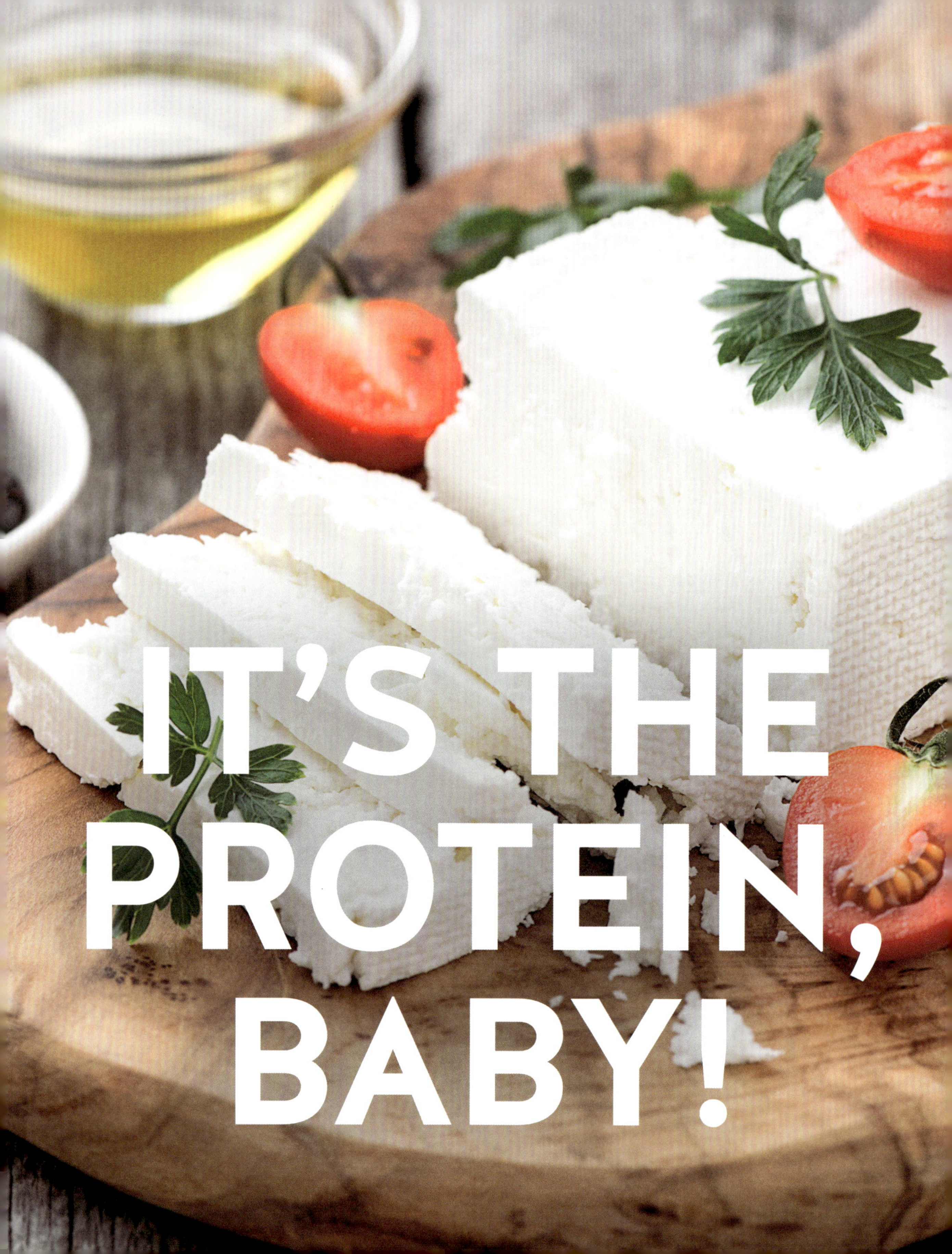

IT'S THE PROTEIN, BABY!

GAMECHANGER PROTEINE
WUNDERWAFFE EIWEISS

Proteine pushen die Fettverbrennung, füttern die Muskeln und legen den Heißhunger für viele Stunden lahm. Hol dir dein Daily Protein – und schau den Kilos beim Schmelzen zu.

WAS SIND PROTEINE?

Hast du gewusst, dass jede einzelne unserer Körperzellen aus Proteinen besteht und dass sie eine Vielzahl an Funktionen im menschlichen Körper übernehmen? Sie sind wichtige Bausteine beispielsweise von Sehnen, Knochen, Knorpeln und Muskeln. Die wissenschaftliche Bezeichnung für Eiweiß ist Protein, das bedeutet so viel wie das »Erste« oder das »Wichtigste«. Proteine bestehen aus einer Vielzahl von Aminosäuren, die wie Bausteine miteinander verbunden sind. Es gibt 21 verschiedene Arten von Aminosäuren, die in pflanzlichen und tierischen Lebensmitteln vorkommen. Ein einzelnes Protein kann aus Hunderten von Aminosäuren bestehen, und die Reihenfolge dieser Aminosäuren ist einzigartig für jedes Protein. Die Form eines Proteins, die durch die Anordnung und Anzahl der Aminosäuren bestimmt wird, ist entscheidend für seine Funktion im Körper, zum Beispiel für Muskeln, Hormone, Gewebe, Enzyme oder Abwehrproteine, die von unseren Immunzellen produziert werden.

DIE ESSENZIELLEN UND DIE NICHT-ESSENZIELLEN AMINOSÄUREN

Man teilt Aminosäuren in zwei Kategorien ein: Die essenziellen und die nicht-essenziellen Aminosäuren. Die essenziellen Aminosäuren kann der Körper nicht selbst herstellen – sie müssen daher über die Nahrung aufgenommen werden –, während nicht-essenzielle Aminosäuren vom Körper produziert werden können und daher nicht über die Nahrung aufgenommen werden müssen.

Im Laufe unseres Lebens werden diese Proteine ständig erneuert und ausgetauscht. Dieser kontinuierliche Umbau erfordert eine konstante Versorgung mit Aminosäuren. Obwohl einige Aminosäuren durch den Abbau alter Proteine wiederverwendet werden können, ist dieser Prozess nicht perfekt. Daher ist es wichtig, Proteine aus der Nahrung zu konsumieren, um den Bedarf unseres Körpers an Aminosäuren zu decken.

DER UNTERSCHIED ZWISCHEN TIERISCHEM UND PFLANZLICHEM EIWEISS

Tierische Eiweiße gelten als vollständige Proteine, da sie alle neun essenziellen Aminosäuren enthalten. Zu den tierischen Proteinquellen gehören Eier, Geflügel, Rindfleisch, Fisch und Milchprodukte. Es gibt jedoch auch einige pflanzliche Lebensmittel, die alle neun Aminosäuren enthalten, wie beispielsweise Quinoa und Sojaprodukte. Die meisten pflanzlichen Proteinquellen sind jedoch »unvollständig« und enthalten nicht alle neun essenziellen Aminosäuren. Doch durch eine abwechslungsreiche Ernährung, die verschiedene pflanzliche Lebensmittel kombiniert, kann dennoch eine ausreichende Versorgung mit allen neun Aminosäuren erreicht werden.

PROTEINE SIND MEHR ALS NUR EIWEISSLIEFERANTEN!

Pflanzliche Proteine liefern nämlich auch eine Vielzahl von Nährstoffen, Ballaststoffen und Antioxidantien, die sich positiv auf die Gesundheit auswirken können. Eine pflanzenbasierte Ernährung kann das Risiko von Herzkrankheiten, Krebs, Fettleibigkeit und Schlaganfall verringern. In Untersuchungen hat man gesehen, dass Frauen, die sich über einen längeren Zeitraum mit pflanzlichen Proteinen ernähren und dabei reichlich Vollkornprodukte, Soja und Tofu verzehren, zu früh eintretende Wechseljahre verhindern konnten. Forscher der University of Massachusetts und der Harvard T.H. Chan School of Public Health entdeckten außerdem, dass ein langfristiger hoher Verzehr von proteinreichen pflanzlichen Lebensmitteln wie Vollkornprodukten, Soja und Tofu Frauen vor einer frühen Menopause bewahren und die fruchtbare Lebenszeit verlängern kann.

EIWEISSHALTIGE LEBENSMITTEL UND IHRE AUSWIRKUNGEN AUF UNSER KLIMA UND UNSEREN PLANETEN

Neben einigen gesundheitlichen Auswirkungen haben verschiedene Lebensmittel auch unterschiedliche Umweltauswirkungen. Die Tierhaltung ist eine der Hauptursachen für Treibhausgasemissionen, wobei die Produktion tierischer

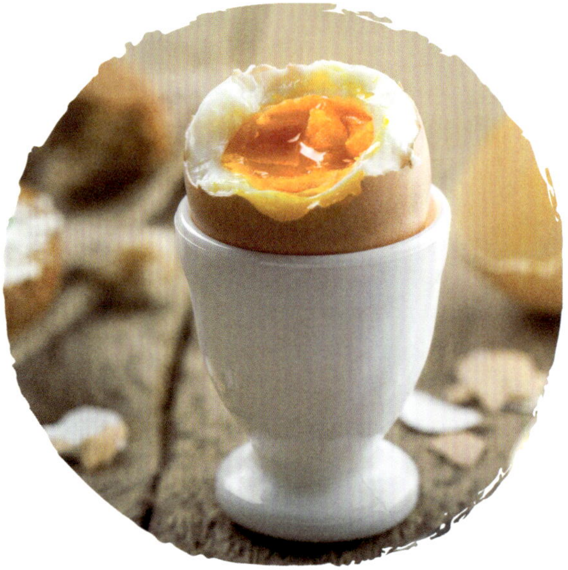

Lebensmittel im Allgemeinen höhere Emissionen verursacht als die pflanzlicher Lebensmittel. Milchprodukte und rotes Fleisch haben besonders hohe Auswirkungen auf unsere Umwelt. Zum Beispiel verursacht die Produktion eines Kilos Lammfleisch fünfmal mehr Treibhausgasemissionen als ein Kilo Hühnerfleisch und etwa dreißigmal mehr als ein Kilo Linsen. Eine Reduzierung des Konsums tierischer Produkte hat daher einen positiven Effekt auf unsere Umwelt und unser Klima.

DIE MISCHUNG MACHT'S

Tierisches und pflanzliches Protein haben jeweils ihre Vor- und Nachteile. Tierisches Protein ähnelt eher unserem körpereigenen Protein und kann daher oft besser verwertet werden. Aber manche tierischen Lebensmittel können auch gesättigte Fette und Cholesterin enthalten. Pflanzliches Protein ist normalerweise leichter und fettarmer und es enthält meist viele Ballaststoffe, die noch dazu positive Auswirkungen auf die Verdauung haben. Die biologische Wertigkeit eines Proteins gibt an, wie gut der Körper dieses Protein zur Bildung von körpereigenem Protein verwenden kann. Indem man nun verschiedene Proteinquellen in einer Mahlzeit mischt, kann man die biologische Wertigkeit insgesamt erhöhen.
Durch die Kombination von Proteinen aus verschiedenen Quellen, die sich in ihrer Aminosäurezusammensetzung ergänzen, kann man sicherstellen, dass der Körper alle benötigten Aminosäuren erhält. Dies verbessert die Effizienz der Proteinsynthese im Körper und erhöht damit die biologische Wertigkeit der Mahlzeit.
So kann das Kombinieren von Hülsenfrüchten (zum Beispiel Linsen) mit Getreide (zum Beispiel Bulgur) die biologische Wertigkeit erhöhen, da Hülsenfrüchte tendenziell niedriger in bestimmten Aminosäuren wie Methionin sind, während das Getreide reicher an diesen Aminosäuren ist. Durch die Kombination beider Quellen erhält man eine vollständige Aminosäurezusammensetzung.

AB 40 MEHR PROTEINE

Ab dem 40. Lebensjahr erlebt unser Körper verschiedene Veränderungen, auch in Bezug auf Gewicht und Fettverteilung. Wir neigen dazu, mehr Fett zu speichern und gleichzeitig Muskelmasse zu verlieren, es sei denn, wir gleichen dies mit regelmäßiger körperlicher Aktivität und einer ausgewogenen Ernährung aus, die jetzt eine höhere Proteinzufuhr beinhalten sollte. Eine ausgewogene Proteinzufuhr ist daher lebenslang wichtig. Der Körper benötigt täglich zwischen 0,8 und 1,2 Gramm Protein pro Kilogramm Körpergewicht. Besonders bei Frauen in der Postmenopause ist es entscheidend, dem Körper ausreichend Proteine zuzuführen. Der Rückgang des Östrogenspiegels führt zu einer Zunahme des

Fettgewebes und einem gleichzeitigen Rückgang der Muskelmasse. Ab dem 50. Lebensjahr nimmt der Mensch jährlich etwa zwei Prozent seiner Muskelmasse ab. Glücklicherweise lässt sich dieser Prozess stoppen: nicht nur durch regelmäßige körperliche Aktivität, insbesondere Krafttraining, sondern auch durch eine proteinreiche Ernährung.

WARUM BRAUCHEN MUSKELN PROTEINE?

Muskeln brauchen Proteine, um stark und gesund zu bleiben. Unsere Muskeln benötigen die verschiedenen Aminosäuren, um alle notwendigen Bausteine für den Muskelaufbau, die Reparatur von Gewebe nach einer Muskelbelastung und andere wichtige Funktionen zu bekommen. Zudem sättigen Proteine besser als Kohlenhydrate, was ja grundsätzlich eine gute Nachricht ist. Eine Win-win-Situation also.

Da unsere Muskelmasse in den Wechseljahren abnimmt, müssen wir mehr Muskeltraining machen, und damit die Muskeln auch aufgebaut werden, müssen wir genug Proteine zu uns nehmen. Denn neue Untersuchungen haben gezeigt, dass eine erhöhte Proteinabnahme im Körper während der Wechseljahre und danach zu einem verstärkten Verlangen nach Protein führen kann. Wenn man allerdings diesem »Verlangen« beziehungsweise diesem Bedarfshunger (oder Zellhunger) nicht nachkommt, indem man mehr proteinreiche Lebensmittel isst, kann es passieren, dass man stattdessen vermehrt zu kohlenhydratreichen Lebensmitteln greift. Das kann zu einer übermäßigen Kalorienaufnahme führen, ohne dass der Körper das bekommt, was er eigentlich gebraucht hätte.

WIE VIEL PROTEIN BENÖTIGEN WIR NUN?

Bis zu den Wechseljahren wird folgende Proteinzufuhr pro Tag empfohlen: 0,8–1,1 Gramm pro Kilogramm Körpergewicht → einer Frau mit 65 Kilo wird 52–71,5 Gramm Protein pro Tag empfohlen (je nach körperlicher Aktivität). Sobald sich die Wechseljahre ankündigen (ab 40), vor allem aber ab 50, wird eine tägliche Proteinmenge von 1,1–1,8 Gramm pro Kilogramm Körper gewicht empfohlen → eine Frau mit 65 Kilo benötigt daher 71,5–117 Gramm.

Wenn wir uns einen Mittelwert herholen, nämlich 1,4 Gramm pro Kilogramm Körpergewicht, dann braucht eine Frau ab 50 mit 65 Kilo 91 Gramm täglich. Ein guter Richtwert ist, pro Mahlzeit 20–30 Gramm Protein zu essen, damit ist unser Proteinbedarf meistens schon gedeckt.

So könnte ein **proteinreicher Tag** mit 94 Gramm Protein aussehen (zum besseren Verständnis sind nur die Proteine aus den Rezepten angeführt):

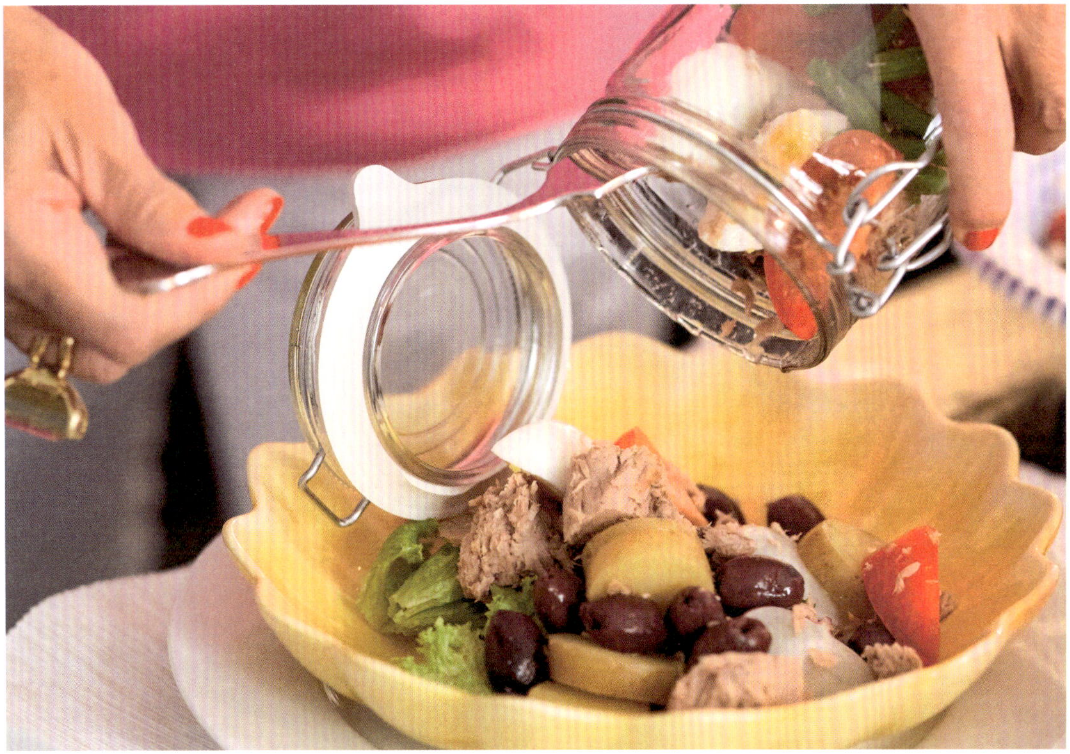

FRÜHSTÜCK → 32 G PROTEIN
Skyr-Bowl mit Früchten

200 g Skyr	22 g Protein
1 TL Erdnussmus	3 g Protein
2 EL Granola	3 g Protein
2 EL Samen und Kerne	4 g Protein
gesamt	**32 g**

MITTAGESSEN → 37 G PROTEIN
Jennifer Aniston Salad
(siehe Rezept auf Seite 200)

50 g Bulgur	6 g Protein
½ Dose Kichererbsen	8 g Protein
125 g Feta	21 g Protein
1 EL Pistazien	2 g Protein
gesamt	**37 g**

ABENDESSEN → 25 G PROTEIN
Rahmspinat mit Spiegeleiern

350 g TK-Rahmspinat	13 g Protein
2 Eier	12 g Protein
gesamt	**25 g**

An diesem Tag kommen wir also auf **insgesamt 94 Gramm Protein**. Du siehst also, dass das gar nicht so kompliziert ist, auf eine angemessene Proteinzufuhr zu kommen.
Nun folgt eine ausführliche Liste von tierischen und pflanzlichen Proteinen und den jeweiligen, durchschnittlichen Proteingehalten. Diese Liste soll kein »entweder – oder« darstellen, sondern ein buntes Miteinander.

PROTEINGEHALT PRO 100 G UND PRO PORTION:

PFLANZLICHE PROTEINQUELLEN:

veganes Proteinpulver:
80 g / 100 g   1 Portion 30 g: 24 g

Sojagranulat:
50 g / 100 g   1 Portion 30 g: 15 g

Sojaflocken:
40 g / 100 g   50 g: 20 g

Sojabohnen getrocknet:
36 g / 100 g   1 EL: 3,6 g

Lupinen:
36 g / 100 g   1 EL: 3,6 g

Kernemix:
34 g / 100 g   1 EL 3,4 g

Hanfsamen:
31 g / 100 g   1 EL: 3,1 g

rote Linsen:
26 g / 100 g   1 Portion 70 g: 18,2 g

Erdnussmus:
26 g / 100 g   1 EL: 2,6 g

Erdnüsse:
26 g / 100 g   1 EL: 2,6 g

Belugalinsen:
23 g / 100 g   1 Portion 70 g: 16,1 g

Mandelmus:
21 g / 100 g   1 EL: 2,1 g

Mandeln:
21 g / 100 g   1 EL: 2,1 g

Tahini:
21 g / 100 g   1 EL: 2,1 g

Sesamsamen:
21 g / 100 g   1 EL: 2,1 g

Sonnenblumenkerne:
21 g / 100 g   1 EL: 2,1 g

braune Tellerlinsen:
21 g / 100 g   1 Portion 70 g: 14,7 g

Pistazien:
20 g / 100 g   1 EL: 2 g

Räuchertofu:
19 g / 100 g   1 Portion ca. 125 g: 23,7 g

Tempeh:
19 g / 100 g   1 Portion ca. 125 g: 23,7 g

veganes Faschiertes:
19 g / 100 g   1 Portion ca. 200 g: 38 g

Kürbiskerne:
19 g / 100 g   1 EL: 1,9 g

Leinsamen:
18,3 g / 100 g   1 EL: 1,8 g

Cashewnüsse:
18 g / 100 g   1 EL: 1,8 g

Chiasamen:
17 g / 100 g   1 EL: 1,7 g

Naturtofu:
16 g / 100 g   1 Portion ca. 125 g: 20 g

Nussbruch:
15 g / 100 g   1 EL: 1,5 g

Haselnüsse:
15 g / 100 g   1 EL: 1,5 g

Walnüsse:
15 g / 100 g   1 EL: 1,5 g

Amaranth:
14 g / 100 g   1 Portion 70 g: 9,8 g

Kamut:
14 g / 100 g 1 Portion 70 g: 9,8 g

Quinoa:
14 g / 100 g 1 Portion 70 g: 9,8 g

Teff:
13 g / 100 g 1 Portion 70 g: 9g

Buchweizen:
13 g / 100 g 1 Portion 70 g: 9 g

Haferflocken:
13 g / 100 g 1 Portion 50 g: 6,5 g

Falafel-Mischung:
13 g / 100 g 1 Portion 150 g: 19,5 g

vegane Laibchen aus Erbsenprotein:
13 g / 100 g 1 Portion 200 g: 26 g

Bulgur:
12 g / 100 g 1 Portion 70 g: 8,4 g

Edamame (Sojabohnen):
12 g / 100 g 1 Portion 50 g: 6 g

Hirse:
11 g / 100 g 1 Portion 70 g: 7,7 g

Pekannüsse:
9 g / 100 g 1 EL: 0,9 g

Hummus:
8 g / 100 g 1 EL: 0,8 g

Kidneybohnen:
7,7 g / 100 g 1 Portion ½ Dose: 9,2 g

Dicke Bohnen:
7,6 g / 100 g 1 Portion ½ Dose: 9,2 g

Linsen aus der Dose:
7,5 g / 100 g 1 Portion ½ Dose: 9 g

Kichererbsen:
6,9 g / 100 g 1 Portion ½ Dose: 8,3 g

Weiße Bohnen:
6,6 g / 100 g 1 Portion ½ Dose: 7,9 g

Erbsen:
5 g / 100 g 1 Portion ca. 100 g: 5 g

Schwarze Bohnen:
4,9 g / 100 g 1 Portion ½ Dose: 5,9 g

Grünkohl:
4,3 g / 100 g 1 Portion ca. 100 g: 4,3 g

Seidentofu:
4 g / 100 g 1 Portion ca. 200 g: 8 g

Sojajoghurt:
3,5 g / 100 g 1 Portion ca. 200 g: 7 g

Sojamilch:
3,3 g / 100 g 1 Portion ca. 200 g: 6,6 g

Artischocken:
3,3 g / 100 g 1 Portion ca. 100 g: 3,3 g

Sojapudding:
3,1 g / 100 g pro Becher 125 g: 3,9 g

Spinat:
2,9 g / 100 g 1 Portion ca. 100 g: 2,9 g

Brokkoli:
2,8 g / 100 g 1 Portion ca. 100 g: 2,8 g

Okra:
2 g / 100 g 1 Portion ca. 100 g: 2 g

Avocado:
2 g / 100 g 1 Avocado ca. 4 g

TIERISCHE PROTEINQUELLEN:

Schinken:
21 g / 100 g 1 Portion ca. 80 g: 16,8 g

Serranoschinken:
29 g / 100 g **1 Portion ca. 80 g: 23,2 g**

Thunfisch:
29 g / 100 g **1 Portion ca. 160 g: 46,4 g**

Rinderfaschiertes:
26 g / 100 g **1 Portion ca. 150 g: 39 g**

Hühnerschenkel:
24 g / 100 g **1 Portion ca. 200 g: 48 g**

Makrele:
24 g / 100 g **1 Portion ca. 80 g: 19,2 g**

Filetsteak:
24 g / 100 g **1 Portion ca. 200 g: 48 g**

Meeresfrüchte:
24 g / 100 g **1 Portion ca. 150 g: 36 g**

Muscheln (z. B. Miesmuscheln):
24 g / 100 g **1 Portion ca. 1 kg mit Schale = 200 g-Muskelfleisch: 48 g**

Pulled Beef:
23,2 g / 100 g **1 Portion ca. 150 g: 34,8 g**

Putenbrust:
23 g / 100 g **1 Portion ca. 175 g: 40,3 g**

Hühnerbrust:
23 g / 100 g **1 Portion ca. 175 g: 40,3 g**

Heilbutt:
22,8 g / 100 g **1 Portion ca. 200 g: 45,6 g**

Pulled Chicken:
21,7 g / 100 g **1 Portion ca. 180 g: 39 g**

Hühnerfaschiertes:
20 g / 100 g **1 Portion ca. 150 g: 30 g**

gekochtes Rindfleisch (z. B. Tafelspitz):
20 g / 100 g **1 Portion ca. 150 g: 30 g**

mageres Faschiertes:
20 g / 100 g **1 Portion ca. 150 g: 30 g**

Bresaola:
33 g / 100 g **1 Portion ca. 80 g: 26,4 g**

Schinken, mager:
13 g / 100 g **1 Portion ca. 80 g: 10,4 g**

Kabeljau:
17 g / 100 g **1 Portion ca. 160 g: 27,2 g**

Scampi:
20 g / 100 g **1 Portion ca. 170 g: 34 g**

Forelle:
20 g / 100 g **1 Portion ca. 160 g: 32 g**

Lachs, roh:
20 g / 100 g **1 Portion ca. 160 g: 32 g**

Wolfsbarsch (Branzino):
20 g / 100 g **1 Portion ca. 160 g: 32 g**

Goldbrasse:
19,6 / 100 g **1 Portion ca. 160 g: 31 g**

gemischtes Faschiertes (Schwein und Rind):
19 g / 100 g **1 Portion ca. 150 g: 28,5 g**

Zander:
18,2 g / 100 g **1 Portion ca. 160 g: 29 g**

Putenschinken:
18 g / 100 g **1 Portion ca. 80 g: 14,4 g**

Hering:
18 g / 100 g **1 Portion ca. 160 g: 28,8 g**

Räucherlachs:
18 g / 100 g **1 Portion ca. 160 g: 28,8 g**

Thunfisch aus Dose:
17,5 g / 100 g **1 Portion ca. 80 g: 14 g**

Seezunge:
17 g / 100 g **1 Portion ca. 160 g: 27,2 g**

Seelachs:
17 g / 100 g **1 Portion ca. 160 g: 27,2 g**

Riesengarnelen:
19 g / 100 g 1 Portion ca. 180 g: 34,2 g

Bachsaibling:
19,2 g / 100 g 1 Portion ca. 160 g: 31 g

Oktopus:
15,8 g / 100 g 1 Portion ca. 200 g: 31,6 g

Knochenbrühe:
4 g / 100 g 1 Portion ca. 200 g: 8 g

Eier:
13 g / 100 g 1 Ei: 7 g

MILCH & MILCHPRODUKTE:

tierisches Proteinpulver (aus Milch):
80 g / 100 g 1 Portion 30 g: 24 g

Parmesan:
38 g / 100 g 1 Portion ca. 35 g: 13,3 g

Harzer Käse:
30 g / 100 g 1 Portion ca. 30 g: 9 g

Sauermilchkäse:
30 g / 100 g 1 Portion ca. 30 g: 9 g

Bergkäse:
29 g / 100 g 1 Portion ca. 30 g: 8,7 g

Emmentaler:
28 g / 100 g 1 Portion ca. 30 g: 8,4 g

Gouda:
25 g / 100 g 1 Portion ca. 30 g: 7,5 g

Cheddar:
25 g / 100 g 1 Portion ca. 35 g: 8,75 g

Tilsiter:
24 g / 100 g 1 Portion ca. 30 g: 7,2 g

Bierkäse:
24 g / 100 g 1 Portion ca. 30 g: 7,2 g

Camembert:
20 g / 100 g 1 Portion ca. 30 g: 6 g

Mozzarella:
17 g / 100 g 1 Kugel ca. 125 g: 21,3 g

Feta:
16 g / 100 g 1 Portion ca. 150 g: 24 g

Ziegenkäse:
16 g / 100 g 1 Portion ca. 150 g: 24 g

Büffelmozzarella:
13 g / 100 g 1 Portion ca. 125 g: 16,3 g

Topfen:
12 g / 100 g 1 Portion ca. 125 g: 15 g

Hüttenkäse (Cottage Cheese):
11 g / 100 g 1 Portion ca. 125 g: 13,8 g

Burrata:
10 g / 100 g 1 Portion ca. 100 g: 10 g

Skyr:
8,6 g / 100 g 1 Portion ca. 150 g: 12,9 g

Ricotta:
8 g / 100 g 1 Portion ca. 125 g: 10 g

griechisches Joghurt:
6,6 g / 100 g 1 Portion ca. 150 g: 9,9 g

Frischkäse:
6 g / 100 g 40 g (ca. 2 EL): 2,4 g

Naturjoghurt 3,6 % Fett:
4,1 g / 100 g 1 Portion ca. 150 g: 6,2 g

Milch:
3,4 g / 100 g 1 Portion ca. 200 ml/g: 6,8 g

Kefir:
3,3 g 1 Portion ca. 200 g: 6,6 g

Sauerrahm:
2,1 g 1 Portion ca. 50 g: 1 g

MUSCLE UP!

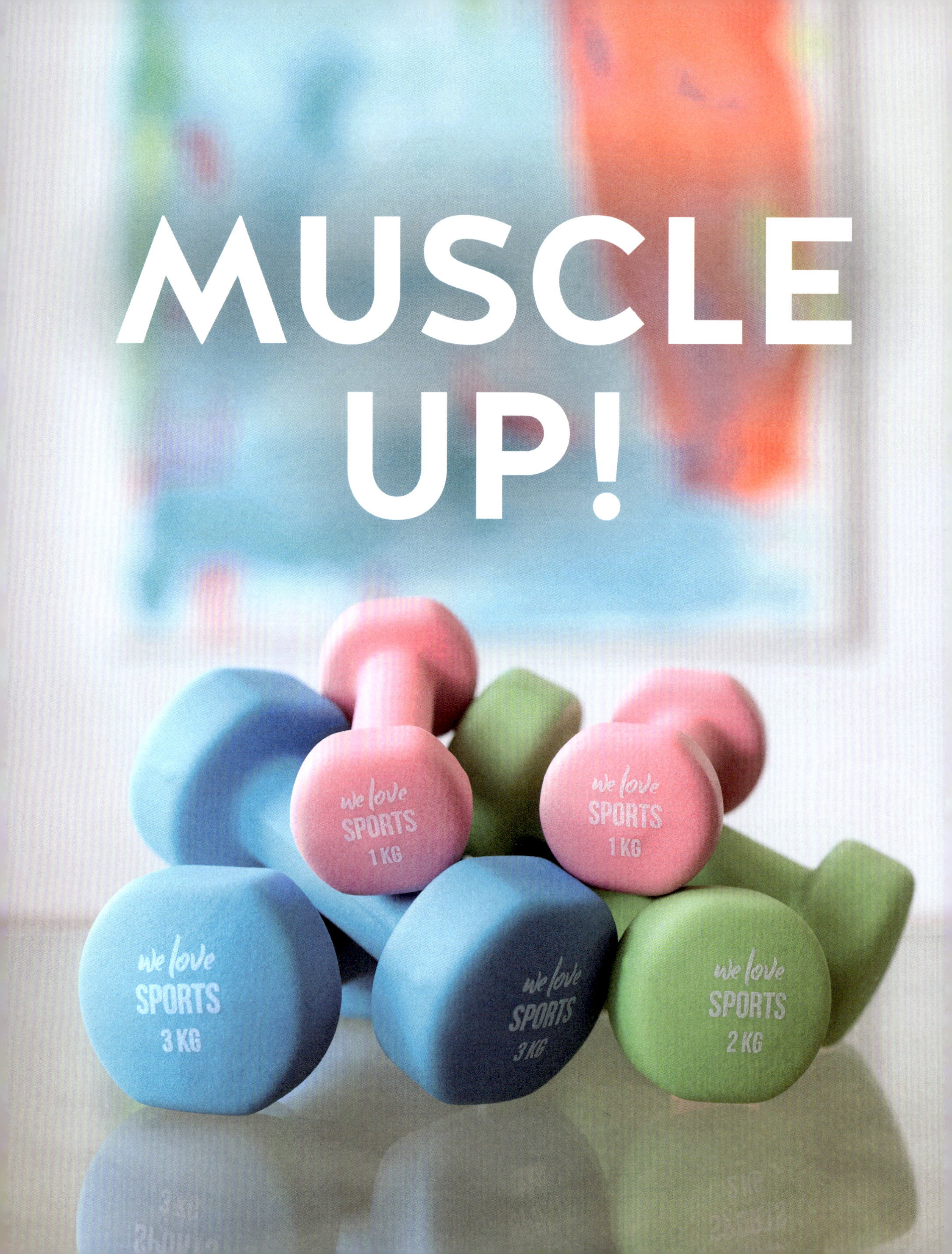
we love
SPORTS
1 KG
we love
SPORTS
1 KG
we love
SPORTS
3 KG
we love
SPORTS
3 KG
we love
SPORTS
2 KG

GAMECHANGER KRAFTTRAINING
MIT NEUER KRAFT DURCHSTARTEN

Schon ab dem 30. Lebensjahr nimmt die Muskelmasse ganz von selbst ab. Nun gibt's zwei Möglichkeiten, mit den harten Fakten umzugehen: sich dem Älterwerden zu ergeben, zu resignieren, unweigerlich zuzunehmen und Osteoporose Tür und Tor zu öffnen, oder: mit regelmäßigem Krafttraining Body und Soul zu stärken und obendrein den Wechseljahren ein Schnippchen zu schlagen.

WARUM MUSKELAUFBAU FÜR FRAUEN AB 40 SO WICHTIG IST

Viele denken bei Kraftsport an schwere Gewichte, ans Fitnesscenter, Bodybuilder und Muskelberge, was oft mehr als abschreckend wirkt und weshalb man schon gar nicht damit beginnt. Deshalb haben wir uns auf den Begriff Muskeltraining geeinigt, denn Muskeltraining ist wichtig – und das in jedem Alter. Sei es für die Gesundheit, für die Gelenkstabilität, als Unterstützung beim Abnehmen oder als wichtiges Erhaltungstool: Muskeltraining darf Platz in unserem Alltag haben. Besonders für Frauen ab 40 ist Krafttraining essenziell. Warum?

Mit dem Alter wird der Körper »schwächer« – eine unbequeme Wahrheit, die aber zum natürlichen Lauf der Dinge gehört. Wir verlieren an Muskelmasse, Knochendichte und Kollagen. Und das beginnt schon ab dem 30. Lebensjahr.

Und ab 45 …

… sinkt die Muskelmasse um bis zu 5–10 Prozent pro Jahr. Ab der Menopause geht dieser Prozess noch schneller voran: Zwischen dem 50. und 70. Lebensjahr verlieren Frauen an etwa 30 Prozent ihrer Muskelmasse.

… nimmt die Knochenmasse um mehr als 1,5 Prozent jährlich ab.

… reduziert sich das Kollagen, ein wichtiger Baustein von Knochen, Haut, Muskeln, Bindegewebe, Sehnen und Bändern. Dies geschieht schon nach dem 18. Lebensjahr jährlich um etwa ein Prozent.

WIESO IST KRAFTTRAINING IN DEN WECHSELJAHREN UNUMGÄNGLICH?

Die Menopause beschleunigt den Prozess des Muskelabbaus, vor allem wegen des abnehmenden Östrogenspiegels. Eine Ernährung mit einer ausreichenden Proteinzufuhr kann dem schon entgegenwirken. Aber nur durch gezieltes Krafttraining können wir unsere Muskeln aufbauen und erhalten. Wir können also etwas dagegen tun. Wir müssen jetzt nurmehr die Entscheidung treffen: JA, ich überwinde meinen inneren Schweinehund, JA, ich möchte meinen Körper straffen, und JA, ich möchte meinen Grundumsatz erhöhen. Denn: Nichtstun ist keine Option.

WAS HILFT GEGEN DEN MUSKELABBAU?

Radfahren, Schwimmen, Yoga, Walken oder Joggen allein reichen nicht aus, um den Muskelabbau zu stoppen. Das Einzige, was die Muskeln vor dem Verfall bewahrt, ist Widerstandstraining (Muskeltraining). Beim Muskeltraining werden bestimmte Körperteile mit höherer Intensität belastet. Man nutzt das eigene Körpergewicht inklusive Widerstandsbänder und Hanteln, um zusätzlichen Widerstand für Muskeln und Knochen zu erzeugen.

GO AND GET IT!

Muskeltraining muss nicht im Fitnessstudio stattfinden. Es lässt sich auch wunderbar zu Hause umsetzen. Ein effektives Homeworkout geht schon mit unseren zwölf easy exercises, wir inkludieren nur Hanteln, Kettle Bells und/oder Widerstandsbänder. Diese Übungen findest du im *Workbook*. Idealerweise trainierst du regelmäßig, am besten zwei- bis dreimal pro Woche. Als Faustregel gelten pro Übung zwei bis drei Sätze mit jeweils zehn Wiederholungen. Muskeltraining ist ein wichtiger Bestandteil eines gesunden Lebensstils, besonders in den Wechseljahren. Es hilft, Muskelkraft und Knochendichte zu erhalten und zu erhöhen, und fördert die allgemeine Beweglichkeit und Gesundheit. Außerdem können wir durch Muskeltraining unseren Grundumsatz erhöhen und dadurch endlich wieder mehr essen.

WARUM ERHÖHT MUSKELTRAINING UNSEREN GRUNDUMSATZ?

UNSERE MUSKELMASSE WIRD GESTEIGERT

Muskelgewebe verbraucht mehr Energie als Fettgewebe, selbst im Ruhezustand, also wenn wir keinen Sport machen. Das bedeutet, dass eine Person mit mehr Muskelmasse einen höheren Grundumsatz hat, da die Muskeln kontinuierlich Energie benötigen, um ihre Funktion aufrechtzuerhalten. Muskeltraining führt zu einer Zunahme der Muskelmasse, was direkt zu einem höheren Energieverbrauch führt.

NACHBRENNEFFEKT (EPOC)

Nach Muskeltraining bleibt der Energieverbrauch des Körpers erhöht, um die durch das Training verursachten Mikroschäden an den Muskeln zu reparieren und den Körper in seinen Ausgangszustand zurückzuführen. Dieser Effekt wird als Excess post-exercise oxygen consumption (EPOC) bezeichnet und erhöht den Grundumsatz für mehrere Stunden oder sogar Tage nach dem Training.

HORMONELLE VERÄNDERUNGEN

Muskeltraining stimuliert die Produktion von Hormonen wie Testosteron und Wachstumshormone, die den Muskelaufbau fördern und den Stoffwechsel anregen. Diese hormonellen Veränderungen tragen dazu bei, dass der Körper mehr Energie verbraucht und der Grundumsatz steigt.

VERBESSERUNG DER STOFFWECHSELAKTIVITÄT

Regelmäßiges Muskeltraining verbessert die Empfindlichkeit der Zellen gegenüber Insulin und erhöht die Fähigkeit des Körpers, Glukose zu nutzen. Eine bessere Nutzung von Nährstoffen und eine bessere Insulinempfindlichkeit steigern den Energieverbrauch des Körpers, was zu einem höheren Grundumsatz führt.

ERHÖHUNG DER MITOCHONDRIENZAHL UND -AKTIVITÄT

Muskeltraining erhöht die Anzahl und Effizienz der Mitochondrien in den Muskelzellen. Mitochondrien sind die »Kraftwerke« der Zellen, die Energie produzieren. Mehr und aktivere Mitochondrien bedeuten, dass die Zellen mehr Energie verbrauchen, was den Grundumsatz erhöht.

FEEL-GOOD-BEWEGUNG

Sportarten wie Wandern, Joggen, Walken, Tanzen, Radfahren, Schwimmen und so weiter fördern die Ausdauer und beugen einem Leistungsabfall in den Wechseljahren vor. Durch Sport verbessern sich insbesondere Stoffwechsel- und Blutfettwerte, und das Risiko von Herz-Kreislauf-Erkrankungen sinkt. Bei Cardio-Übungen erhalten unsere Körperzellen nicht nur jede Menge frischen Sauerstoff, es werden auch zahlreiche neue Vernetzungen im Gehirn gebildet. Zusätzlich werden verschiedene Hormone ausgeschüttet, die Glücksgefühle auslösen. Außerdem steigt die Konzentration von Botenstoffen, die dabei helfen, aus düsteren Gedanken auszubrechen und positivere Denkweisen einzuschlagen.

Übungen wie Pilates, Yoga, Qi-Gong und Dehnübungen ergänzen dieses Training wunderbar. Diese Aktivitäten machen den Bewegungsapparat biegsamer und gelenkiger. Das hat viele Vorteile: Wer beweglich bleibt, beugt Verspannungen sowie Haltungsschäden vor und reduziert zudem die Gefahr von Stürzen.

Der Erhalt der Beweglichkeit ist auch aus einem anderen Grund sehr wichtig: Durch die abnehmende Östrogenproduktion bekommen manche Frauen in und nach den Wechseljahren Gelenkschmerzen. Die Gelenkhäute werden ohne Östrogen weniger mit Flüssigkeit versorgt und dadurch spröder und härter.

Feel-Good-Bewegung kann also ein wunderbarer Ausgleich zu Muskeltraining sein. Unsere Muskeln werden dadurch zwar nicht aufgebaut, aber diese Art von Bewegung trägt zu unserem allgemeinen Wohlbefinden bei, vor allem, wenn wir uns an der frischen Luft bewegen.

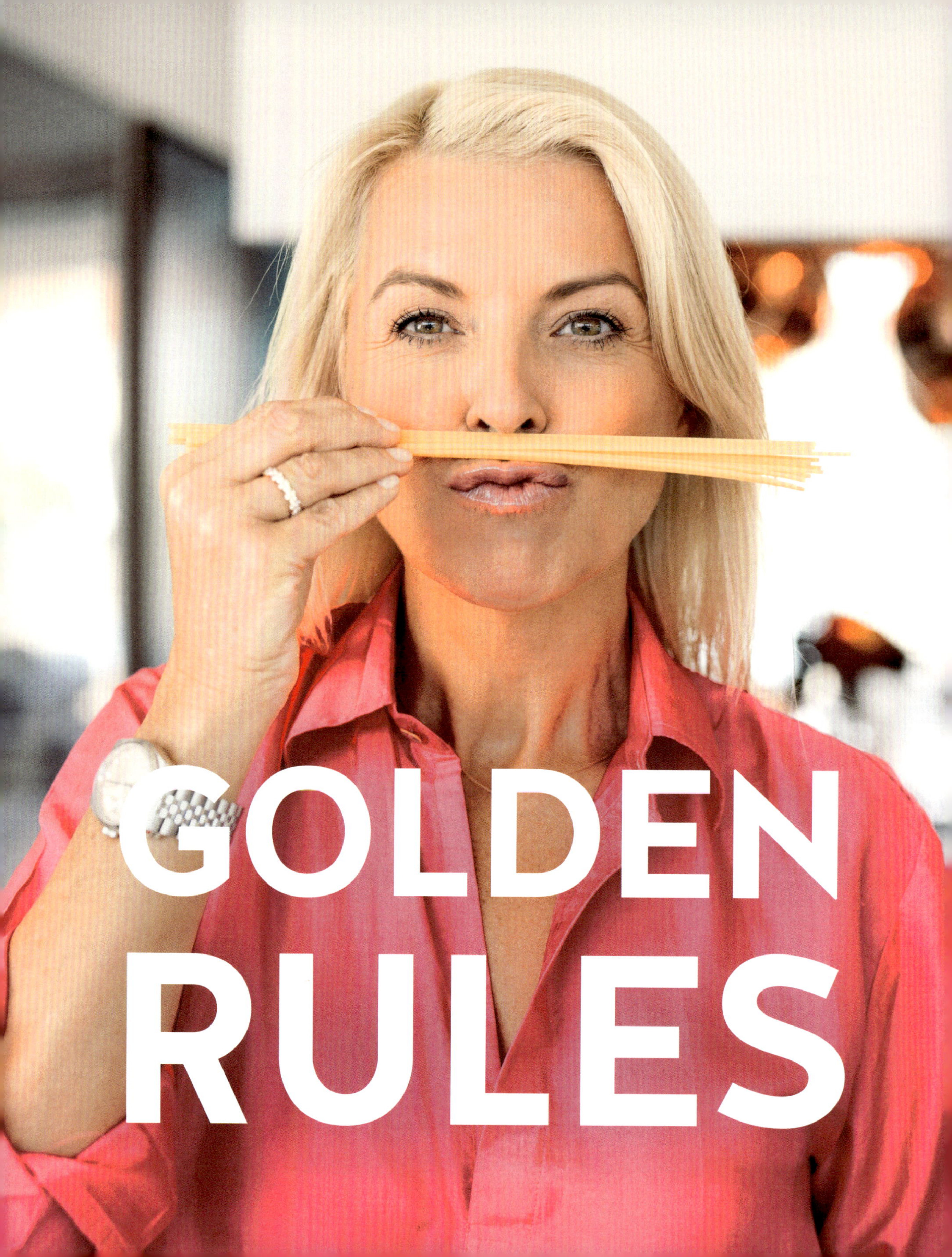

GOLDEN RULES

DIE 12 GOLDENEN GEBOTE
MIT ZWÖLF PRINZIPIEN ZUM ERFOLG

Wenn du mit der *easy eating*-Methode bereits vertraut bist, weißt du: Ich halte nichts von Kastei, Druck und Zwang. Das Leben ist schön – und wir wollen es genießen! Ein paar Vorsätze braucht es aber, um auf Kurs zu bleiben oder wieder zurück auf Kurs zu kommen. Mit diesen 12 Geboten, die ich extra an die Herausforderungen der Wechseljahre angepasst habe, ist dir der Abnehmerfolg sicher.

1
Du sollst viel Wasser trinken

2
Du sollst dich für die richtigen Kohlenhydrate zur richtigen Zeit entscheiden

3
Du sollst auf Eiweiß & Fette achten

4
Du sollst Obst und Gemüse in deinen Tagesplan einbauen

5
Du sollst beim Naschen vorsichtig sein

6
Du sollst dich regelmäßig bewegen

7
Du sollst den Alkoholkonsum limitieren

8
Du sollst dich bevorraten

9
Du sollst den Tag planen

10
Du sollst auf Zwischenmahlzeiten verzichten

11
Du sollst regelmäßig intermittierend fasten

12
Du sollst dein Leben genießen

DU SOLLST VIEL WASSER TRINKEN

Unser Körper besteht zu mehr als zwei Dritteln aus Wasser. Ohne kontinuierliche Wasserzufuhr ist die einwandfreie Funktion deines Körpers nicht gewährleistet. Der Körper verliert täglich zwei bis drei Liter Flüssigkeit, das meiste durch Ausatmen oder Schwitzen in der Nacht. Daher ist Trinken das Allerwichtigste bei einer gesunden Ernährung. Je nach Körpergewicht, Aktivität oder Außentemperatur solltest du täglich zwei bis drei Liter Wasser am Tag trinken.
Ich empfehle, mindestens zwei Liter Wasser täglich zu trinken. Trinken kann man lernen. Zwei Gläser (jeweils ¼ l) am Morgen am besten gleich nach dem Aufstehen. Tagsüber noch vier Gläser und abends wieder zwei Gläser – schon bist du bei deinen zwei Litern.

EXTRA FÜR DIE WECHSELJAHRE: Kaffee und schwarzer Tee enthalten Koffein, das in größeren Mengen und je nach Sensibilität Schlafstörungen, innere Unruhe und vor allem Hitzewallungen begünstigen kann. Spüre in dich hinein, beobachte dich und entscheide dann, wie viele Espressi du täglich trinken kannst, ohne dass der Kaffee Auswirkungen auf dein Wohlbefinden oder deine Schlafqualität hat. Ich selbst trinke einen doppelten Espresso am Morgen, vormittags noch einen und nach dem Mittagessen den letzten. Solltest du auf »deine« Milch im Kaffee nicht verzichten wollen, dann genieße deinen Cappuccino am Morgen und den restlichen Tag steige um auf die bekömmlichere Variante, den Espresso.

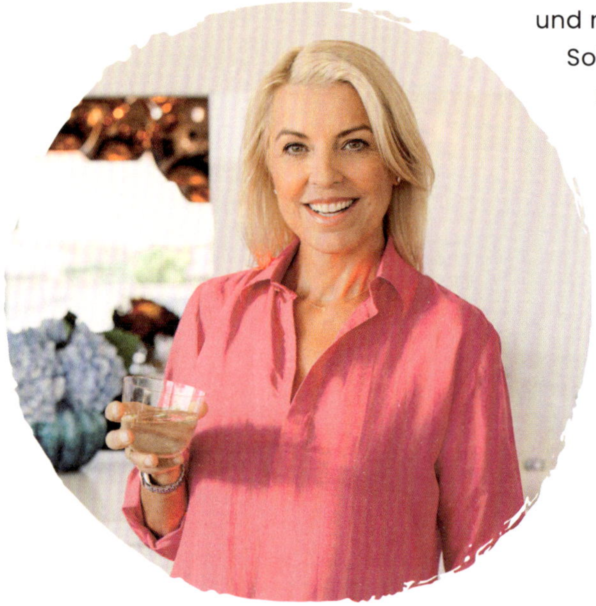

DU SOLLST DICH FÜR DIE RICHTIGEN KOHLENHYDRATE ZUR RICHTIGEN ZEIT ENTSCHEIDEN

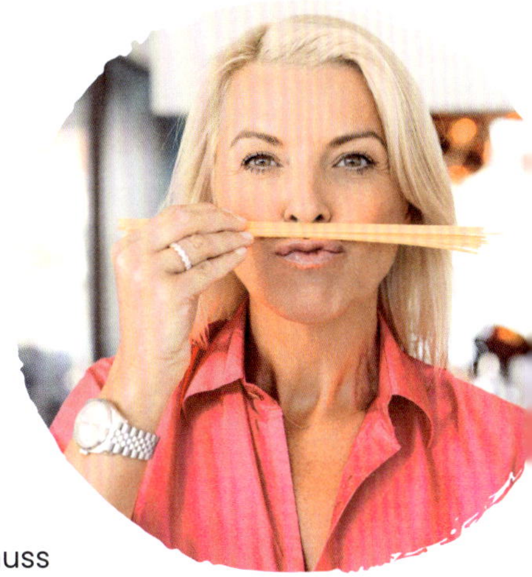

Good Carbs, bad Carbs. Um die Kohlenhydrate ranken sich viele Mythen. Manchmal sind sie böse und müssen weg, manchmal dürfen sie bleiben. Fest steht, dass eine reduzierte Kohlenhydrataufnahme und die Wahl der guten Carbs das Abnehmen begünstigen. Kohlenhydrate stecken in Brot, Getreide, Nudeln, Reis, Kuchen und so weiter. Zudem enthalten Obst, Gemüse, Vollkornprodukte und Hülsenfrüchte (zum Beispiel Linsen, Kichererbsen, Bohnen) wertvolle Ballaststoffe, die besonders langkettigen Kohlenhydrate. Der Körper wandelt die Kohlenhydrate in Glykogen um, das in der Leber und den Muskelzellen gespeichert wird. Sind die Speicher voll, verwandelt er den Überschuss in Fett, das im Fettgewebe abgelagert wird. Wähle daher, wann immer es dir möglich ist, hochwertige Kohlenhydrate. Zu diesen zählen: Buchweizen, Bulgur, Quinoa, Hirse, Amaranth, Hülsenrüchte, Gemüse und Obst. Brot, Nudeln, Reis, Couscous stets in der Vollkornariante genießen. Vermeide alle Weißmehlprodukte, denn diese lassen sehr oft Heißhunger entstehen. Am Ende eines Tages haben wir mehr gegessen, als wir wollten. Zusätzlich: Bitte ziehe abends Eiweiß (Proteine) den Kohlenhydraten vor. Denn abends ist unser Stoffwechsel bereits »runtergefahren«, der Körper tut sich nun schwerer mit kohlenhydratreichen Lebensmitteln. Diese werden nämlich unmittelbar im Fettgewebe gespeichert.

EXTRA FÜR DIE WECHSELJAHRE: Mit Beginn der Wechseljahre reagieren wir Frauen sensibler auf Kohlenhydrate, es kommt auch vermehrt zu Blutzuckerspitzen, die wir eigentlich vermeiden wollen. Jetzt heißt es: Qualität vor Quantität und die »richtige« Uhrzeit. Diese Kohlenhydrate sollten jetzt vermehrt auf deinem Speiseplan stehen → morgens: Vollkornbrot (Roggen, Buchweizen, Sauerteig), Haferflocken, Hirse, Buchweizen. Mittags: mehr von Buchweizen, Bulgur, Quinoa, Hirse, Vollkorn-Couscous, Hülsenfrüchte wie Sojabohnen, Linsen, Kichererbsen, Bohnen, Erbsen und Fisolen. Abends: Hülsenfrüchte, Gemüse, Salate (wenn du sie gut verträgst) und dazu deine Lieblingseiweißquellen (tierisch, vegetarisch oder vegan). Hülsenfrüchte enthalten rund ein Viertel hochwertiges Eiweiß, das macht sie ebenso zu einer wertvollen Proteinquelle.

DU SOLLST AUF EIWEISS & FETTE ACHTEN

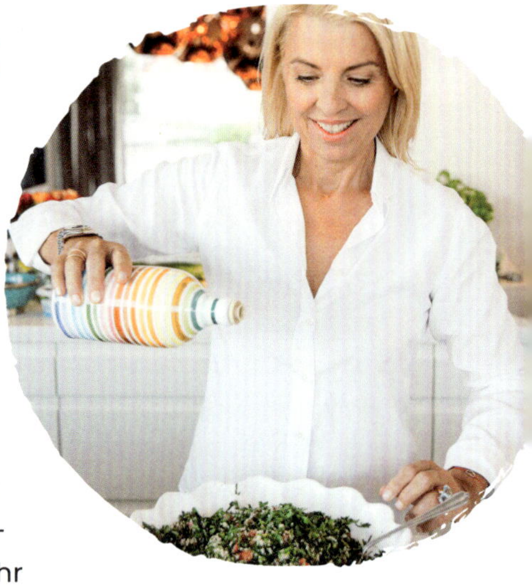

Gute Nachricht: Eiweiß (Protein) macht satt und kurbelt zudem die Fettverbrennung an. Darüber hinaus heizt es dem Stoffwechsel so richtig ein. Eine eiweißreiche Ernährung (Proteine) fördert den Muskelaufbau und hält den Blutzuckerspiegel stabil, dem Heißhunger wird so vorgebeugt. Proteine aus tierischen Produkten kann der Körper am besten verwerten, da sie unserer körpereigenen Proteinstruktur ähnlich sind. Aber auch pflanzliche Proteine sind sehr hochwertig: Hülsenfrüchte wie Linsen, Bohnen, Kichererbsen, Sojabohnen, Kürbiskerne, Quinoa, Mandeln, Hanfsamen, Sojaprodukte wie Tofu in allen Varianten (geräuchert, mit verschiedenen Gewürzen oder Seidentofu) und nicht zu vergessen: Nüsse!
Achtung: Fett kann fett machen. Ausnahme sind die gesunden Fette. Daher achte bitte auf die Fettauswahl! Die schlechten Fette finden sich häufig versteckt in Cremesuppen, Käse, Aufstrichen, vielen Milchprodukten, Soßen, Wurst, Fleisch. Mageres Fleisch ist dem fetten vorzuziehen: Huhn, Pute, magere Teile vom Rind sowie Wild sollten eher auf dem Speiseplan stehen als durchzogene Stücke oder Schweinefleisch. Schinken ist besser als Wurst. Suppen bitte ohne Obers zubereiten, Fisch und Fleisch am besten pur, in gutem Olivenöl gebraten oder im Ofen zubereitet. Verwende hochwertiges Oliven-, Sonnenblumen-, Lein-, Avocado-, Kern- oder Nussöl, aber bitte mäßig. Diese Öle sind zwar gesund, können aber in großen Mengen das Abnehmen bremsen. Die allseits beliebte Avocado mag wohl eine fettere Frucht sein, aber sie zählt zu den guten Fetten, daher genieße sie ohne Reue! Auch wichtig: Bitte keine Margarine verwenden, lieber etwas Bio-Butter!

EXTRA FÜR DIE WECHSELJAHRE: Jetzt heißt es, Proteine deutlich erhöhen, am besten gleich mehrere Proteinquellen zu jeder deiner drei Mahlzeiten. Proteine sind wichtig, um unsere Muskelmasse zu erhalten beziehungsweise sie zu erhöhen, denn vor, während und nach den Wechseljahren bauen wir kontinuierlich Muskeln ab. Eine erhöhte Proteinzufuhr aus verschiedenen Quellen gemeinsam mit einem Krafttraining unterstützen uns nicht nur beim Muskelaufbau, sondern erhöhen gleichzeitig unseren Grundumsatz. Wir sind gesünder, schauen besser aus und können wieder mehr essen, ohne zuzunehmen.

DU SOLLST OBST UND GEMÜSE IN DEINEN TAGESPLAN EINBAUEN

Gemüse kannst du jederzeit und reichlich essen. Nur bei den Früchten solltest du bei extrem süßen Obstsorten auf die Uhrzeit achten: Süßes Obst wie Mango, Ananas, Weintrauben, Melonen, Orangen, Äpfel et cetera nicht am Abend essen. Himbeeren, Heidelbeeren und Erdbeeren abends sind okay (ihr Fruchtzuckeranteil ist nicht ganz so hoch). In der Nacht ist der Bedarf an Energie geringer als am Tag und Kohlenhydrate (auch, wie sie in Obst enthalten sind) sorgen dafür, dass der Körper mehr Energie bekommt. Diese wird nachts jedoch gar nicht benötigt und leider oft in unliebsame Fettpolster umgewandelt. Bitte vermeide Trockenfrüchte zwischendurch oder abends, mit Ausnahme vielleicht im Müsli am Morgen!

EXTRA FÜR DIE WECHSELJAHRE: Spätestens jetzt ist Gemüse in jeglicher Form und zu jeder Mahlzeit unser bester Freund. Die Ballaststoffe darin sorgen für eine längere Verweildauer im Magen, sie füllen uns und halten uns länger satt. Hülsenfrüchte sind besonders ballaststoffreich. Am besten kaufst du Gemüse und Obst, wann immer es möglich ist, regional und saisonal und immer in Bio-Qualität. Obst (jedes Obst) wie oben beschrieben als Teil deines Frühstücks oder als Dessert im Anschluss an dein Mittagessen. Abends eine Joghurtbowl mit zwei Handvoll Heidelbeeren und/oder Himbeeren und einer Handvoll Nüsse – was für eine Delikatesse.

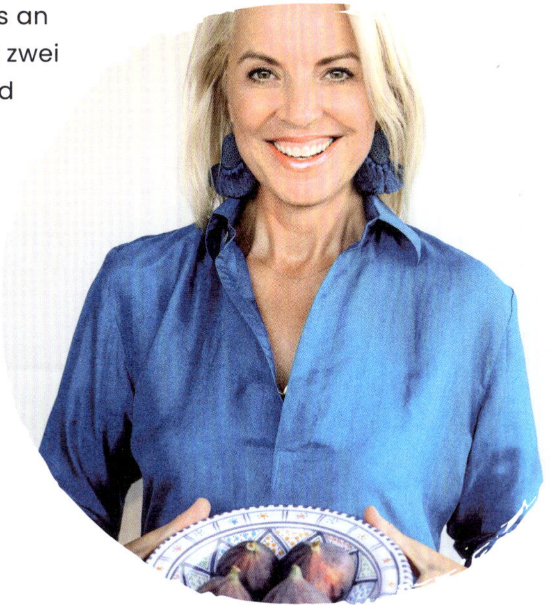

DU SOLLST BEIM NASCHEN VORSICHTIG SEIN

Achtung Zucker! Die meisten von uns können beziehungsweise wollen auf ihre Schoko & Co nicht verzichten. Ich nehme sie auch niemandem weg, denn bei einer realistischen Ernährungsumstellung muss der »Kleine Nasch« einen Platz haben dürfen. Ich habe den »Kleinen Nasch« kreiert, weil wir eben nicht auf Diät sind und weil bei einer Ernährungsumstellung Naschen erlaubt sein muss. Obwohl wir uns vom Kalorienzählen stark distanzieren, ziehen wir hier als Richtwert für die Auswahl der »sündigen« Sache die Kalorientabelle heran. Gerade beim Zucker: Beim Naschen ist Maß halten besonders wichtig. Genau dieses Maß, diese Ration gibt uns Sicherheit, lässt uns genießen und dennoch Gewicht halten beziehungsweise reduzieren. Die *easy eating*-Ration für das tägliche Naschwerk liegt bei 200 Kalorien. Bitte nicht überschreiten, und wenn du abnehmen möchtest, auch nicht spätabends genießen. Egal ob Schokolade, Kuchen, Kekse, Dessert, Eis – achte zum einen darauf, dass dein Nasch nicht zu fett ist (einfache Regel: süß → ja, süß & fett → eher nein), dass du die 200 Kalorien nicht überschreitest und dass es nicht zu spät wird. Hältst du diese Regeln ein, steht einem Abnehmen mit deinem täglichen kleinen Nasch nichts mehr im Wege. Auch gegen einen selbst gemachten Apfelstrudel oder ein Stück Kuchen beim Familienbesuch ist nichts einzuwenden. Ab und zu eine Ausnahme ist durchaus in Ordnung, nur sollte diese nicht täglich stattfinden.

EXTRA FÜR DIE WECHSELJAHRE: Der Zucker hat jetzt eine noch größere Auswirkung auf unseren Körper. Süßes treibt unseren Blutzuckerspiegel in die Höhe, einmal oben, sinkt er auch schnell wieder ab. An diesem Punkt schreit unser Körper nach mehr schnell verfügbarem Zucker. Jetzt müssen wir sehr viel Disziplin aufbringen, um dem zu widerstehen. Lieber gleich mit Verstand und Plan den süßen Einschmeichler genießen ohne Blutzuckerspitzen. Wenn du »süß« liebst, dann frühstücke süß, aber gesund-süß. Wenn es dich nach Schoko gelüstet, dann gönne dir eine Ration unter 200 Kalorien nach dem Mittagessen. Nicht zwischendurch und nicht am Abend. Schon bekommt der Zucker einen neuen Platz. Wenn du dich daran hältst, kannst du sogar mit deinem täglichen Nasch abnehmen!

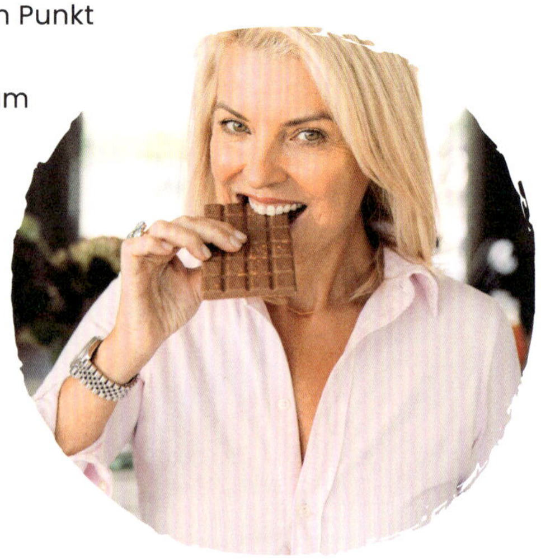

DU SOLLST DICH REGELMÄSSIG BEWEGEN

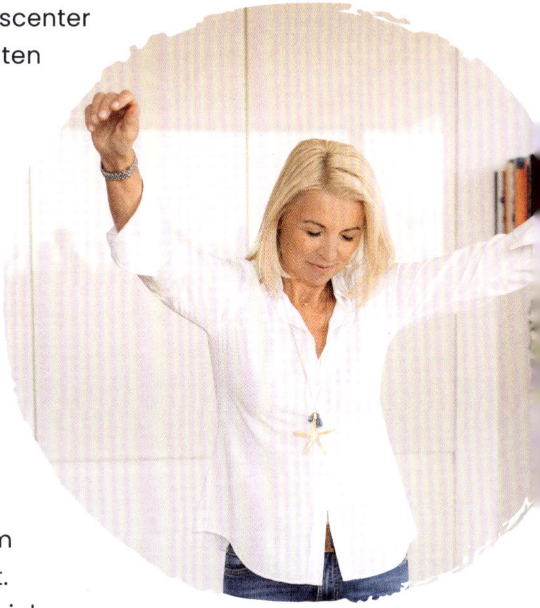

Manche nennen es auch Sport. Egal, ob du dich gerade auf den Halbmarathon vorbereitest oder »nur« Powerwalking, Nordic Walking, easy Jogging, Schwimmen oder Crosstraining zu Hause oder im Fitnesscenter betreibst – Hauptsache, du bewegst dich. Cardio-Einheiten wie Joggen, Walken, Wandern, Radfahren, Schwimmen im See, Tennisspielen, Bergsteigen, Golfen haben den Vorteil, dass sie an der frischen Luft ausgeübt werden können. Für Einsteigerinnen: Baue ein Bewegungsprogramm mindestens dreimal wöchentlich in deinen Tagesablauf ein. 50 Minuten solltest du dabei jeweils investieren. Das steigert nicht nur die Kondition, sondern auch das Wohlbefinden. Außerdem erhöhst du damit langfristig deinen Grundumsatz: Durch regelmäßigen Sport bauen wir Muskeln auf, die im Ruhezustand mehr Kalorien verbrauchen – wir können also mehr essen. Und das alle Tage! Nicht nur an den sportlichen! Im Übrigen ist noch keine Sportskanone vom Himmel gefallen. Das Wichtigste ist, dass du dranbleibst. Wer gerne mit seinem Smartphone spazieren geht und sich dabei die 10 000 Schritte als Ziel setzt, erfüllt auch seine Bewegungseinheit. Die WHO empfiehlt: entweder 3 × 50 Minuten oder 5 × 30 Minuten wöchentlich Sport in den Alltag integrieren. Zusätzlich zwei Krafttrainingseinheiten (à 30 Min.) pro Woche für den Muskelaufbau und die Fettverbrennung wären überhaupt der Burner.

EXTRA FÜR DIE WECHSELJAHRE: Ausdauer ist wichtig! Aber Krafttraining ist ein MUSS. Es geht nicht mehr ohne. Krafttraining ist auch DER Fettstoffwechselbooster und daher unverzichtbar. Setze dich damit auseinander, wie du zu deinem auf dich persönlich abgestimmten Krafttraining kommst. Am besten mit einem Fitnesstrainer, einer Trainerin. Nicole hat eine Ausbildung zur Fitnesstrainerin gemacht, deshalb gibt es von ihr auch ein super Trainingsvideo, das du über unsere Webseite finden kannst.

DU SOLLST DEN ALKOHOLKONSUM LIMITIEREN

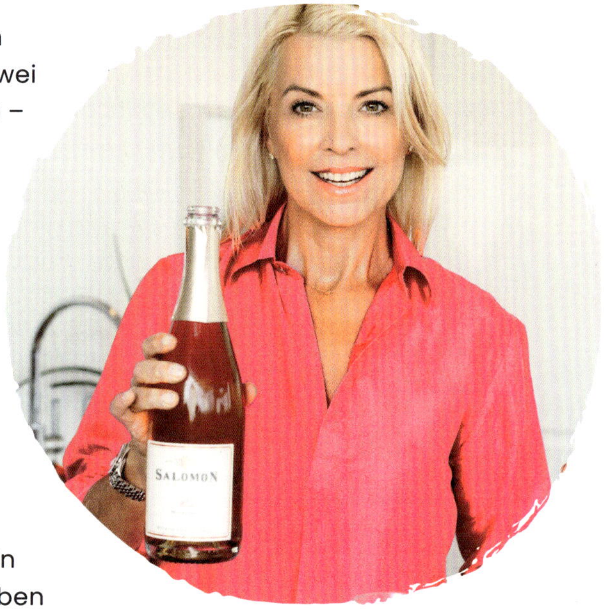

Alkohol bitte nur mäßig konsumieren und auch nicht an allen Tagen! Ich empfehle dringend, zwei Gläser (jeweils ein Achtel) nicht zu überschreiten – vorzugsweise Wein, Sekt, Prosecco oder Champagner. Bloß keine Cocktails, Schnäpse, Bier oder Whiskey, denn die haben deutlich mehr Kalorien. Denke daran: Alkohol beeinträchtigt den Fettstoffwechsel und hindert uns daher am Abnehmen. Denn in der Zeit, in der unser Körper damit beschäftigt ist, den Alkohol abzubauen, wird Fett im Fettgewebe abgelegt. Zusätzlich wird durch die Ausschüttung von Insulin der Fettabbau gehemmt – und dies (bei zwei Gläsern Wein) bis zu vier Stunden lang. Bitte vermeide in deiner Abnehmphase die Zucker-Alkohol-Bomben wie Aperol Spritz, Hugo, Gin Tonic, Garibaldi und wie sie alle heißen, und genieße stattdessen deinen weißen Spritzer oder dein Glas Rosé mit ruhigem Gewissen. Aber eben in Maßen.

EXTRA FÜR DIE WECHSELJAHRE: So viel steht fest: Der Alkohol – so gut er uns auch schmecken mag – ist nicht unser bester Freund. Denn Alkohol verschlimmert tatsächlich viele der Symptome der Wechseljahre. Er stört den Schlaf, kann Hitzewallungen und nächtliche Schweißausbrüche verstärken und führt sehr oft zu Gewichtszunahme. Darüber hinaus steht er in Verbindung mit Depressionen, Stimmungsschwankungen, Antriebslosigkeit und anderen Beschwerden. Auch die Gesundheit der Knochen kann beeinträchtigt werden, was das Risiko, an Osteoporose zu erkranken, erhöht. Daher genieße dein Gläschen jetzt noch bewusster. Deine Gesundheit, deine Schönheit und auch deine Waage werden es dir danken. Denn eines ist leider wahr: Der Alkohol lässt uns in den Wechseljahren gefühlt schneller altern und er macht uns sicher nicht schöner. Daher lautet meine Empfehlung für Frauen während der Wechseljahre und nach der Menopause, **einen Tag pro Woche und an diesem zwei Gläser** nicht zu überschreiten.

DU SOLLST DICH BEVORRATEN

Mit diesem Thema muss sich jeder von uns im Detail auseinandersetzen. Zu Hause und dort, wo wir arbeiten, müssen jene Lebensmittel oder Speisen vorrätig sein, die wir mögen und die uns angenehm satt machen. Organisation ist alles. Man muss sich nur einmal die Mühe machen, eine ausführliche Liste für seine Basic-Lebensmittel zu erstellen und darauf achten, dass immer alles vorhanden ist, was schmeckt, was uns mit guten Nährstoffen versorgt und uns auch beim Abnehmen hilft. Natürlich solltest du immer wieder deine individuelle Bevorratungsliste erweitern, sonst wird dein Ernährungsplan irgendwann einmal langweilig. Die richtige Ernährung und das richtige Abnehmen beginnen beim Planen und in weiterer Folge beim Einkaufen.

EXTRA FÜR DIE WECHSELJAHRE: Solltest du dich bis jetzt noch nicht mit deiner persönlichen Bevorratung beschäftigt haben, dann ist es höchste Zeit! Mache dir einmal die Mühe, deine persönliche Basic-Einkaufsliste zu erstellen, und schon bist du auf alle Eventualitäten vorbreitet. Falls sich doch einmal der Heißhunger melden sollte, hast du eine gesunde Auswahl an Alternativen zur Verfügung – egal, ob es dich nach salzig oder süß gelüstet – du bist vorbereitet!

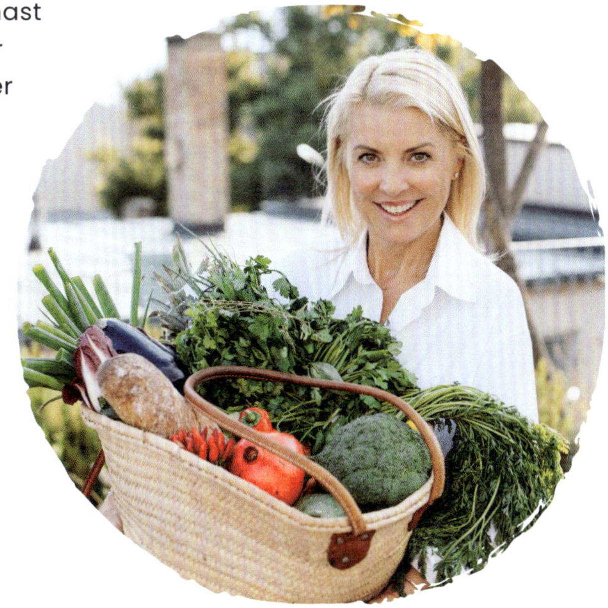

DU SOLLST DEN TAG PLANEN

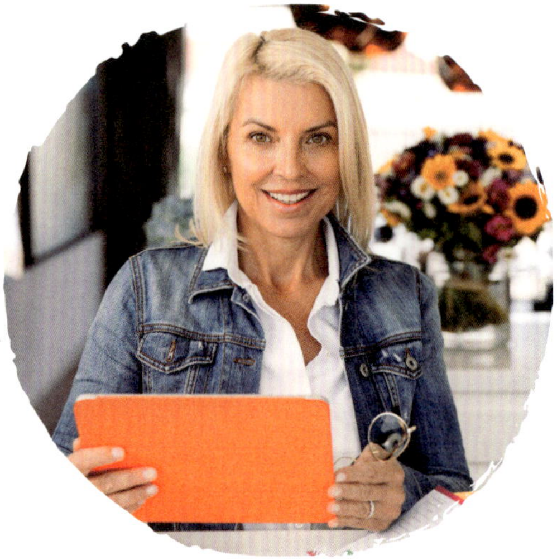

Das ist wohl das allerwichtigste Gebot. Dein Learning muss sein: Wann komme ich heute zu meinem Essen? Wenn du abnehmen möchtest, solltest du deine Ernährung schon gar nicht dem Zufall überlassen. Beim Frühstück solltest du dir bereits überlegt haben, wo und wann heute deine Hauptmahlzeit stattfinden wird. Ist es ein Mittagessen mit den Kindern oder mit den Kollegen im Lokal oder in der Kantine oder gar vielleicht nur eine Kleinigkeit? Wie geht es dann weiter mit deinem Essen? Kochst du abends für die Familie oder nur für dich oder gehst du aus? Wie auch immer deine Tage aussehen – plane sie im Vorhinein. Das Frühstück darf immer ähnlich groß ausfallen (soll es sogar), Mittagessen und Abendessen solltest du aufeinander abstimmen. Großes Mittagessen → kleines Abendessen. Kleines Mittagessen → trotzdem moderates Abendessen, vor allem dann, wenn du abnehmen möchtest. Wichtig ist auch, wie du mit ungeplanten Ausnahmetagen umgehst. Wie du dich nämlich auf Dienstreisen, auf Seminaren, bei großen Einladungen oder Familienfeiern, im Urlaub und so weiter verhältst – das wird in Zukunft entscheidend sein. Am besten isst du in solchen Fällen vor jedem großem Abendessen ein kleines, leichtes Mittagessen (damit du nicht ausgehungert zur Abendeinladung gehst) und abends ist es dann wichtig, nicht die Kontrolle zu verlieren. Genießen – ja, die Kontrolle verlieren – nein!

EXTRA FÜR DIE WECHSELJAHRE: Besonders in den Wechseljahren ist das Planen unserer täglichen Mahlzeiten essenziell, denn nichts ist destruktiver, als ohne Plan hungrig zum Kühlschrank zu gehen. Bei uns Frauen ab 40 und noch mehr ab 50 verzeiht die Waage immer weniger. Daher stelle dir täglich bereits morgens die Frage: Wie und wann komme ich heute zu meinem Essen? Wie viel Zeit habe ich mittags? Worauf habe ich Lust? Isst jemand mit? Wer kocht? Habe ich alles, was ich brauche, zu Hause? (Ja, hast du!) Wird es meine Hauptmahlzeit an diesem Tag sein? Wie sieht mein Abend aus? That's it. Ist gar nicht so schwierig. Trainiere das Planen, und nach ein paar Wochen wird es für dich ganz selbstverständlich sein. Wichtig: Das tägliche Planen muss bleiben, auch wenn du längst dein Ziel erreicht hast. Dein Wohlfühlkörper möchte schließlich erhalten bleiben!

DU SOLLST AUF ZWISCHEN-MAHLZEITEN VERZICHTEN

Wer abnehmen und sein neues Gewicht erhalten möchte, der ist mit drei Mahlzeiten bestens beraten. Zwischenmahlzeiten treiben nämlich das Gewicht eher in die Höhe, denn die zusätzlichen kleinen Mahlzeiten rufen erneut unsere Organe auf den Plan. Unser »System« wird beim Verarbeiten und Verstoffwechseln der letzten Nahrung »gestört«. Wer also zwei oder höchstens drei Mahlzeiten pro Tag isst, tut seinem Körper etwas Gutes. Die Essenspausen steigern nicht nur die Aktivität, sondern es wird auch zusätzlich der Fettstoffwechsel aktiviert, und dabei bauen wir Fettreserven ab. Und das ist es ja, was wir schließlich wollen. Daher empfehle ich, zwischen den Mahlzeiten jeweils vier bis fünf Stunden Pause einzuhalten.

EXTRA FÜR DIE WECHSELJAHRE: Spätestens jetzt solltest du dir das Snacken konsequent abgewöhnen. Zwischenmahlzeiten erschweren nicht nur das Abnehmen, durch sie nehmen wir viel leichter zu. Unser Körper braucht diese fünf Stunden Pause vom Essen, damit er das vorher Gegessene in Ruhe verstoffwechseln kann und nicht dabei gestört beziehungsweise unterbrochen wird. Geben wir ihm diese Pausen!

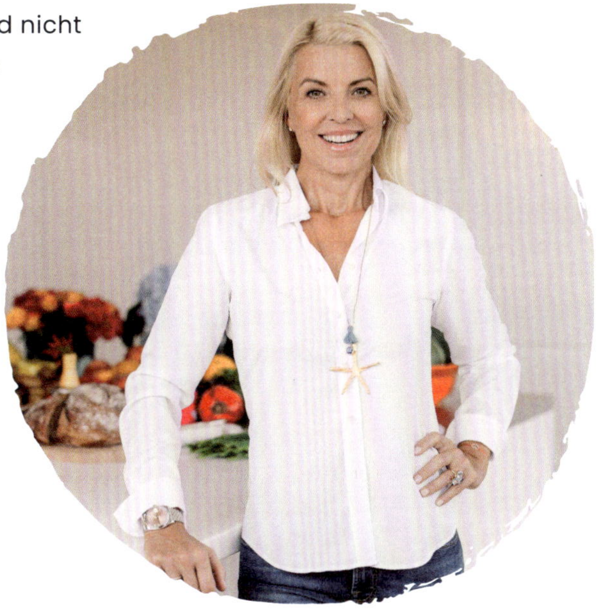

DU SOLLST REGELMÄSSIG INTERMITTIEREND FASTEN

Durch das intermittierende Fasten (auch 16:8, Intervallfasten oder Autophagie-Fasten genannt) und eine Ernährung ohne die schlechten Kohlenhydrate lernt der Organismus wieder, seinen Blutzuckerspiegel zu regulieren, sodass auch mehrere Stunden ohne Nahrung, ohne jegliches Hunger- oder Schwächegefühl überstanden werden können.
Wir unterbrechen also die Nahrungsaufnahme, wir fasten 16 Stunden lang an einem Stück. Klingt schwieriger, als es ist. Die gute Nachricht: Die Nacht liegt dazwischen. Konkret bedeutet das: Zwischen 16 Uhr und 8 Uhr in der Früh am nächsten Tag nehmen wir keine feste Nahrung mehr zu uns, lediglich Wasser, ungesüßte Kräutertees oder eine klare Gemüsesuppe. Das funktioniert aber nur, wenn wir vorher etwas Gutes gegessen haben: etwas Nahrhaftes, Schmackhaftes und auch so viel, dass wir angenehm satt geworden sind. Diese Nahrungspausen werden sich künftig zu Phasen höchster körperlicher und geistiger Leistungsfähigkeit entwickeln und zudem sind sie unser wichtigster Fettstoffwechsel-Booster. Wir fühlen uns besser, wir schlafen besser, und dabei nehmen wir ab.

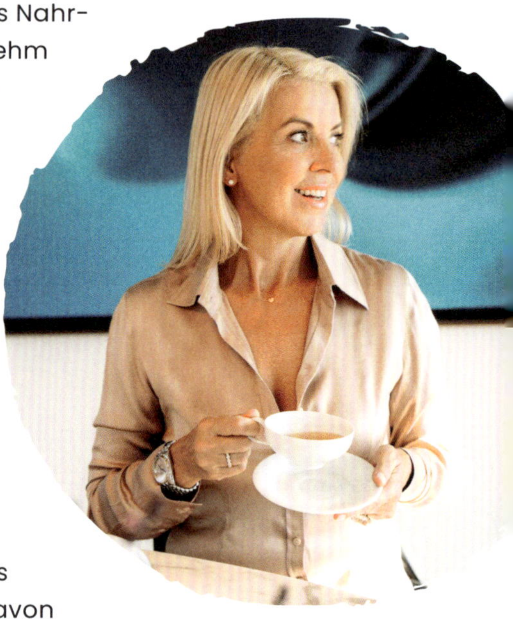

EXTRA FÜR DIE WECHSELJAHRE: Vor allem in den Wechseljahren braucht unser Körper mehr Entlastungsphasen! Erhöhe daher deine 16:8-Fastentage auf mindestens zweimal oder noch besser auf dreimal wöchentlich, vor allem, wenn du dich im Abnehmmodus befindest. Keine Sorge, das ist viel leichter als du denkst. Du kannst deine Wochenend-Essen mit Familie und Freunden auf mittags verlegen und ab 16 Uhr Schluss machen mit der Nahrungsaufnahme. Keiner wird Notiz davon nehmen, wenn du plötzlich nur mehr (Zitronen-)Wasser oder Tee trinkst. Mit dieser Entscheidung trägst du wesentlich und nachhaltig zu deinem persönlichen Well Aging bei. Nicht zu vergessen, dass 16:8-Fasten deinem Stoffwechsel so richtig einheizt, was dein Abnehm- und Erhaltungsvorhaben begünstigt. Fasten wird dir dann leichtfallen, wenn du dich vorher mit hochwertigen Kohlenhydraten, Fetten und vor allem Proteinen versorgt hast. Lass dich darauf ein und danke mir später!

DU SOLLST DEIN LEBEN GENIESSEN

Das Wichtigste zum Schluss: Hungere nicht und vor allem zähle keine Kalorien! Denn beides hat keinen Platz bei einer smarten Ernährungsumstellung, schon gar nicht, wenn wir abnehmen wollen. Eine Ernährungsumstellung ist nämlich keine Diät, die irgendwann endet, sondern vielmehr ist sie das Erlernen einer neuen Ernährungsweise. Und es ist eine Entscheidung für einen neuen Lebensstil. Unsere Ernährung kann uns fit oder träge machen. Bewusste Ernährung und regelmäßige Bewegung sind deshalb der Schlüssel zu einem nachhaltigen Erfolg. Iss dreimal täglich etwas Gutes, etwas, das dir Freude bereitet. Gehe an die frische Luft, in die Natur! Bewege dich. Sei gut zu dir! Bleib stets im Genuss. Denn Essen ist etwas Schönes, etwas Lustvolles, etwas Wichtiges. Abnehmen funktioniert nun einmal nur mit Essen und am besten mit Essen, das auch schmeckt!

EXTRA FÜR DIE WECHSELJAHRE: Wir wollen unseren ENDLESS SUMMER in vollen Zügen genießen und das in Gesundheit, mit gutem Essen, ab und zu mit einem Gläschen Wein, in bester, vor allem liebenswerter Gesellschaft, an schönen Orten UND in einem Körper, den wir mögen.
Bist du dabei?

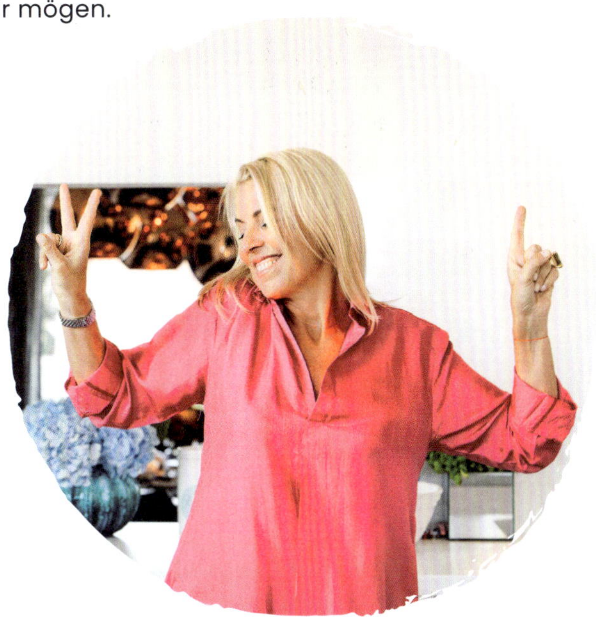

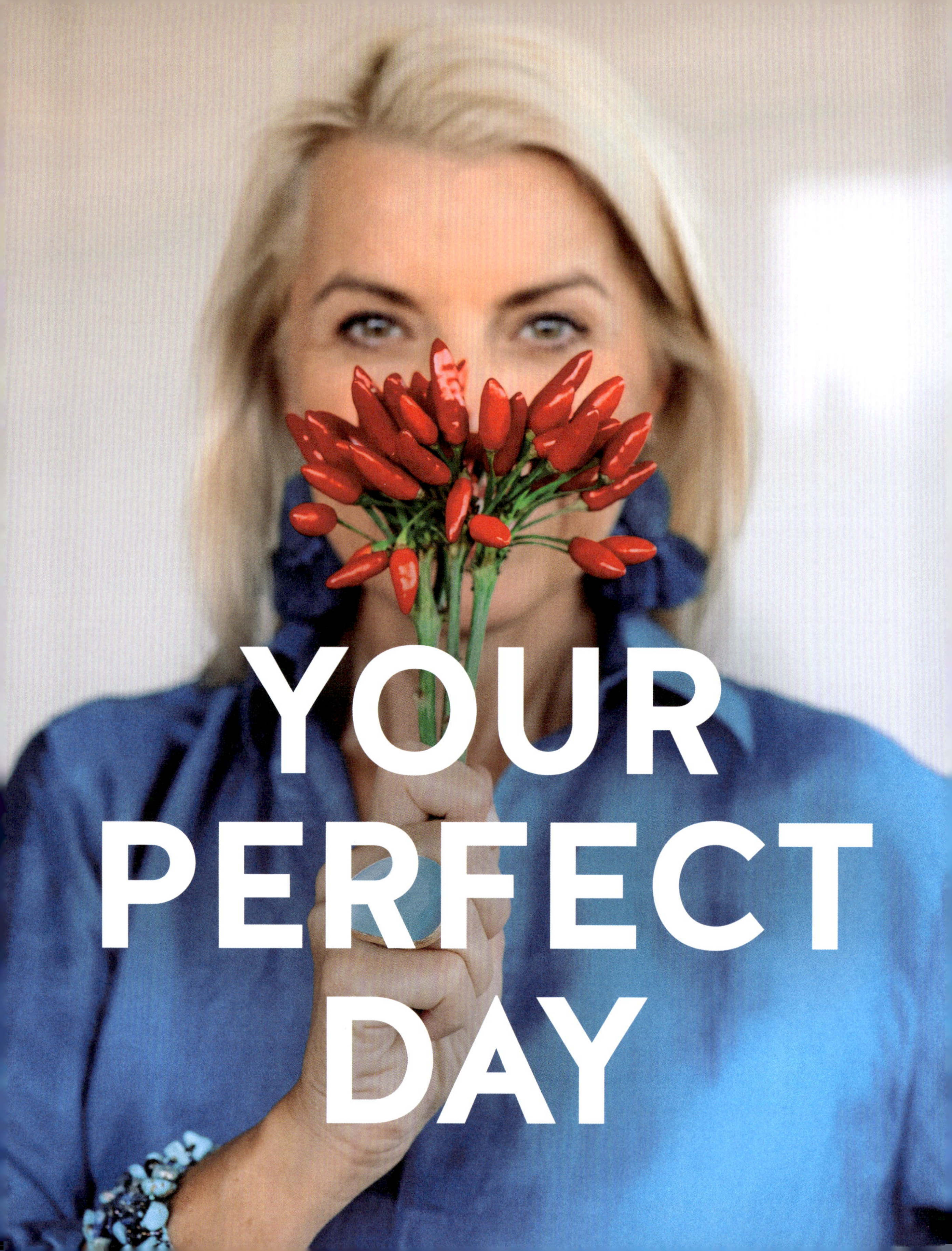

YOUR PERFECT DAY

DER PERFEKTE ABNEHMTAG IN DEN WECHSELJAHREN

VON DEN 12 GEBOTEN ZUM PERFEKTEN ABNEHMTAG

Du kennst die Theorie, jetzt geht's an die Praxis. Setzen wir die 12 goldenen *easy eating*-Prinzipien in die Tat um! Wenn du dich täglich an deine Vorsätze hältst, steht deinem Ziel, dein Wohlfühlgewicht zu erreichen und/oder zu erhalten, nun wirklich nichts mehr im Wege. Heißt nicht, dass du nicht ab und zu auch einmal eine Ausnahme machen darfst: Bleib dabei aber bei der 80:20-Regel: 80 Prozent der Zeit bewusste Ernährung, bei 20 Prozent drücken wir ein Auge zu. Oder manchmal sogar zwei.

WAS MACHT EINEN TAG ZUM PERFEKTEN ABNEHMTAG?

- Du versorgst dich mit hochwertigem, delikatem Essen, und das dreimal täglich.
- Du achtest auf deine Kohlenhydrat-, Eiweiß- (Protein) und Fettquellen.
- Du achtest ganz besonders darauf, dass jede deiner Mahlzeiten mehrere Eiweißquellen enthält.
- Du greifst vermehrt zu ballaststoffreichem Gemüse, Hülsenfrüchten und zuckerarmem Obst.
- Du trinkst nicht mehr als zwei Gläser leichten Alkohol (Weißwein, Rosé, Prosecco, Sekt, Champagner, und am besten gespritzt) und das auch nur mehr höchstens zweimal die Woche.
- Wenn du naschst, dann im Anschluss an dein Mittagessen; dabei überschreitet dein »kleiner Nasch« nicht die 200-Kalorien-Marke.

Make every day a great day

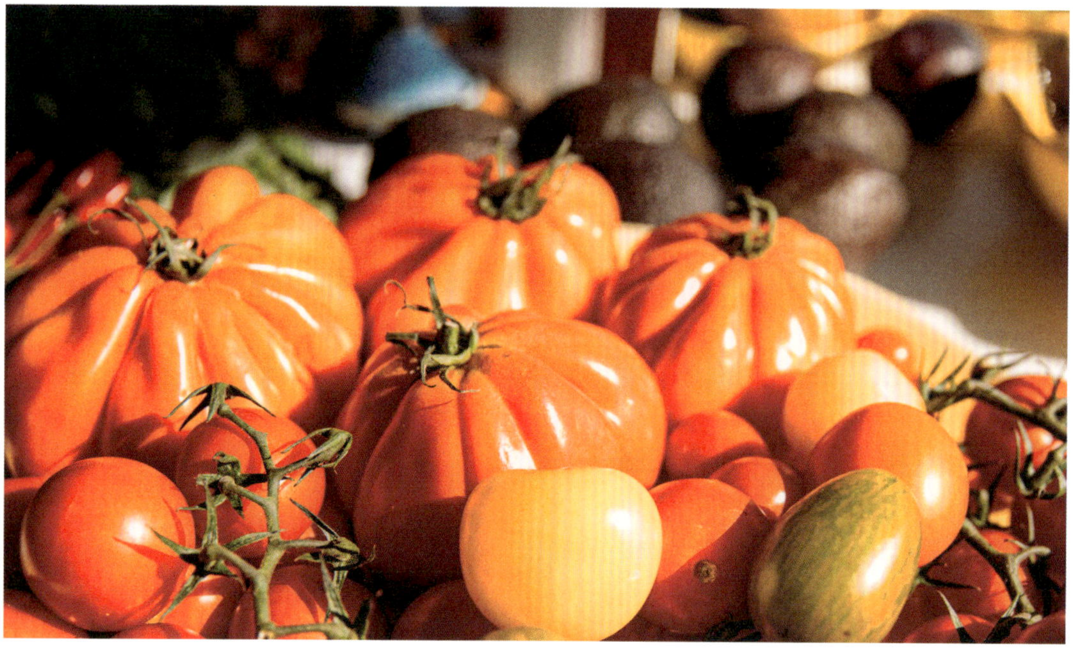

- Du trinkst tagsüber viel Wasser mit oder ohne Zitrone beziehungsweise Kräutertee (zwei bis drei Liter wären ideal).
- Du verzichtest auf Zwischenmahlzeiten (Snacken bremst beim Abnehmen und fördert das Zunehmen).
- Du nimmst dir Zeit für dich und dein Essen (Selfcare & Me-Time).
- Du integrierst Bewegung in deinen perfekten Abnehmtag (50 Minuten mindestens und/oder 10 000 Schritte).
- Du trägst dir deine zweimal wöchentlichen Krafttrainingseinheiten im Kalender als Termin ein (und nimmst sie auch wahr).
- Du achtest auf ausreichend und guten Schlaf (Handy weg aus dem Schlafzimmer).
- Du integrierst zweimal wöchentlich 16:8-Fasten in deine Alltagsroutine.
- Du freust dich auf dein morgiges Frühstück (der Start für den nächsten perfekten Tag).
- Noch mehr freust du dich darüber, dass du von Tag zu Tag leichter wirst (dein Fokus).
- Deine coolen, knackigen Jeans passen dir wieder wie angegossen (dein Ziel).

SO KÖNNTEN DEINE PERFEKTEN ABNEHMTAGE AUSSEHEN

Die Rezepte dazu und viele alltagstaugliche Varianten mehr findest du in unserem ausführlichen Rezeptteil. Sie werden dich auf deiner Abnehmreise unterstützen und begleiten.

AN ARBEITSTAGEN:

Frühstück: Joghurt-Bowl (Seite 208)
Mittag: *easy eating* McCreamy-Kartoffelsalat (Seite 201)
Abend: Chili sin Carne (Seite 259)

ARBEITSTAGE MIT 16:8-FASTEN INTEGRIERT:

Frühstück: Heidelbeerbrot (Seite 231)
Mittag: Hühnercurry (Seite 246)
Prä-16:8-Snack: Schokobananen (Seite 275)

AN WOCHENENDEN:

Frühstück: Bananenpancakes (Seite 230)
Mittag: Süßkartoffel-Nacho-Bowl (Seite 242)
Abend: Misosuppe (Seite 266)

SAMSTAGE/SONNTAGE MIT 16:8-FASTEN INTEGRIERT:

Frühstück: Grüne Shakshuka (Seite 255)
Mittag: *easy eating* Winter Salad (Seite 199)
Prä-16:8-Snack: Joghurt-Bowl (Seite 278)

Enjoy your meal

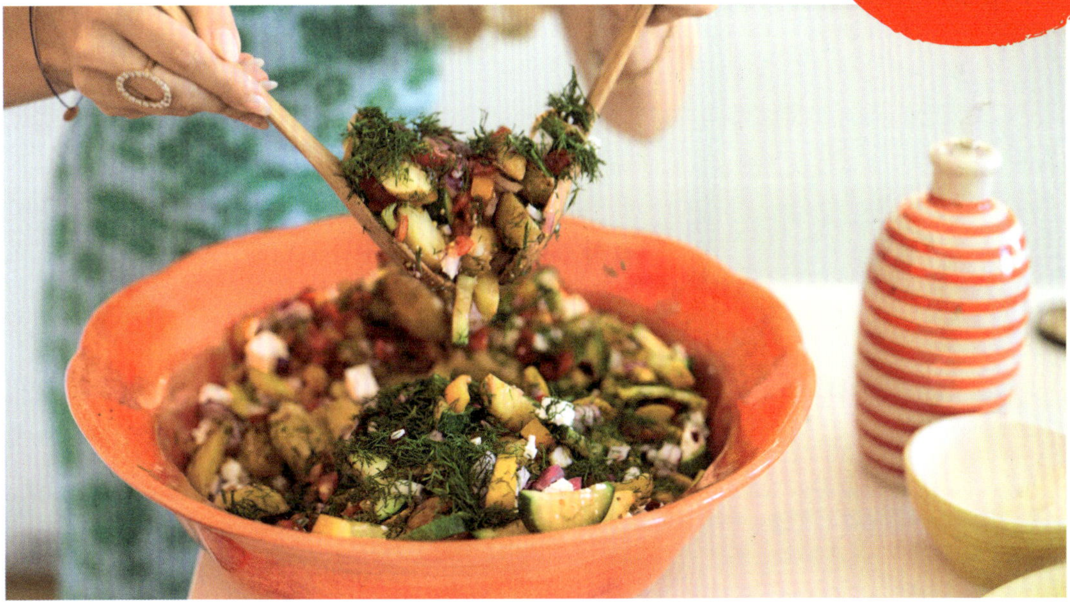

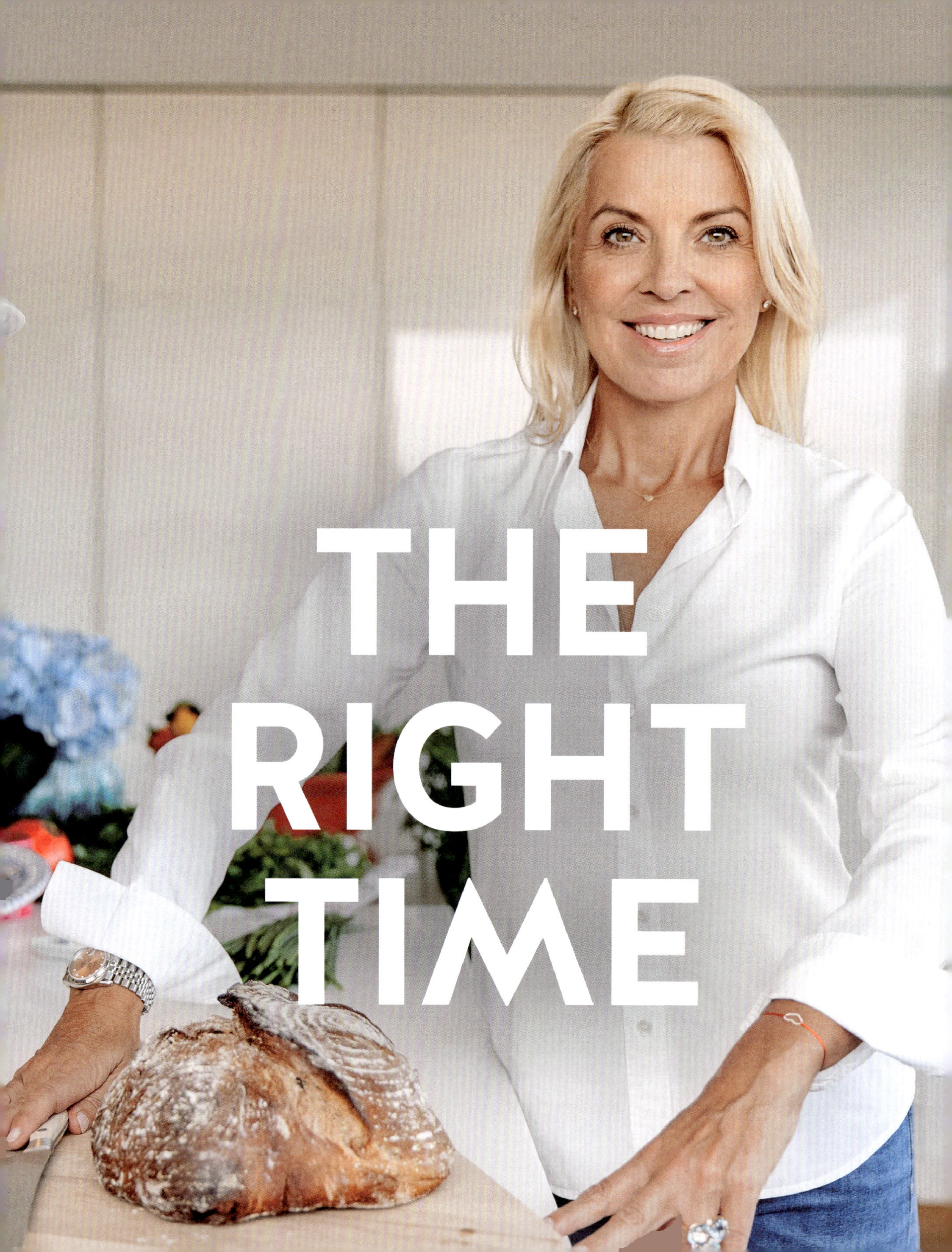
THE
RIGHT
TIME

CHRONOBIOLOGIE STATT KALORIEN

HÖRE AUF DEINE INNERE UHR

Good to know

Im Einklang mit der inneren Uhr. Klingt gut, oder? Ist es auch. Wenn du den Zeitpunkt deiner Mahlzeiten besser an den 24-Stunden-Zyklus anpasst, kann dein Körper die Nährstoffe einfacher aufnehmen, du fühlst dich frischer und verlierst nebenbei unnötige Kilos. Ich werde oft gefragt, ob ich »alles« esse, und ich antworte immer das Gleiche: »Ich esse alles, aber nicht alles zu jeder Zeit.« Bei *easy eating* verteufeln wir das Zählen von Kalorien und ziehen stattdessen die Chronobiologie für unsere Methode heran. Sei gespannt.

DIE CHRONOBIOLOGIE

Die Chronobiologie ist eine Wissenschaft, die sich mit den zeitlichen (chronologischen) Aspekten biologischer Prozesse und Rhythmen befasst. Sie untersucht, wie sich biologische Systeme in einem 24-Stunden-Zyklus (zirkadianer Rhythmus) und über längere Zeiträume hinweg verhalten und anpassen. Diese Rhythmen werden durch innere biologische Uhren gesteuert, die wiederum durch äußere Zeitgeber wie Licht und Temperatur beeinflusst werden. Es gibt den Schlaf-Wach-Rhythmus, den Hunger- und Essensrhythmus, hormonelle Rhythmen, den Körpertemperatur-Rhythmus, Blutdruck- und Herzfrequenz-Rhythmen, kognitive und psychologische Rhythmen. Während Schlaf- und Hungerzyklen zentrale Aspekte der Chronobiologie sind, umfasst das Feld eine Vielzahl von biologischen Rhythmen, die alle miteinander verbunden sind und sich gegenseitig beeinflussen.
Die Erforschung dieser Rhythmen hilft uns zu verstehen, wie der Körper optimal funktioniert und wie man gesundheitliche Probleme vermeiden kann, indem man das tägliche Leben besser an diese natürlichen Rhythmen anpasst.

DER MENSCH UND SEINE INNERE UHR

Somit kann man sagen, dass alle Stoffwechselprozesse im Körper in Tagesrhythmen ablaufen. Sie werden von einer zentralen Uhr im Gehirn und vielen peripheren Uhren in den Organen gesteuert. Folglich unterliegt auch der

Energiestoffwechsel einem Rhythmus und beeinflusst somit die Verstoffwechslung der Nährstoffe. Das bedeutet auch, dass die Verwertung von Kohlenhydraten, Fetten und Proteinen zu unterschiedlichen Zeiten unterschiedlich intensiv stattfindet. Die Reaktionen von Insulin- und Blutzuckerspiegel auf Nahrung sind in der ersten Tageshälfte am besten und spätabends am schlechtesten. Das lässt auch das jahrzehntelange Propagieren von der Sinnhaftigkeit der Kalorienbilanz in einem anderen Licht erscheinen. Es hieß und heißt oft immer noch: Nehmen wir mehr Kalorien auf als wir verbrauchen, nehmen wir an Gewicht zu, und nehmen wir weniger Kalorien in uns auf, als wir verbrauchen, nehmen wir ab. Das bedeutet dann eine negative Energiebilanz. Die *easy eating*-Methode baute noch nie auf einer negativen Kalorienbilanz auf, sondern basiert von Anfang an auf der Wissenschaft der Chronobiologie. Kurz: Am Ende eines Tages kommt es nicht darauf an, wieviel wir wovon gegessen haben – sondern WANN und WAS ist das Entscheidende.

DER EINFLUSS DER CHRONOBIOLOGIE AUF DEN KÖRPER

Die Chronobiologie beeinflusst also, wann und wie effizient der Körper Nahrung verdaut und Nährstoffe aufnimmt. Essen zu Zeiten, die nicht im Einklang mit dem zirkadianen Rhythmus stehen, kann zu Verdauungsproblemen und Stoffwechselstörungen und auch zu Gewichtszunahme führen. Der Zeitpunkt der Nahrungsaufnahme beeinflusst somit auch den **Stoffwechsel und das Körpergewicht**.
Die Effizienz der **Nährstoffverwertung** kann je nach Tageszeit variieren. Einige Nährstoffe werden zu bestimmten Tageszeiten besser aufgenommen und verwertet, was bedeutet, dass der Zeitpunkt der Nahrungsaufnahme wichtig ist, um die maximale Nährstoffaufnahme zu gewährleisten.

DER BESTE ZEITPUNKT

Ich werde sehr oft gefragt, ob ich denn ›alles‹ esse und ich antworte immer: Ja, ich esse alles, aber nicht alles zu jeder Zeit!

Wann verwertet der Körper unsere Nahrung am besten und wann verbrennt er am effizientesten Kalorien? Einige Studien haben gezeigt, dass der Körper am Morgen und am Vormittag effizienter Kalorien verbrennt und Nährstoffe besser verwertet. Der Stoffwechsel ist in den frühen Stunden des Tages höher, was bedeutet, dass der Körper die zugeführten Kalorien besser zur Energiegewinnung nutzt.
Morgens ist auch die Insulinempfindlichkeit am höchsten. Dies bedeutet, dass der Körper in den frühen Stunden des Tages Glukose effizienter verarbeitet und ein stabilerer Blutzuckerspiegel aufrechterhalten werden kann. Eine

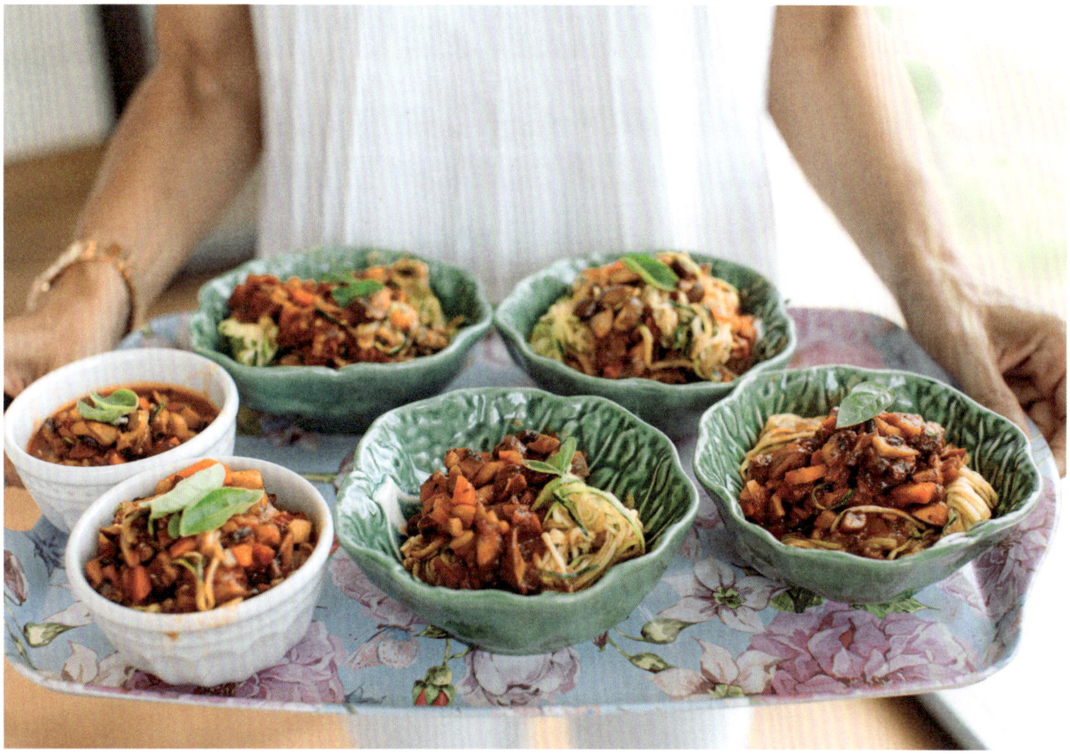

hohe Insulinempfindlichkeit führt dazu, dass der Körper weniger Insulin benötigt, um Glukose aus dem Blut in die Zellen zu transportieren, was die Wahrscheinlichkeit von Gewichtszunahme und metabolischen Störungen verringern kann.

Die Studie von Garaulet et al. aus dem Jahr 2013 zeigte, dass Menschen, die ihre Hauptmahlzeit früher am Tag einnahmen, mehr Gewicht verloren als diejenigen, die später aßen. Dies deutet darauf hin, dass der Körper zu früheren Tageszeiten besser in der Lage ist, Kalorien zu verbrennen und Nährstoffe zu verwerten.

Zusammenfassend lässt sich sagen, dass die Chronobiologie deutliche Hinweise darauf gibt, dass der Körper zu bestimmten Tageszeiten Nahrung besser verwertet und Kalorien effizienter verbrennt. Der Morgen und Vormittag scheinen besonders günstig für die Nahrungsaufnahme und den Energieumsatz zu sein. Ein besseres Verständnis dieser Rhythmen trägt in jedem Fall dazu bei, die eigenen Lebensstilentscheidungen zu optimieren und somit das Beste für die eigene Gesundheit zu tun. Vom lästigen und stressigen Kalorienzählen können wir uns daher mit bestem Wissen und Gewissen für immer verabschieden.

COOL DOWN CARBS

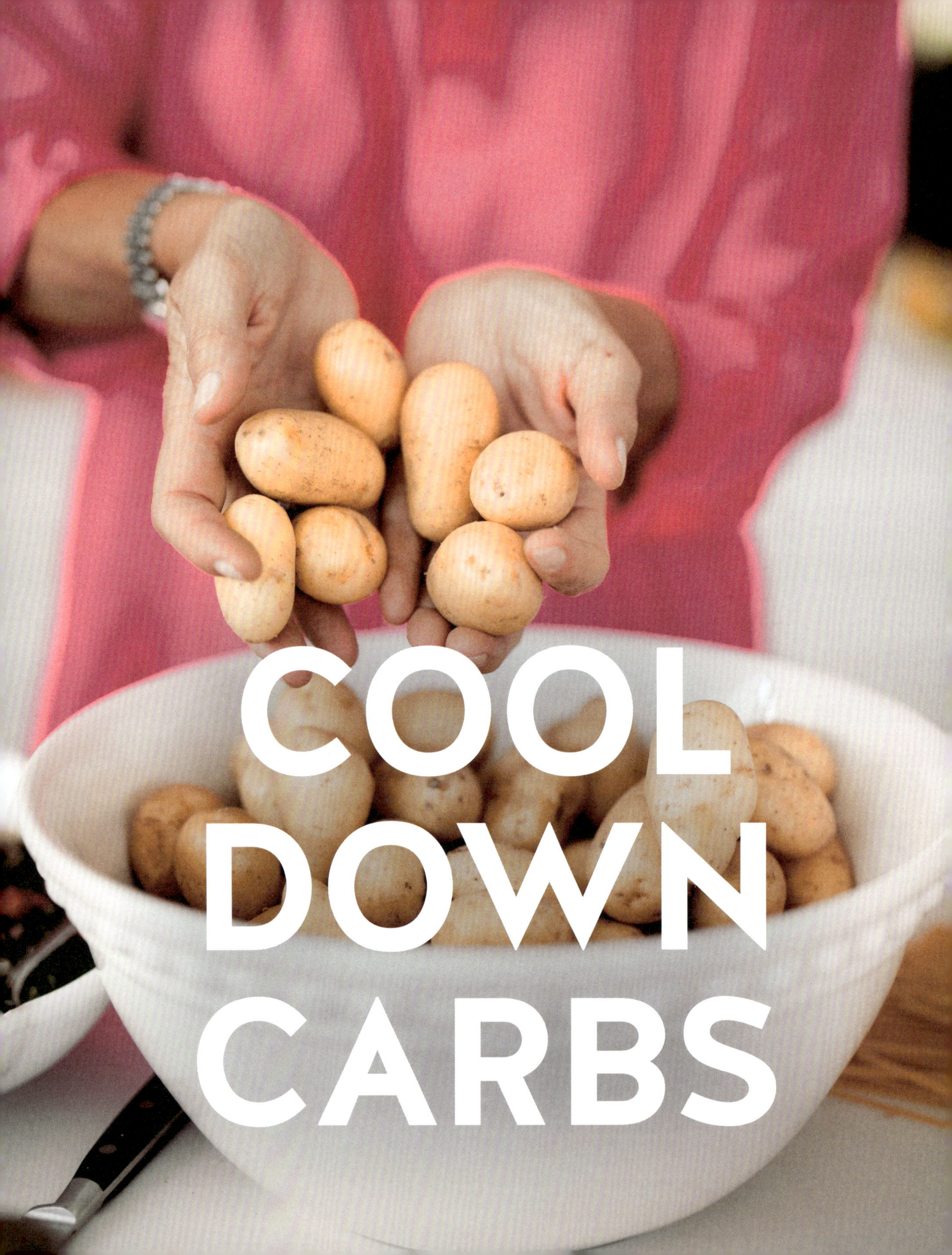

RESISTENTE STÄRKE

ABGEKÜHLTES AN DIE ABNEHMFRONT

Good to know

Fun fact: Kartoffeln und Nudeln vom Vortag haben weniger Kalorien als frisch gekochte. Der Grund dafür liegt in der Stärke. Dieser vermeintliche Zaubertrick kommt uns ganz schön zugute – erfahre mehr über resistente Stärke, und du wirst ab jetzt immer kalte Nudeln im Kühlschrank haben.

Stärke im Allgemeinen ist das wichtigste Nahrungs- und Reservekohlenhydrat vieler Pflanzen, beispielsweise in Getreide, Getreideprodukten und Kartoffeln. Sie ist ein natürlicher Vielfachzucker. Resistente Stärke hingegen ist eine Art von Stärke, die der Verdauung im Dünndarm widersteht und unverdaut in den Dickdarm gelangt. Sie wird als Ballaststoff betrachtet, weil sie im Dünndarm nicht in Glukose zerlegt wird. Stattdessen wird sie im Dickdarm von dort ansässigen Bakterien fermentiert. Dieser Fermentationsprozess produziert kurzkettige Fettsäuren wie Butyrat, die positive Auswirkungen auf die Darmgesundheit haben können.
Es gibt mehrere Typen resistenter Stärke, darunter:

- physikalisch eingeschlossene Stärke, die in ganzen oder teilweise gemahlenen Körnern und Samen vorkommt;
- unverdauliche Stärkegranulate, die in rohen Kartoffeln, grünen Bananen und einigen Hülsenfrüchten enthalten sind;
- retrogradierte Stärke, die entsteht, wenn stärkehaltige Lebensmittel gekocht und dann abgekühlt werden, wie zum Beispiel in gekochtem und anschließend abgekühltem Reis oder Kartoffeln.

WARUM WIR AB JETZT NUDELN, REIS UND KARTOFFELN ERKALTEN LASSEN

Das Erkalten von gekochten kohlenhydrathaltigen Lebensmitteln wie Nudeln, Reis und Kartoffeln führt zur Bildung von resistenter Stärke. Dieser Prozess wird als Retrogradation bezeichnet. Beim Erhitzen und anschließenden Abkühlen von stärkehaltigen Lebensmitteln ändert sich die Struktur der Stärke. Einige der Stärkemoleküle ordnen sich neu an und bilden eine Form, die für die Verdauungsenzyme im Dünndarm schwerer zugänglich ist.
Diese neu geformte resistente Stärke passiert den Dünndarm unverändert

und gelangt in den Dickdarm, wo sie als Ballaststoff fungiert und von den dort ansässigen Bakterien fermentiert wird. Sie bietet mehrere gesundheitliche Vorteile wie: Verbesserung der Darmgesundheit | Verbesserung der Blutzuckerkontrolle | erhöhtes Sättigungsgefühl.

Auch interessant: Sobald die Stärke in Kartoffeln, Reis oder Nudeln in resistente Stärke umgewandelt wurde, liefern diese Lebensmitteln weniger Kalorien als die frisch gekochten Varianten.

***EASY EATING*-TIPP:**
Koche Reis, Nudeln oder Kartoffeln wie gewohnt, lasse sie dann etwas abkühlen und stelle sie anschließend in den Kühlschrank. Um sich die retrogradierte Stärke zunutze machen zu können, müssen Reis, Nudeln, Kartoffeln ordnungsgemäß heruntergekühlt werden. Die abgekühlten Lebensmittel können anschließend kalt verzehrt werden, zum Beispiel als Bestandteil eines Salats, oder erneut erwärmt werden. Auch nach dem erneuten, kurzen Erhitzen ändert sich der Anteil der resistenten Stärke kaum.

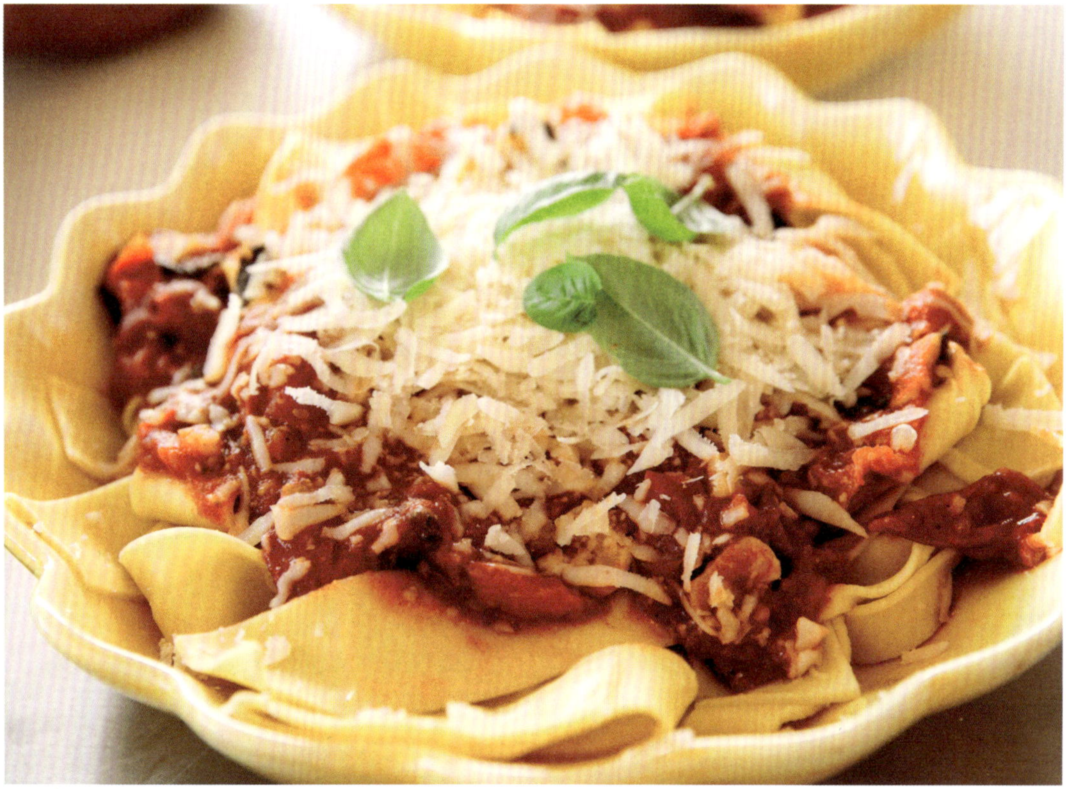

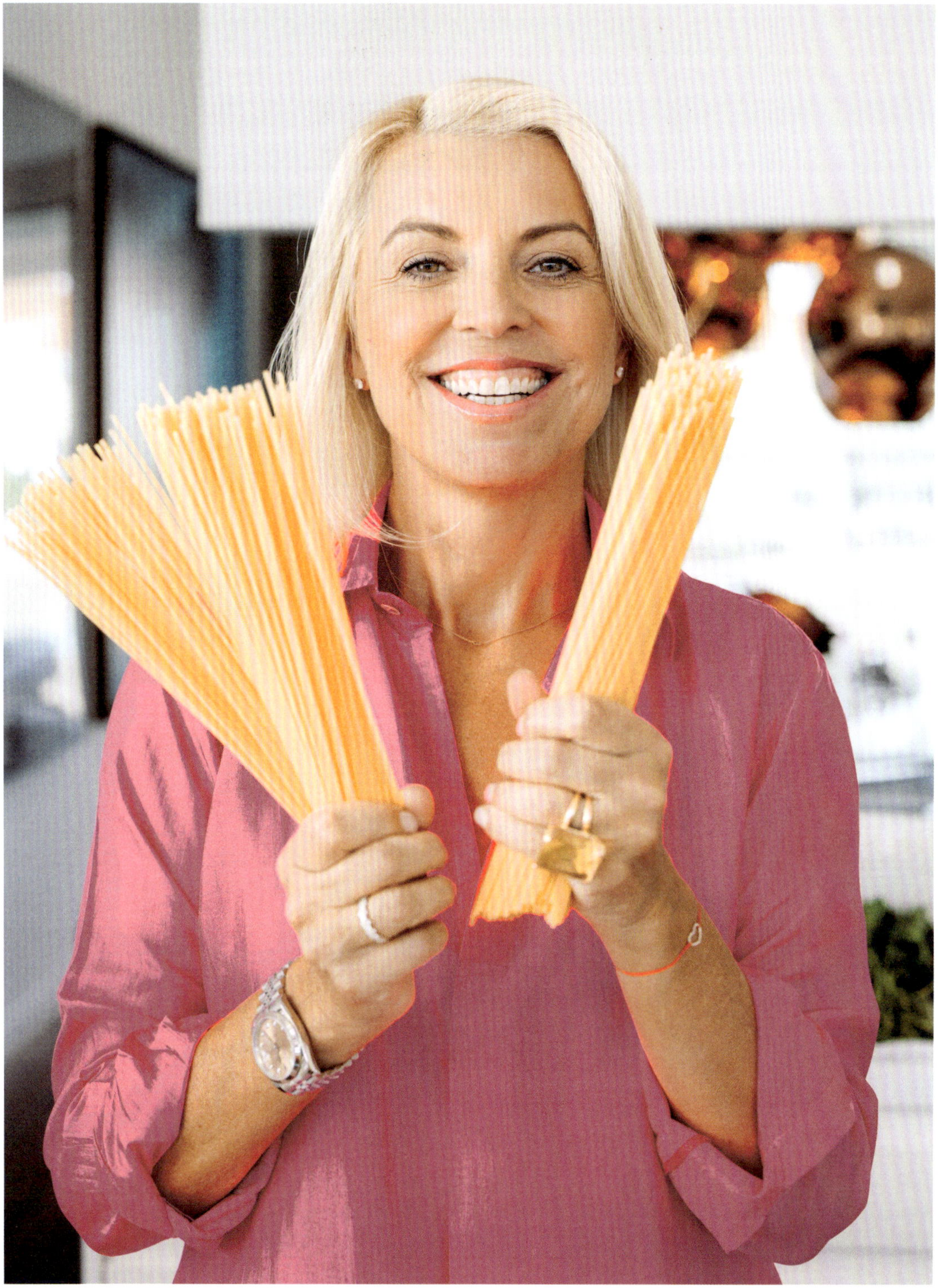

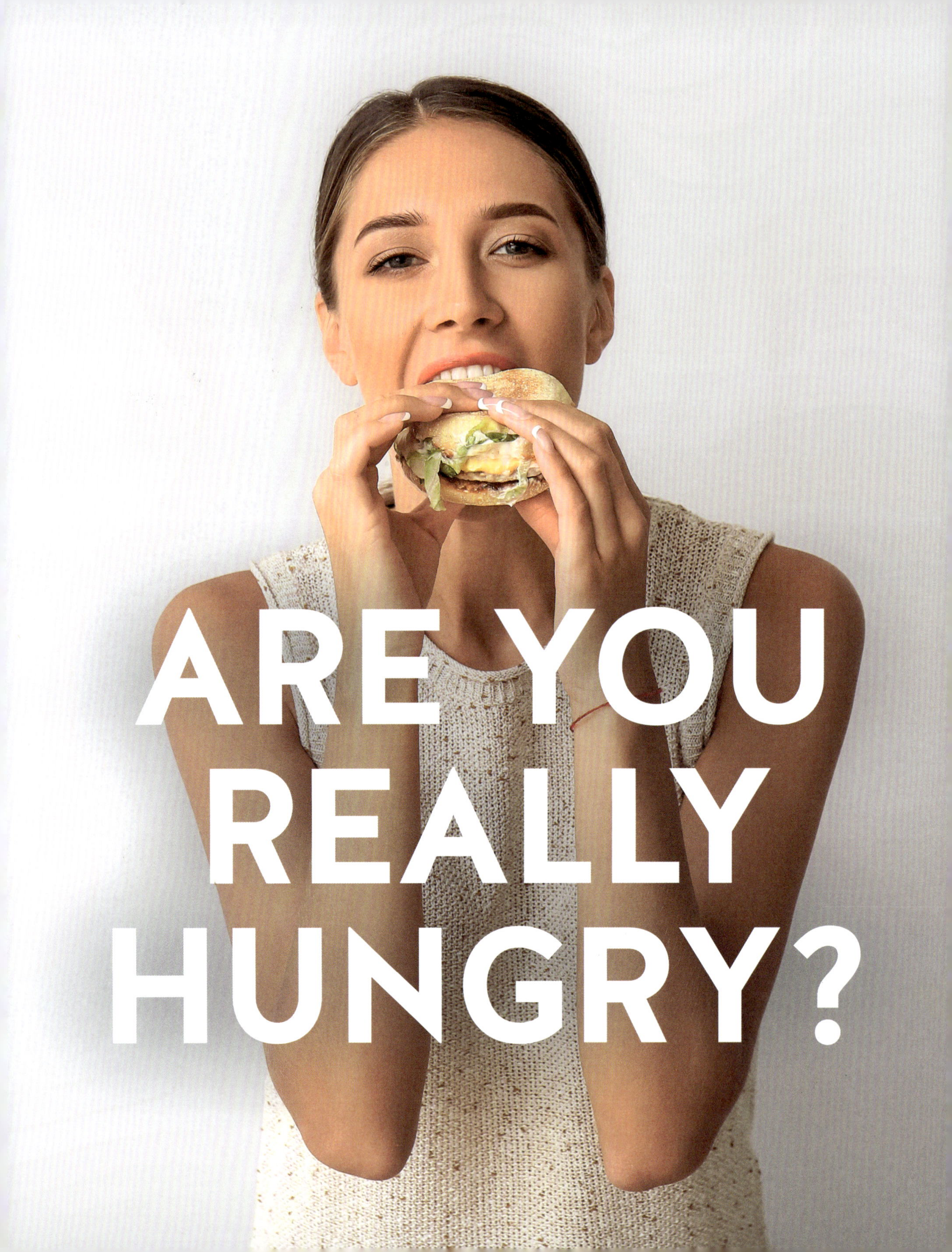

ARE YOU REALLY HUNGRY?

DIE 12 HUNGERARTEN

HUNGER ODER APPETIT – SO ERKENNST DU DEN UNTERSCHIED

Hast du dich schon einmal gefragt, warum du hungrig bist, obwohl du gerade erst gegessen hast? Wenn du abnehmen möchtest, solltest du unbedingt den Unterschied zwischen echtem Hunger und reinem Appetit kennen. Wie du zwischen einem körperlichen Bedürfnis und der Ersatzbefriedigung unterscheidest, erfährst du auf diesen Seiten.

HUNGER ODER APPETIT?

Oft ist es nicht der echte Hunger, der uns zum Essen treibt. Wir verwechseln viel zu oft Hunger mit Appetit. Es sind vielmehr Gelüste, die von verschiedenen Formen des Hungers ausgelöst werden, insbesondere vom Sinneshunger. Der trickst uns nämlich ganz schön aus, wenn es an jeder Ecke in der Stadt so gut aus den Bäckereien oder den Restaurants riecht. Oft sehr schwer zu widerstehen! Tappst du öfters in die »Gustofalle« und kaufst dir ein Eis, ein noch warmes Croissant, ein Stück Torte oder eine Käsesemmel, obwohl du gar keinen Hunger hast? Hier liegt auch schon das Problem: Diese »Gelüste« kommen von den verschiedenen Hungerarten, und davon gibt es einige.

DEIN HUNGER HAT 12 GESICHTER

Hunger ist komplex und vielschichtig – er kann durch körperliche Bedürfnisse, aber auch durch Emotionen und Gewohnheiten ausgelöst werden. Oftmals ist es schwierig zu unterscheiden, welcher Hunger gerade auftritt und welche Art von Nahrung unser Körper wirklich braucht. Insgesamt gibt es zwölf verschiedene Arten von Hunger, wobei nur einer der »echte Hunger« ist und durch einen leeren Magen versursacht wird. Alle anderen tricksen deinen Körper und deine Psyche aus. Damit du auf den »falschen Hunger« nicht mehr reinfällst, ist es wichtig, dass du Appetit von Hunger zu unterscheiden lernst. Nur so hast du dein Gewichtsmanagement im Griff und auch nur so funktioniert Abnehmen mit einer bewussten und gesunden Ernährungsumstellung.

Unnötige Essanfälle und Mehr-Kilos auf den Hüften kannst du somit gut vermeiden.
Hättest du gedacht, dass es so viele Hunger-Auslöser gibt? Mit einfachen Tricks kannst du den falschen Hunger überbrücken und umgehen. Diese Strategie soll dir helfen, falsche Essensgelüste sofort zu erkennen und eine Gegenmaßnahme anzuwenden.
Damit bist du zunächst »safe«.

CHANGE IS COMING

Kommt der Hunger oder Appetit, versuche dir kurz Zeit zu nehmen, um innezuhalten und zu reflektieren, ob dich eine Emotion zum Kühlschrank leitet oder sich wirklich der knurrende Magen meldet. Kleiner Tipp: Jede Mahlzeit bewusst essen, dabei Zeit lassen und genießen. Klingt vielleicht etwas »anstrengend«, aber es hilft dir, deinen Körper und deine Hungergefühle besser zu verstehen und zu kontrollieren. Denn wir wollen die Kontrolle über unser Essverhalten haben. Gönne dir ab und zu kleine Pausen beim Essen, um zu hinterfragen, ob du schon satt bist. Denn wer schnell isst, isst auch mehr.
Manchmal verwischen die Grenzen zwischen echtem Hunger, Appetit und Gusto. Doch bevor wir uns ins Essen stürzen, ist es entscheidend, zu hinterfragen: Was genau steckt hinter diesem Verlangen? Ist es der Magen, der nach Nahrung ruft, oder nur die Lust auf etwas Bestimmtes? Oder könnte es sogar ein emotionaler Ersatz sein für etwas, das uns gerade fehlt? Lass uns einen genaueren Blick auf die unterschiedlichen Hungerarten werfen:

AUGENHUNGER

NASENHUNGER

KOPFHUNGER

MUNDHUNGER

DURSTHUNGER

GEWOHNHEITSHUNGER

MAGENHUNGER

ZELLHUNGER

HEISSHUNGER

HORMONHUNGER

EMOTIONALER HUNGER

HERZENSHUNGER

1. AUGENHUNGER

»Schau dir diese himmlische Torte mit den saftig roten Himbeeren und der verführerischen Schokoglasur an!« Da läuft einem doch glatt das Wasser im Mund zusammen, oder? Aber Moment, unser Körper ist manchmal ein kleiner Schlawiner. Wenn der Hunger erst auftaucht, sobald wir etwas Köstliches sehen, dann haben wir es mit dem berüchtigten Augenhunger zu tun. Und ehrlich gesagt, Augenhunger ist kein echter Hunger, sondern einfach nur Appetit, der ausgelöst wird, wenn wir etwas sehen, das uns anspricht.

Hier der *easy eating*-Tipp:
Wegschauen und sich auf andere Gedanken bringen! Meistens hat Augenhunger nichts mit echtem Hunger zu tun. Wenn du ihm nachgibst, landen oft nur leere Extra-Kalorien in deinem Bauch, und genau das wollen wir doch vermeiden. Also bleib entspannt und lenke dich ab. Ganz wichtig: Wähle Essen, das dich wirklich satt und glücklich macht – und zwar zu den richtigen Essenszeiten. Ein halbes Stück Schoko-Himbeertorte nach dem Mittagessen: Gönne sie dir!

2. NASENHUNGER

Meine Tochter hat unlängst nach einem Lernmarathon um 21:30 Uhr Spaghetti al Limone für sich gemacht. Ich war schon im Bett mit meinem Buch, als plötzlich der Geruch von Knoblauch, Zitrone, Basilikum und Parmesan in meine Nase stieg. Mich überkam eine unbändige Lust nach genau diesem Essen. Doch ich wusste, hier ist der Nasenhunger am Werk, und der hat nichts mit echtem Hunger zu tun! Nasenhunger gaukelt uns vor, dass wir Hunger haben, obwohl unser Magen wahrscheinlich gar nicht leer ist. Das passiert, wenn verlockende Düfte uns umgeben und uns zum Essen verleiten wollen. Aber lass dich nicht täuschen!

Hier der *easy eating*-Tipp:
Fenster schnell zu oder an der Bäckerei vorbeigehen – schon bald lässt der Nasenhunger nach. Und damit er gar keine Chance hat, sorge dafür, dass du regelmäßig isst. So kannst du die kleinen Nasen-Schwindeleien geschickt austricksen! Kein Raum für Nasenhunger, wir haben Hunger auf echtes, satt machendes Essen!

3. KOPFHUNGER

Augenhunger und Nasenhunger gehen meistens nahtlos in den Kopfhunger über. Der Kopfhunger zeigt sich daran, dass sich deine Gedanken plötzlich nur mehr um diese eine Speise drehen. Du kannst an nichts anderes mehr als an dieses eine bestimmte Essen denken. Einer der größten Herausforderer des Kopfhungers während deiner Abnehmreise ist Verzicht. Verbote lösen emotionales Essen aus und lassen sie viel reizvoller werden, als sie tatsächlich sind. Verbietest du dir Schokolade, wird bald in deinem Kopf nichts anderes als Schokolade rumschwirren, und die Lust darauf wird immer größer.

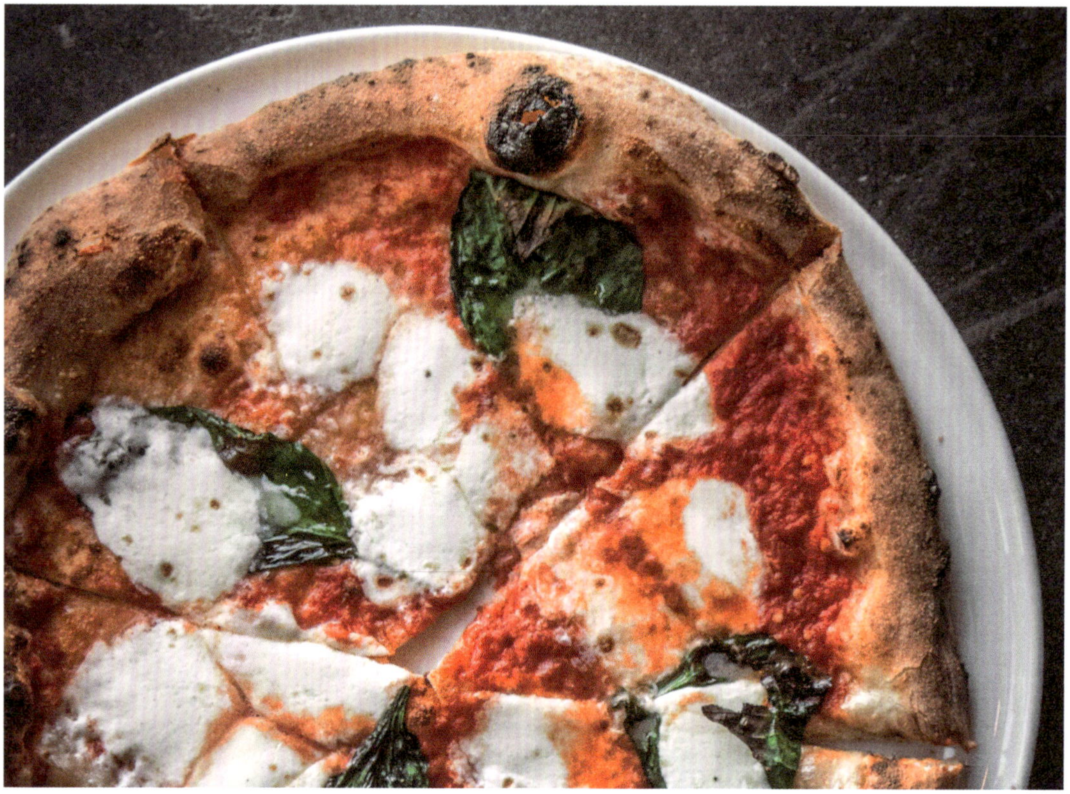

Hier der *easy eating*-Tipp:
Gib dem Essen, nach dem es dich gerade so gelüstet, eine neue Uhrzeit, einen neuen Tag. Also: statt Pizza um 22 Uhr → Pizza am Samstag zu Mittag. In meinem »Spaghetti-al-Limone-Fall« bat ich meine Tochter, mir die Pasta am darauffolgenden Samstag zu Mittag zu machen. So bekommen wir die schier unbändige Lust auf die Pizza, die Pasta, das Croissant, den Kuchen, die Schoko aus dem Kopf, weil wir wissen: Morgen oder in zwei Tagen werde ich dieses »Ding« in vollen Zügen genießen, aber zu einer Zeit, die mich beim Abnehmen unterstützt.

4. MUNDHUNGER

Beim Mundhunger handelt es sich um diesen unwiderstehlichen Drang nach einem Genuss im Mund. Du kennst es bestimmt – das Stück Schokolade, das förmlich auf deiner Zunge zergeht, oder diese knusprigen Chips, die so würzig nach Paprika und Salz schmecken. Genauso kann die Lust auf einen knackigen Blattsalat oder auch knusprige Nüsse den Mundhunger auslösen. Dein Mund verlangt nach Abwechslung und möchte etwas knuspern, lutschen oder vielleicht sogar etwas Kühles wie Eis spüren. Kein Problem, wenn du dem Mundhunger nachgibst. Doch auch hier gilt: Achte auf die Zeiten, nicht einfach so zwischendurch, und versuche, mit einer kleinen Portion (ein Stück Schoko, eine Eiskugel) auszukommen. Denn auch hier gilt: Die Dosis macht das Gift. Wir wollen schließlich, dass die Jeans weiter werden und nicht enger.

Hier der *easy eating*-Tipp:
Peppe dir dein Essen auf mit Kräutern, Nüssen, selbst gemachten cremigen Soßen (wie zum Beispiel Tahini mit Senf oder Sauerrahm mit Schnittlauch). Wenn dir eine cremige Gemüsesuppe zu wenig »Erlebnis« ist, dann püriere das Gemüse nicht. Dann hast du bei der Suppe auch das »Ess- und Kaugefühl«. Du entscheidest über die Konsistenz deines guten Essens.

5. DURSTHUNGER

Hier meldet sich der Durst und flüstert dir ins Ohr: »Hey, ich brauche etwas zu trinken!« Manchmal ist unser Körper jedoch ein kleiner Schelm und verwechselt Hunger mit Durst. So kann es vorkommen, dass du denkst, du hast Hunger, obwohl dein Körper eigentlich nur nach Flüssigkeit lechzt. Du kommst nach der Arbeit nach Hause, möchtest sofort etwas essen, tust das auch, und dann kommst du darauf, dass noch immer »etwas« fehlt. Du hast also gegessen, vielleicht sogar mehr, als du wolltest, obwohl du eigentlich Durst hattest. Dursthunger ist eigentlich ein hilfreicher Hinweis, dass du deinen Körper mit Flüssigkeit versorgen solltest. Denn wenn du ausreichend trinkst, hilft das auch dabei, den echten Hunger von einfachem Durst zu unterscheiden.

Hier der *easy eating*-Tipp:
Trinken, trinken, trinken. Am besten Wasser oder Kräutertee. Damit Dursthunger nicht zu oft an deine Tür klopft, sorge dafür, dass du ausreichend trinkst. Das hilft erst einmal, den echten Durst vom Hungergefühl zu unterscheiden.
Wenn du dann trotzdem noch Lust hast, etwas essen zu wollen, dann genieße ein ausbalanciertes, gutes Essen!
Wenn du von deiner Arbeit nach Hause kommst, trinke erst ein großes Glas Wasser, bevor du dir etwas zu essen nimmst.

6. GEWOHNHEITSHUNGER

– auch »konditionierter Hunger« genannt. Dieser Hunger entsteht aus Gewohnheit oder weil gerade Essenszeit ist. Wir essen, weil unser Gehirn uns sagt, dass es Zeit für eine Mahlzeit ist oder weil wir nicht unhöflich sein wollen, vor allem in sozialen Situationen. Die KollegInnen gehen immer schon um 11:45 in die Kantine und du daher auch. Oder: Du triffst abends Freunde in einem Lokal, eigentlich bist du angenehm satt, weil du erst später Mittag gegessen hast, und bestellst trotzdem zwei bis drei Gänge. Danach ärgerst du dich, weil du gegessen hast, ohne Hunger zu haben. Oft essen wir in solchen Situationen, weil wir nicht in der Runde auffallen wollen. Die anderen essen, also esse ich halt auch, und schmecken tut es schließlich auch. Gewohnheitshunger ist aber kein echter körperlicher Hunger, sondern eher ein sozialer oder zeitgebundener Hunger. Er meldet sich, wenn wir durch äußere Einflüsse, Gewohnheiten oder die Gesellschaft dazu verleitet werden, etwas zu essen, obwohl wir eigentlich gar nichts bräuchten.

Hier der *easy eating*-Tipp:
Am besten, du lässt dich nicht von äußeren Umständen oder Personen zum Essen verleiten. Das ist aber – wie wir alle wissen – gar nicht so einfach.Versuche doch einmal, deine KollegInnen zum späteren Essen zu motivieren mit dem Argument: »Dann vergeht der Nachmittag schneller.«
Im Restaurant mit den FreundInnen entscheidest du vorher, ob du etwas essen oder auch vielleicht nur etwas trinken möchtest. Und wenn du dann essen möchtest, weil du nicht den Abend mit einem Getränk in der Runde sitzend verbringen willst, dann entscheide dich für einen leichten Gang und genieße dein Essen. Du entscheidest für dich, nicht die anderen oder eine Situation.

7. MAGENHUNGER

Da ist er also, der Magenhunger oder auch Bauchhunger genannt. Hier haben wir es mit dem ECHTEN Hunger zu tun. Er kann ganz schön rebellisch sein und sich lautstark Gehör verschaffen. Du spürst dieses unangenehme Kribbeln und Ziehen im Bauch, das dir ganz deutlich sagt: »Hey, es wird Zeit für Nachschub!« Dieser Hunger erinnert dich daran, dass es an der Zeit ist,

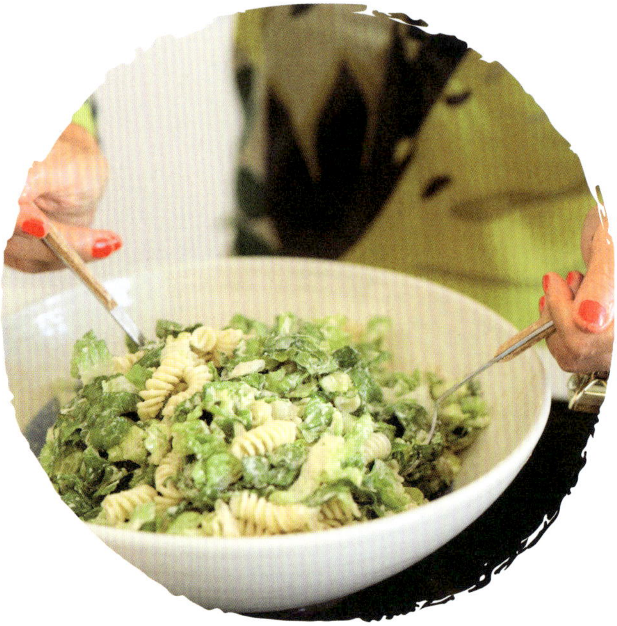

deinen Körper mit Nährstoffen und natürlich gutem Essen zu versorgen. Dein Magen braucht jetzt etwas Nahrhaftes, damit er wieder voll frischer Energie weitermachen kann.

Hier der *easy eating*-Tipp:
Zögere den Magenhunger nicht länger heraus oder verbiete dir nicht, zu essen, wenn dein Körper nach Nahrung schreit. Lerne deinem Körper zu vertrauen, er sagt dir ganz genau, was er braucht. Gib ihm, was er braucht, und er wird es dir danken. Wenn du dich allerdings dreimal täglich mit köstlichem und vor allem nahrhaftem Essen versorgst, sollte eigentlich kein Magenhunger aufkommen.

8. ZELLHUNGER

Der Zellhunger – auch »Bedarfshunger« genannt – ist ein ganz besonderer Hunger, der sich leise, aber beharrlich meldet. Dein Körper schickt dir eine gezielte Botschaft, dass er nach spezifischen Nährstoffen verlangt. Es ist, als würden deine Zellen miteinander kommunizieren und dir zuflüstern: »Hey, wir brauchen jetzt etwas von dem Guten, das uns antreibt!« Ob es Fleisch, Kohlenhydrate, Milchprodukte oder frische Rohkost ist – dein Zellhunger kennt seine Bedürfnisse genau. Bei mir ist es sehr oft das dringende Bedürfnis nach einem frischen, knackigen Salat und/oder Milchprodukten wie Feta oder auch Joghurt. Dieser spezielle Hunger signalisiert uns, welchen Bedarf unser Körper gerade hat (daher auch Bedarfshunger), um optimal zu funktionieren.

Hier der *easy eating*-Tipp:
Es lohnt sich, auf deinen Zellhunger zu hören und ihn vor allem ernst zu nehmen. Wenn es sich nicht gerade um das Verlangen nach Zucker handelt, solltest du deinem Bedarfshunger nachgeben. Du wirst lernen, diesen Zellhunger zu erkennen und deinem Körper das zu geben, was er braucht.

9. HEISSHUNGER

Oh ja, wir kennen ihn alle! Dieser Hunger entsteht oft, wenn wir tagsüber nicht genug, unausgewogen oder falsch gegessen haben. Dein Blutzuckerspiegel gerät in eine Achterbahnfahrt, und du verspürst ein starkes Verlangen nach schneller Energie meist in Form von süßen, fetten oder kohlenhydratreichen Snacks. Oft wird Heißhunger ausgelöst, weil wir zu wenig oder falsch gegessen haben. Über viele Stunden nichts gegessen zu haben oder nach dem Verzehr von Zucker, Weißmehlprodukten und/oder Alkohol ist es ziemlich wahrscheinlich, dass Heißhunger ausgelöst wird. Mit diesem Thema haben sehr viele Menschen zu kämpfen, daher werde ich es in diesem Buch mehrmals erwähnen: sowohl die Auslöser als auch die Gegenmaßnahmen.

Hier der *easy eating*-Tipp:
Mit ein paar einfachen Tricks kannst du den Heißhunger in Zaum halten. Erstens sorge dafür, dass du dich dreimal täglich mit hochwertigem und gutem Essen versorgst, sodass dein Blutzuckerspiegel stets stabil ist.
Zweitens achte auf eine ausgewogene und ausbalancierte Ernährung und versorge dich mit jenen Lebensmitteln wie Vollkornprodukten, guten Proteinen, hochwertigen Fetten, Ballaststoffen wie Gemüse, Hülsenfrüchte, zuckerarmes Obst – dann hat der Heißhunger keine Chance. Drittens zeige dem Heißhunger, wer der Boss ist. Nämlich DU. Lass dich von ihm nicht in die Irre führen und (Essens-)Entscheidungen treffen, die du bald bereust.
Viertens, falls er sich doch wieder einmal melden sollte, dann lenke dich ab. Mache einen Spaziergang, telefoniere mit einem dir wichtigen Menschen, schaue eine neue Serie oder lies ein spannendes Buch. Oder du hörst einen Podcast oder meditierst. Was immer dich von einer Heißhungerattacke bewahrt, mache es. Es wird deine zukünftige Strategie werden. (Mehr zu diesem Thema findest du im nächsten Kapitel »Heißhunger stoppen«.)

10. HORMONHUNGER

Der Hormonhunger plagt uns Frauen meist in unserer körperlich sensiblen Phase, zum einen vor Beginn oder während der Menstruation, zum anderen in und nach den Wechseljahren. Im Laufe des Menstruationszyklus durchlebt dein Körper verschiedene hormonelle Veränderungen, darunter eine Zunahme von Progesteron und Östrogen. Diese beiden Hormone können den Appetit und das Essverhalten beeinflussen. Besonders in der Lutealphase des Zyklus (die Zeit zwischen dem Eisprung und dem Beginn der Menstruation) steigt der Progesteronspiegel an. Dies kann dazu führen, dass du mehr Hunger hast und ein enormes Verlangen nach bestimmten Lebensmitteln verspürst – leider sind das oft Gelüste nach süßen oder kalorienreichen Snacks.
Mache dir keinen Kopf, der prämenstruelle Hunger und auch der spontan auftretende Hunger in den Wechseljahren betrifft viele Frauen, wobei jede Frau diese Hunger-Schwankungen unterschiedlich stark erlebt. Wie kannst du nun dem Hormonhunger entgegenwirken?

Hier der *easy eating*-Tipp:

Erlaube dir, alle Lebensmittel zu essen. Die Balance macht's aus. Besser ist es, du gönnst dir einen »kleinen Nasch« (ein Naschwerk mit maximal 200 Kalorien) als Dessert nach dem Mittagessen, oder, wenn es gar nicht anders geht: eine Handvoll Nüsse und eine Rippe Schokolade, bevor der Verzicht einen unkontrollierten Essanfall auslöst. Achte auf deine seelischen und körperlichen Bedürfnisse und gehe behutsam mit dir selbst um. Sei nicht zu streng, sondern sei lieb zu dir. Jeden Tag, aber vor allem an deinen sensibleren Tagen.

11. EMOTIONALER HUNGER

Dass manche von uns beim Essen über die Stränge schlagen, hat sehr oft wenig mit dem eigentlichen Hunger zu tun.
Es kann aber »gefährlich« werden, wenn Essen als emotionale Krisenbewältigung benutzt wird. Ja, Essen ist Futter für die Seele – aber nur, solange man selbst die Kontrolle darüber hat, wie viel man zu sich nimmt.
Emotionen spielen eine große Rolle in unserem Leben. Sie sind unser innerer Kompass, der uns leitet und uns zeigt, wie wir uns fühlen. Manchmal können wir jedoch von unseren Emotionen überwältigt werden. Dann versuchen wir häufig, sie auf ungesunde Weise zu kontrollieren oder zu unterdrücken. Indem wir essen und essen und noch mehr essen, versuchen wir mit schwierigen Emotionen umzugehen. Zum Beispiel kann der Drang zu essen durch Gefühle wie Angst, Traurigkeit, Einsamkeit oder sogar Freude ausgelöst werden. Essen wird dann zum Mittel, um diese Emotionen zu verdrängen oder gar zu »betäuben«.

Hier der *easy eating*-Tipp:

Es ist wichtig, dass du lernst, deine Emotionen bewusst wahrzunehmen, anstatt sie zu verdrängen. Emotionales Essen ist für ganz viele Frauen ein großes Thema, das sie intensiv beschäftigt. Emotionaler Hunger ist meist ein leiser Ruf deiner Seele, der dich dazu auffordert, mehr auf dich zu achten. Betrachte deine Emotionen als deine persönlichen Begleiter, die dir etwas über dich selbst und deine Bedürfnisse verraten.

12. HERZENSHUNGER

Herzenshunger hat viele Gemeinsamkeiten mit dem emotionalen Hunger. Der Herzenshunger ist noch mehr mit unserer Gefühlswelt, mit unserem Herzen verflochten. Hier geht es nicht nur um den physischen Bedarf nach Nahrung, sondern oft um unsere emotionalen Bedürfnisse und unerfüllten Sehnsüchte. Manchmal verspüren wir dieses Verlangen nach Essen, weil wir in unserem Leben etwas oder jemanden stark vermissen oder vielleicht sogar trauern oder uns in einer Situation befinden, die uns schon länger unglücklich macht. Essen wird dann zum Trostspender, zur Belohnung oder auch zur Ablenkung von unseren Gefühlen. Vielleicht kennst du das auch: Du verspürst eine Leere im Herzen, du wünschst dir einen Partner, bist aber gerade Single; du fühlst dich in deiner Wohnung nicht wohl, in deinem Freundeskreis gibt es »toxic people«, du bist oft einsam und weißt nicht, wie du aus dieser Traurigkeitsspirale wieder rauskommst. Jeder von uns hat das schon einmal gefühlt. Du bist nicht allein mit diesen Gefühlen. Es gibt mehr Menschen da draußen, als du denkst, denen es ähnlich geht. Doch wie kann man diesem seelischen Hunger entgegenwirken?

Hier der *easy eating*-Tipp:
Es ist wichtig, dass du dich mit deinen Wünschen und Sehnsüchten auseinandersetzt. Nimm das Ruder wieder in die Hand. Manchmal kann das Meer stürmisch sein, du aber bist die Kapitänin und bestimmst die Richtung. Setze dich hin und betrachte dein Leben einmal von oben. Was ist gut und darf bleiben und was tut dir nicht gut und soll gehen? Falls du eine Entscheidungshilfe brauchst, wende dich an Menschen, denen du vertraust und die dir zu 100 Prozent wohlwollend gegenüberstehen. Herzenshunger ist ein starkes Signal deines inneren Selbst, und das solltest du nicht ignorieren.

Das waren sie also, die 12 verschiedenen Hungerarten. Damit du eine gesunde, achtsame Beziehung zu dir selbst entwickeln kannst, musst du auf deine seelischen Bedürfnisse achten und vor allem die Verbindung zwischen deinem Geist und deinem Körper herstellen. Indem du lernst, deine Gefühle bewusst wahrzunehmen, zu reflektieren und auch zu respektieren, stärkst du deine innere Balance. Versuche in dich hineinzuhören, was du wirklich brauchst, um glücklich zu sein. So entwickelst du ganz nebenbei eine gesunde Beziehung zum Essen und in weiterer Folge zu deinem Körper.

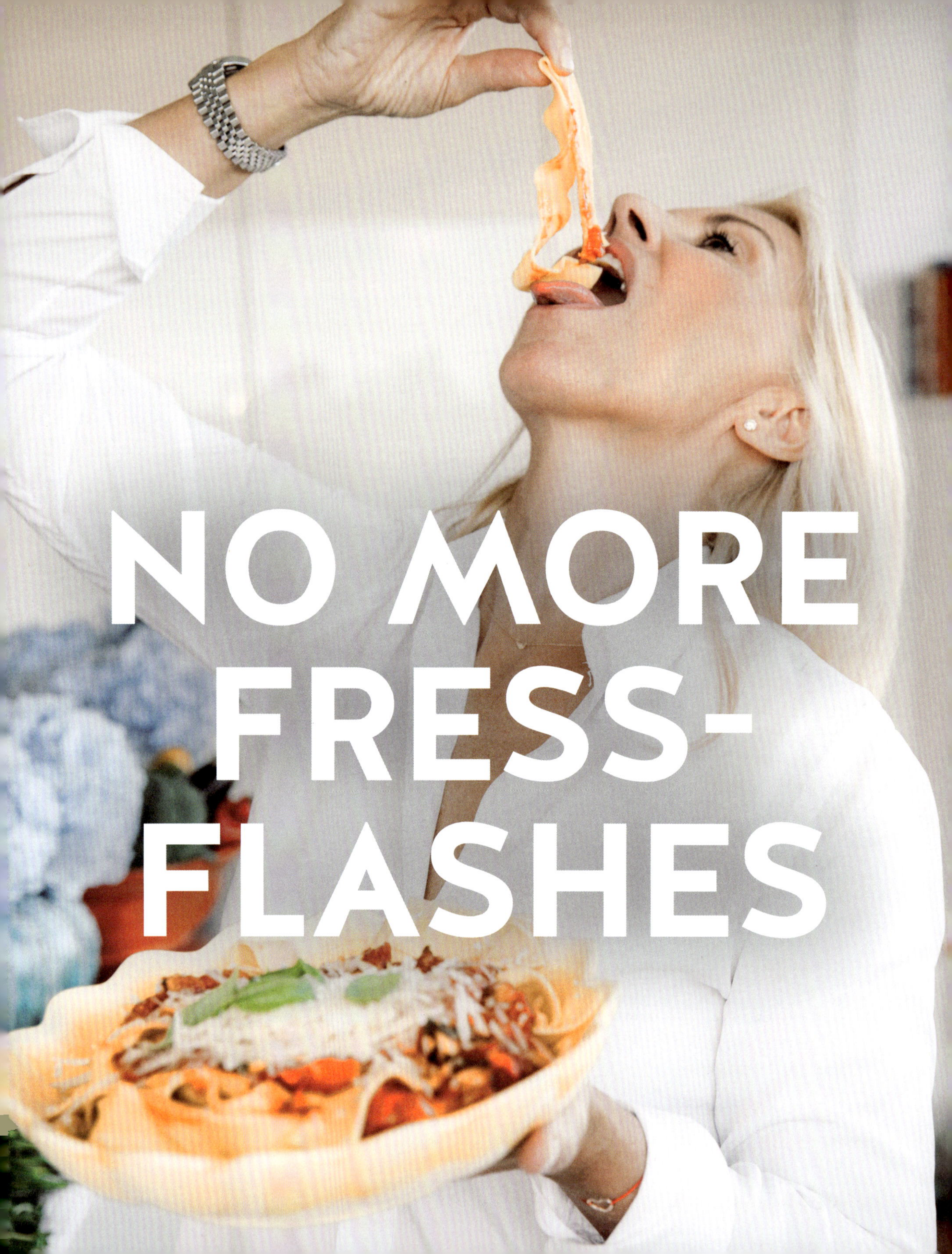

NO MORE FRESS-FLASHES

HEISSHUNGER STOPPEN
WAS TUN, WENN'S UNS DOCH ERWISCHT?

Wer weiß, wie Heißhunger entsteht, ist noch lange nicht gefeit gegen einen richtig fiesen Fress-Flash. Denn: In den Wechseljahren ist der Heißhunger besonders tückisch. In Schach halten wir ihn mit einem stabilen Blutzuckerspiegel. Aber was, wenn er trotzdem kommt? So bereitest du der Heißhungerattacke ein jähes Ende.

NO MORE CRAVINGS

»Craving« kommt aus dem Englischen und wird meist mit »starkes Verlangen« oder auch mit »Gier« übersetzt. Im übertragenen Sinn ist damit meist »Heißhunger« gemeint. Heißhunger lässt uns häufig ungesunde Entscheidungen treffen. Meist handelt es sich hier um Entscheidungen, die wir anschließend bereuen. Es kann passieren, dass Heißhunger ganz plötzlich auftritt, obwohl wir gut gegessen haben und obwohl gerade »alles okay« in unserem Leben ist. Vielleicht kennst du das auch? Es fühlt sich an, als würde sich in unserem Kopf gegen unseren Willen und auch jegliche Vernunft ein Schalter umlegen. Dieses unbändige Verlangen nach etwas Süßem oder Salzigem hat die Macht über unsere Gedanken und auch über unsere Entscheidungen übernommen. Wie ein Roboter treibt es uns zur Naschlade oder in den nächsten Supermarkt, in den Eissalon oder sogar zur Tankstelle. Wir scheuen keine Mühen, um an »unseren Stoff« zu kommen. Aber keine Sorge, du bist diesem Gefühl nicht machtlos ausgeliefert. Ich zeige dir, wie du deinen Heißhunger bezwingen kannst.

NIE WIEDER HEISSHUNGER

Welche Bezeichnung spricht dich am meisten an: Heißhunger bezwingen? Heißhunger bewältigen? Heißhunger stoppen? Heißhunger besiegen? Suche dir eine aus, gib deinem Vorhaben einen Namen, und dann gehen wir's an. Ich bin nämlich der Meinung, dass wir unsere Ernährung, unser Wohlbefinden und in weiterer Folge unsere Gesundheit selbst in der Hand haben können, ja sogar müssen. Wir entscheiden, wann wir was essen. Wir entscheiden, wie oft und wie viel wir trinken, und genauso

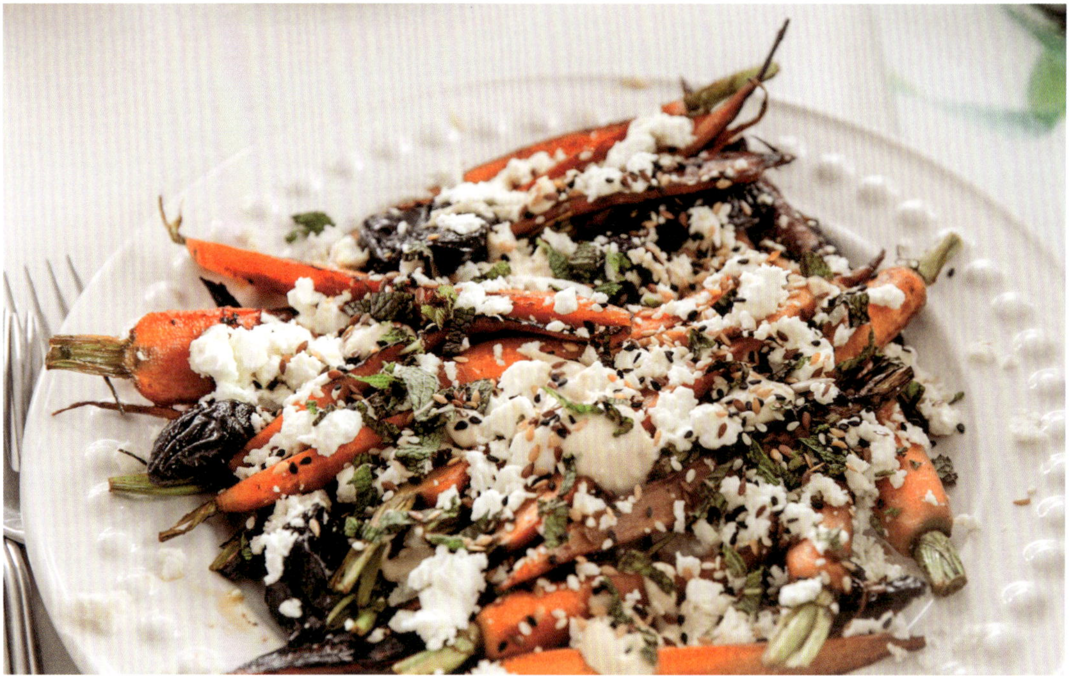

entscheiden wir, wie wir mit unseren Cravings umgehen. Unser Ziel ist nämlich, bewusst ein Eis, eine Schoko, ein Glas Wein oder einen fettreichen Käse zu essen, zu genießen, das Ganze ohne Reue und schlechtes Gewissen. Bewusste Entscheidungen treffen – das wollen wir.

DIE LÖSUNG: SAFE FOOD

Wenn du die Bezeichnung »Safe Food« googelst, wird dir diese Definition angezeigt: »Safe Food« steht für eine sichere und unbedenkliche Ernährung. Dies umfasst Maßnahmen und Standards wie Lebensmittelsicherheit, Qualitätskontrolle, Rückverfolgbarkeit, Regulierung, Überwachung und einiges mehr. Ich aber verwende den Begriff »Safe Food« für Lebensmittel, die helfen, Heißhungerattacken zu verhindern und das Sättigungsgefühl zu fördern. Diese bestimmten Lebensmittel beziehungsweise Speisen sind dann eine sichere Wahl, um den plötzlich auftretenden Heißhunger unter Kontrolle zu bekommen und ihn so zu bezwingen.
Just to be on the safe side!

SAFE FOOD – ERSTE HILFE BEI HEISSHUNGER

Man braucht einen Rettungsanker, wenn sich der falsche Hunger meldet. Er soll dich rasch vor unkontrolliertem Essen bewahren. Dein persönliches Safe Food wird dein zukünftiges »Sicherheitsessen« sein, das dich nicht nur glücklich machen wird, sondern das dich vor allem vor unnötigen Essattacken bewahren wird. Es wird dir dabei helfen, gar nicht erst in eine Falle zu tappen.

TASTY SAFE FOOD – HEALTHIER, HAPPIER YOU

Das Wichtigste am Safe Food ist: Es muss schnell verfügbar und zubereitet sein UND es muss schmecken!
Es ist dein neues Konzept, das dich vom übermäßigen und ungesunden Essen abhält, deine Lust stillt, dich satt und glücklich macht. Das werden eine oder mehrere Speisen sein, für die du die Zutaten in Zukunft immer zu Hause haben wirst. Mit dieser einfachen Maßnahme werden Cravings nach ungesunden Lebensmitteln gar nicht erst entstehen. Keine Gier mehr nach den »schlimmen Dingen«, mit denen du Gefahr läufst, Unmengen an Kalorien in dich hineinzustopfen. Mit deinem Safe Food bist du künftig auf der sicheren Seite.

WORAUS SOLLTE DEIN PERFEKTES SAFE FOOD BESTEHEN?

Dein persönliches Safe Food sollte für salzigen und süßen Appetit bereitstehen. Genussvoll, sättigend und energiegeladen soll dein Safe Food sein und nicht nur deine Geschmacksknospen befriedigen, sondern auch dein Gemüt in Freude und Leichtigkeit bringen. Geschmacksknospen enthalten Sinneszellen – diese werden über chemische Stoffe aktiviert und nehmen so die Geschmacksrichtung der Nahrung wahr. Es gibt fünf Geschmacksrichtungen:
süß | salzig | sauer | bitter | umami.

Die ersten vier sind altbekannte Geschmackssinne. »Umami« hingegen wurde erst im Jahr 2000 wissenschaftlich nachgewiesen und als Geschmacksrichtung etabliert. Das Wort selbst stammt aus dem Japanischen und bedeutet so viel wie »würzig«. Ob es dich nach süß, salzig, sauer, bitter oder umami gelüstet, ist ab jetzt kein Problem mehr für dich, denn du wirst vorbereitet sein!

Dein Safe Food sollte neben deiner bevorzugten Geschmacksrichtung auch diese bestimmten Eigenschaften mitbringen, die dich nicht nur befriedigen, sondern auch sättigen:

→ Hoher Proteingehalt:
Proteine sorgen für ein lang anhaltendes Sättigungsgefühl und unterstützen den Körper darin, den Blutzucker stabil zu halten, wodurch sie schnell allfälligen Heißhunger stoppen können.

→ Mit Obst süßen:
Reifere Bananen, Himbeeren, Heidelbeeren, Erdbeeren, Mango püriert, Apfel gerieben, Pfirsiche und Nektarinen, aber auch Datteln (mäßig) und andere

süßen Obstsorten eignen sich hervorragend zum Süßen.

→ **Hoher Ballaststoffgehalt:**
Lebensmittel mit vielen Ballaststoffen sättigen ebenso nachhaltig und helfen außerdem den Blutzuckerspiegel stabil zu halten, was der nächsten Heißhungerattacke vorbeugt.

→ **Hochwertige Fette:**
Fette wie die in Avocados, Nüssen oder Olivenöl tragen ebenfalls zu einer stabilen Sättigung bei und sind deshalb den ungesunden Fetten vorzuziehen.

→ **Nussmus als Extra-Goodie:**
Nussmus aus Mandel, Cashew, Kokos, Erdnuss, Haselnuss oder Pistazie kann sofort den Heißhunger stillen, sofern es mäßig eingesetzt wird. Es ist wichtig, im Maß zu bleiben (ein gehäufter Teelöffel) und dieses nicht zu überschreiten. Denn zu viel des köstlichen Muses kann schnell die gegenteilige Wirkung erzielen, nämlich Heißhunger auf noch mehr Nussmus.

MEINE PERSÖNLICHEN SAFE FOODS – SÜSS UND SALZIG

Ja, auch ich habe meine Safe Foods, denn auch bei mir gibt es Tage oder Situationen, bei denen ich in eine Essensfalle tappen könnte. Nach einem stressigen, intensiven Arbeitstag zum Beispiel in der Kombination mit zu wenig oder zu schnell gegessen zu haben, kommt es schon vor, dass ich einen Heißhunger verspüre und in weiterer Folge eine »schlechte« Entscheidung treffe. Dann schnappe ich mir den Parmesan aus dem Kühlschrank und werfe mir drei (!) Eier in die Pfanne. Ich esse bereits ein Riesenstück Parmesan, während die Eier brutzeln, danach kommt großzügig Parmesan über die Eierspeise. Parallel bereite ich zwei Butterbrote mit Schnittlauch zu (es können auch drei werden) und esse voller Genuss mein »Abendbrot«. Danach muss dringend etwas Süßes her: meist zwei oder sogar drei Rippen Bitterschokolade, und als Abschluss noch ein großer Becher Skyr mit reichlich selbst gemachter Erdbeermarmelade. Jetzt habe ich das Gefühl, dass ich platze. War das klug? Eigentlich nicht. Das wollte ich ändern!

DER JENNIFER ANISTON SALAD – MEIN SALZIGES SAFE FOOD NUMMER 1

Vor einigen Jahren ging der Lieblingssalat von der Schauspielerin Jennifer Aniston auf Social Media viral, er wurde hunderttausendfach nachgekocht und gepostet, auch von mir. Der Jennifer Aniston Salad wurde zu einem meiner liebsten Salate und mein Safe Food Nummer 1. Die Zutaten dafür habe ich immer zu Hause: Bulgur (schon vorgekocht im Kühlschrank), Gurke, Kirschtomaten, Kichererbsen aus der Dose, rote Zwiebel, Feta, Petersilie und/oder Minze und/oder Koriander, Pistazien (bereits geschält), Olivenöl, weißer Balsamico-Essig, Salz, Pfeffer und frische Chili.

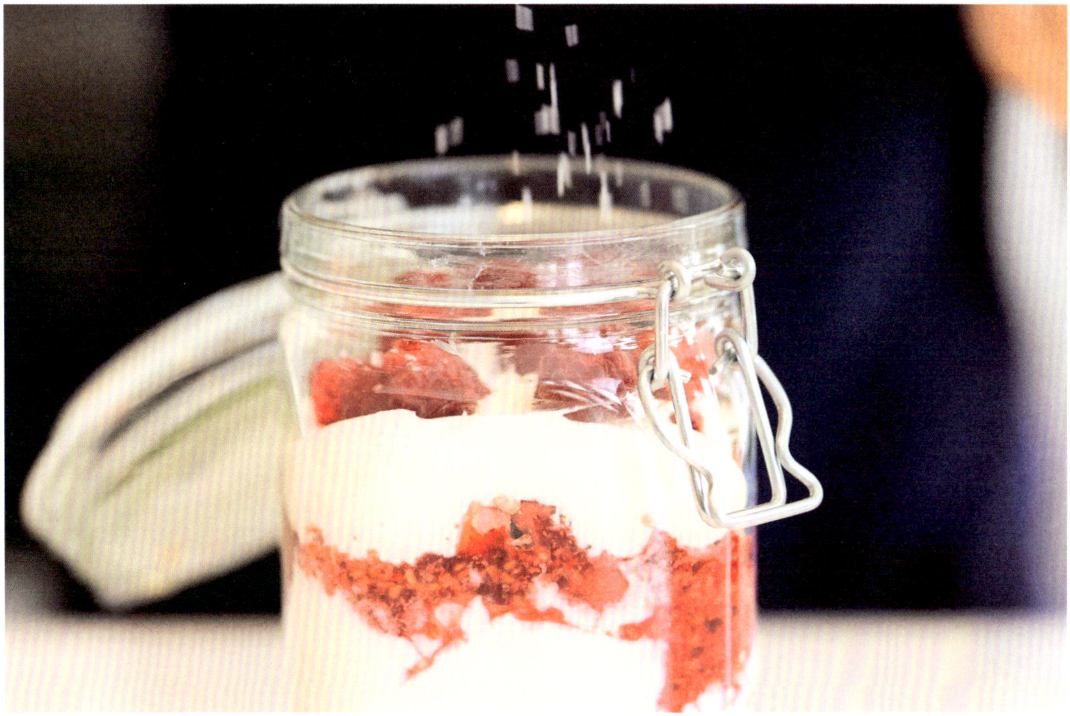

Wenn ich heute also nach einem stressigen oder herausfordernden Tag nach Hause komme und mich gelüstet es nach etwas Salzigem, dann bereite ich mir meinen Jen Salad zu – das dauert vielleicht zehn Minuten – und genieße eine große Portion davon, am liebsten auf dem Sofa. Im Winter esse ich den Jen Salad mit warmem Bulgur, das macht ihn dann schön lauwarm. Das Rezept findest du auf Seite 200.

BLUMENKOHLREIS – OHNE REIS, DAFÜR MIT EI

Für kühlere oder kuschelige Abende wirkt der Blumenkohlreis mit Ei wahre Wunder. Schön salzig, mit frischen Kräutern, zwei Eiern, Gemüse und einem knusprigen Kernemix (aus Sonnenblumen-, Kürbiskernen und Sojabohnen). Der Blumenkohlreis erinnert mich an einen asiatischen, gebratenen Gemüsereis, er macht mich satt und happy. Das Rezept findest du auf Seite 253.

CRUNCHY JOGHURT-BOWL – MEIN LIEBSTES SÜSSES SAFE FOOD

Wenn ich unbändige Lust auf Süßes habe und bevor ich mich an der Tafel Schokolade vergreife, bereite ich mir in wenigen Minuten eine süße, crunchy Joghurt-Bowl zu. Die Zutaten dafür habe ich ebenso immer zu Hause: Joghurt und Skyr, Banane, Beeren (im Sommer frische, im Winter tiefgekühlte, die ich auftaue).

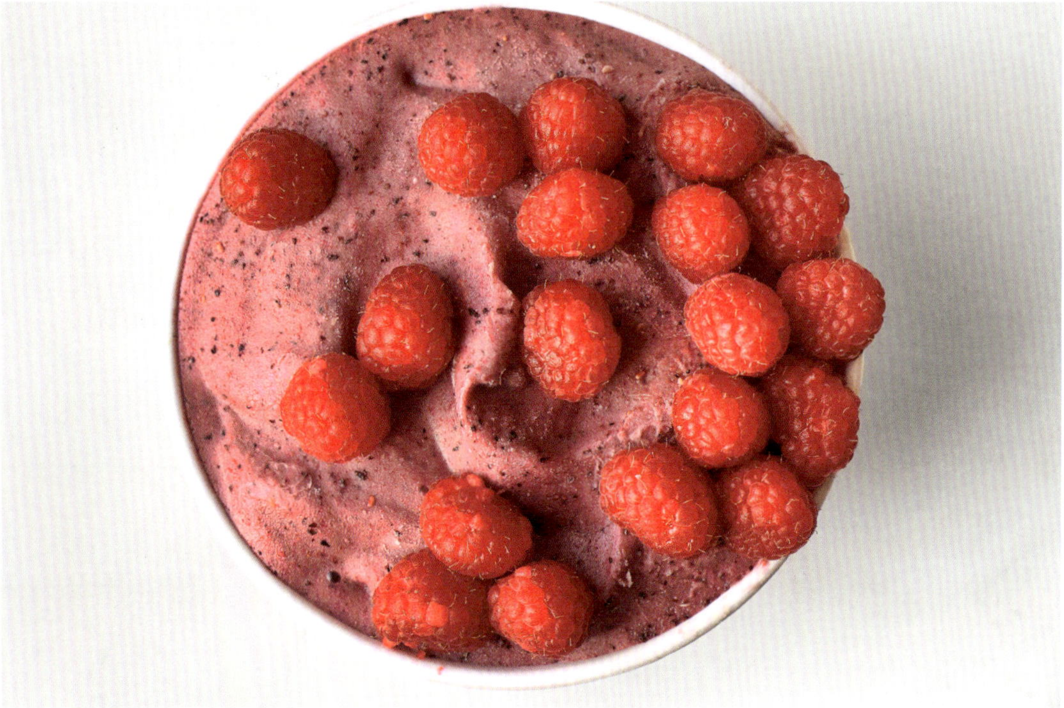

Optional: gehackte Nüsse, Granola, getrocknete Kokossplitter, 1 TL Nussmus. Das Rezept findest du auf Seite 278.

NICECREAM

Im Sommer wird sehr oft eine Nicecream einfach und schnell zubereitet. Die Zutaten sind mehr als simpel: Skyr, reife Bananen, Beeren, am besten beides tiefgekühlt, etwas Dattelsüße, und dann ab in den Mixer. Du kannst auch nur eine Joghurt-Creme mit Obst, das sich gut mixen lässt, und wieder mit Banane gesüßt als süßes Safe Food genießen. Die Rezepte für die verschiedenen Nicecreams findest du ab Seite 268.

SMOOTHIE ALS EISWÜRFEL ZUM LUTSCHEN

Ja, richtig gelesen! Einfacher geht es schon kaum noch. Du kaufst einen zuckerarmen Smoothie, füllst ihn in Eiswürfelformen und holst dir einen fruchtigen Eiswürfel zum Lutschen. Das beschäftigt dich, und die Zuckerlust ist nach einigen wenigen Eiswürfeln gestillt. Das ist eine schnelle und effektive Sofortmaßnahme, sofern du die Smoothie-Eiswürfel schon im Eisfach hast.

SOJA-SCHOKOPUDDING ALS EISWÜRFEL ZUM LUTSCHEN

Das gleiche Prinzip wie bei den Smoothie-Eiswürfeln: Du füllst einen Schokopudding in die Eiswürfelformen und holst dir deinen Schoko-Kick, wenn du ihn brauchst. Jetzt wirst du dich fragen: Warum nicht den Pudding so essen, ohne ihn einzufrieren? Die Antwort ist einfach: Einen Becher Pudding hat man in Minutenschnelle gegessen, vielleicht ringt man mit sich, ob es nicht ein zweiter werden soll. Einen Eiswürfel muss man lutschen, die Lustbefriedigung setzt schneller ein, man kommt schon mit drei bis vier Eiswürfeln aus, und das ist insgesamt nicht einmal ein halber Becher Schokopudding.

BITTERSCHOKOLADE MIT MANDELN ODER HASELNÜSSEN

30 Gramm 70-prozentige Bitterschokolade in kleine Stückchen gebrochen und dazu eine kleine Handvoll Mandeln oder Haselnüsse abwechselnd und langsam gegessen ist nicht nur ein wahrer Genuss, sondern in Wahrheit nur ein kleiner Nasch.

BLISS BALLS

Bliss Balls eignen sich dann als süßes Safe Food, wenn sie schon fertig sind, also gleich zur Verfügung stehen. Sie sind sehr kompakt und nahrhaft und haben deshalb bereits nach ein bis zwei Stück eine heißhungerbefriedigende Wirkung. Rezepte findest du auf Seite 274.

LIMETTENSHOT

Wie schon in der *Abnehmbibel* und im *Workbook* mehrmals erwähnt, kann die Limette dem Heißhunger zuvorkommen oder ihn stoppen. Ein Limettenshot (Saft einer halben Limette) unmittelbar vor jedem Essen getrunken wirkt Wunder, denn die Bitterstoffe, die in der Limette enthalten sind, funktionieren wie ein natürlicher Appetitzügler.

BITTERTROPFEN

Die Bitterstoffe, die in den Bittertropfen enthalten sind, melden über die Geschmacksrezeptoren dem Gehirn, dass etwas Ungenießbares im Körper eingetroffen ist, »vielleicht« sogar etwas Giftiges. Der Appetit schwindet augenblicklich, vor allem der Appetit auf Süßes. Bitterstoffe sorgen auch für eine gesunde Verdauung, wirken entsäuernd, bringen das Immunsystem auf Trab, verbessern die Durchblutung und sollen vor Bluthochdruck und schlechtem Cholesterin schützen. Ich bin ein großer Fan von Bitterstoffen, auch jene in Grapefruits, Radicchio und Endiviensalat. Meine Bittertropfen sind von Goodbye Sugar und heißen »Bittersweet«.*

*unbeauftragte Werbung

(N)ICE (N)ICE, BABY

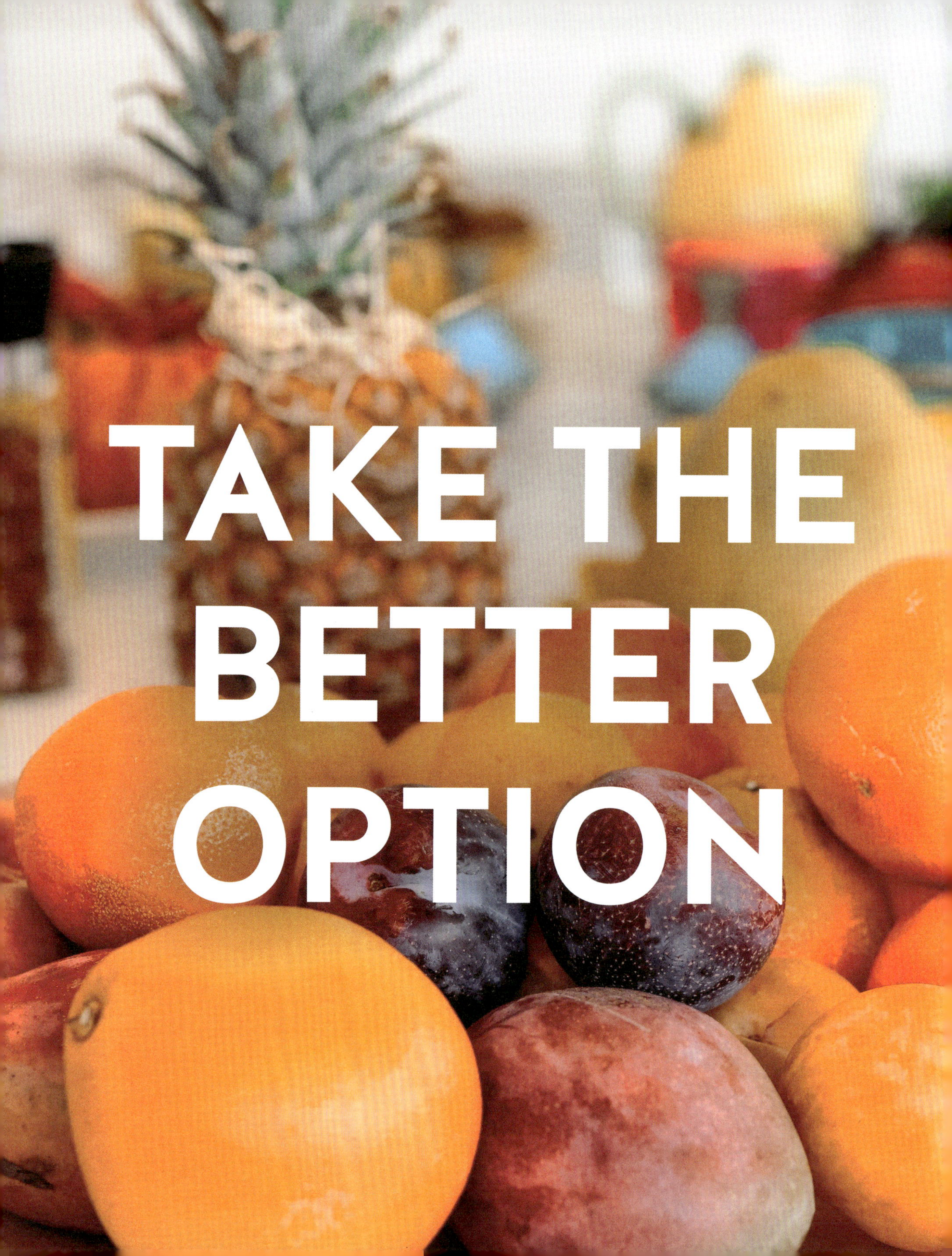
TAKE THE
BETTER
OPTION

NIMM DIES STATT DAS!
GESUNDE ALTERNATIVEN, DIE SCHMECKEN

Good to know

Müssen wir von jetzt an auf alles, was schmeckt, verzichten? Kein Burger mehr und nur mehr Reiswaffeln mit Cottage-Cheese? Nicht mit mir – und nicht mit *easy eating*. Stattdessen setzen wir auf Alternativen, die dem »Real Deal« in nichts nachstehen außer in seinen negativen Auswirkungen auf dich, deinen Body und dein Wohlbefinden. So einfach geht's:

ISS DIE FRÜCHTE, STATT SIE ZU TRINKEN:

Frische Früchte können das Risiko für Diabetes (Typ 2) senken. Sie enthalten Vitamine, Ballaststoffe und sekundäre Pflanzenstoffe, die im Saft nur in geringer Menge vorhanden sind. ErnährungsmedizinerInnen empfehlen allerdings, nicht mehr als drei Hände voll Obst pro Tag zu essen und höchstens ein kleines Glas Saft zu trinken. Wie ExpertInnen der Bostoner Harvard School of Public Health ermittelt haben, sind Fruchtsäfte und gehypte Smoothies nicht halb so gesund, wie wir vielleicht glauben. Im Gegenteil: Sie sollen sogar Erkrankungen fördern. In ihrer 24 Jahre dauernden Studie mit knapp 190 000 Teilnehmern kamen die WissenschaftlerInnen zu dem Ergebnis, dass Obst in abgepackter Form das Risiko für Diabetes mellitus steigert. Trauben, Äpfel, Birnen und Heidelbeeren hatten hingegen positive Auswirkungen auf den Insulinhaushalt – sofern sie nicht getrunken, sondern gegessen wurden.

FRISCHE FRÜCHTE STATT TROCKENFRÜCHTE:

Frische Früchte haben einen höheren Wassergehalt als getrocknete Früchte. Während frische Früchte und getrocknete Früchte beide Ballaststoffe enthalten, neigen frische Früchte dazu, mehr Wasser und damit mehr Volumen zu haben, was bedeutet, dass du mehr Ballaststoffe pro Portion erhältst. Ballaststoffe sind wichtig für die Verdauung, helfen bei der Regulierung des Blutzuckerspiegels und können dazu beitragen, ein Gefühl der Sättigung zu fördern. Getrocknete Früchte haben oft einen höheren Kaloriengehalt im Vergleich zu frischen Früchten, da das Trocknen den Zucker- und somit Kaloriengehalt konzentriert. Frische Früchte behalten ihre natürlichen Vitamine und

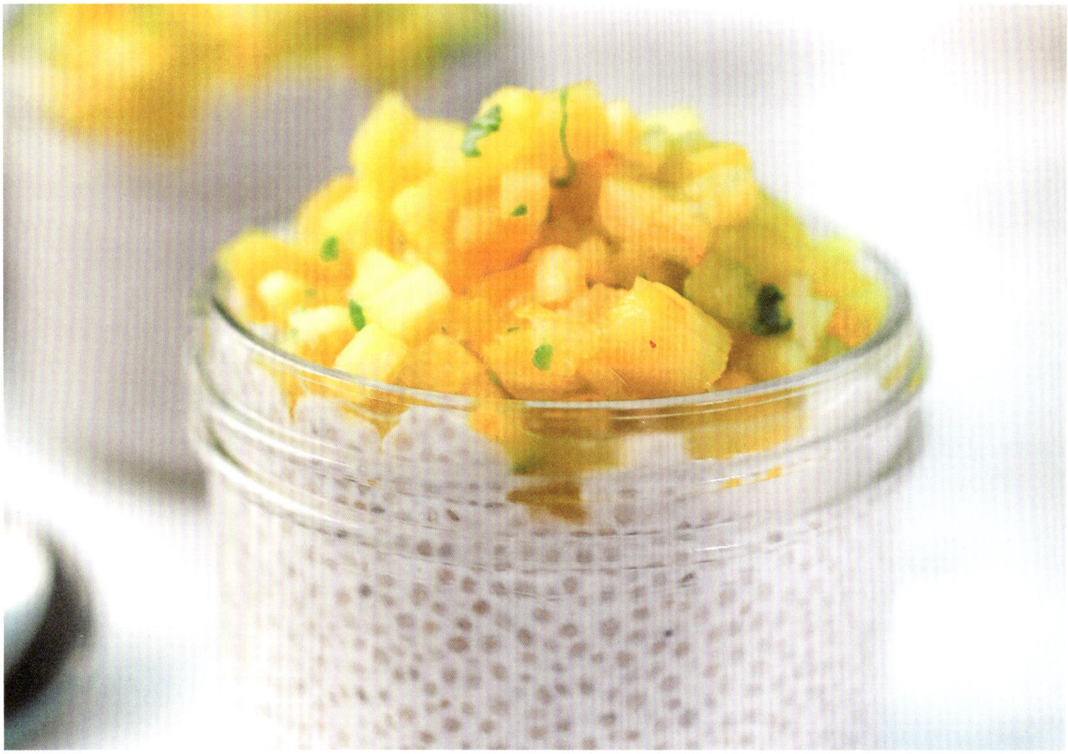

Mineralstoffe besser als getrocknete Früchte, da bei der Trocknung einige Nährstoffe verloren gehen können.

TOPFEN/QUARK ODER SKYR ODER GRIECHISCHES JOGHURT STATT SAUERRAHM: Verwende Topfen als leichtere Alternative zu Sauerrahm in Rezepten für Dips oder Soßen. Topfen ist reich an Protein und hat weniger Fett und Kalorien als Sauerrahm. Oder, wenn du so wie ich Sauerrahm liebst, dann mische im Verhältnis 1:1 den Rahm mit Joghurt.

KOKOSMILCH STATT OBERS/SAHNE: Verwende Kokosmilch als milchfreie Alternative zu Obers in Suppen, Currys oder Desserts. Kokosmilch ist reich an gesunden Fetten und hat einen süßlichen, milden Geschmack.

CHIASAMEN-PUDDING STATT PUDDING: Bereite Chiasamen-Pudding mit Mandelmilch und frischen Früchten zu anstelle von traditionellem Pudding. Chiasamen sind reich an Ballaststoffen und Omega-3-Fettsäuren und machen den Pudding zu einer gesünderen Option.

BUCHWEIZENMEHL STATT WEIZENMEHL: Buchweizenmehl ist reich an Eiweiß, Ballaststoffen, Mineralstoffen (wie Magnesium und Eisen), Antioxidantien und

B-Vitaminen. Es ist zudem glutenfrei und eine hervorragende Proteinquelle.

AHORNSIRUP STATT ZUCKER:

Mit etwa 247 Kalorien pro 100 Gramm enthält Ahornsirup rund ein Drittel weniger Kalorien als Haushaltszucker.

STATT EINES FERTIGEN DRESSINGS ODER GRILLSOSSE:

Mache dir deine Dressings oder Soßen schnell selbst. Indem du deine eigenen Dressings und Soßen herstellst, kannst du nämlich gesündere Fette wie Olivenöl verwenden und den Zucker- und Salzgehalt kontrollieren. Du kannst auch Zutaten wie Joghurt oder griechisches Joghurt verwenden, um cremige Texturen zu erzielen, ohne auf den Geschmack zu verzichten.

ZOODLES & NOODLES STATT NUR NUDELN:

Verwende Zucchininudeln anstelle von traditionellen Spaghetti, um eine kohlenhydratärmere Option zu erhalten. Zucchininudeln sind eine gute Möglichkeit, mehr Gemüse in deine Mahlzeiten zu integrieren und den Nährwert zu erhöhen.

TOPFENAUFSTRICH (LIPTAUER) SELBST GEMACHT STATT FERTIG-FETT-AUFSTRICH:

Selbst gemachter Topfenaufstrich kann eine gesündere Alternative zu gekauften Fettaufstrichen sein, da du den Fett-, Zucker- und Salzgehalt unter Kontrolle hast. Durch den Einsatz von hochwertigen, puren Zutaten vermeidest du künstliche Aromen, Konservierungsmittel oder andere unerwünschte Zusatzstoffe.

EIN STÜCK SCHOKO TÄGLICH STATT TORTE & CO DREIMAL DIE WOCHE:

Insbesondere dunkle Schokolade kann in kleinen Mengen genossen werden und ist um vieles kalorienärmer als eine Portion Torte oder andere süße Backwaren. Indem man täglich eine kleine Menge Schokolade isst, kann man den Gesamtkalorienkonsum besser steuern als durch den sporadischen Konsum von größeren Mengen an kalorienreichen Desserts. Dunkle Schokolade enthält zudem Flavonoide, die antioxidative Eigenschaften haben und zur Verbesserung der Herzgesundheit beitragen können.

NÜSSE/KERNE STATT CHIPS:

Nimm eine Handvoll Nüsse oder Kerne statt einer Tüte Chips, wenn du einen Snack möchtest. Sie sind reich an guten Fetten und Proteinen.

GEBRATENES HUHN STATT GEBACKEN:

Brate deine Hühnerbrust in Olivenöl, anstatt sie zu frittieren. So verringerst du den Konsum von gesättigten Fettsäuren und sparst jede Menge Kalorien ein.

GEGRILLTES GEMÜSE STATT POMMES:

Nimm gegrilltes Gemüse statt Pommes als Beilage, um die Aufnahme von Vitaminen und Mineralstoffen zu erhöhen und gleichzeitig Kalorien und Fett zu reduzieren.

MAGERES FLEISCH STATT WURSTWAREN:
Nimm mageres Fleisch wie Hühner- oder Putenbrust statt Wurstwaren, um die Aufnahme von gesättigten Fetten und Nitraten zu reduzieren.

UNVERARBEITETES FLEISCH STATT VERARBEITETES:
Nimm frisches, unverarbeitetes Fleisch statt verarbeiteter Fleischarten wie Hot Dogs, Würstchen oder fertige Burger, um den Konsum von Natrium und Konservierungsstoffen zu verringern.

BULGUR/QUINOA/BUCHWEIZEN STATT REIS (ZUM BEISPIEL IN EINER BOWL):
Bulgur, Quinoa und Buchweizen sind reich an Proteinen und haben einen niedrigeren glykämischen Index als weißer Reis, was zu einer stabilen Blutzuckerregulierung beiträgt. Sie sind auch reich an Ballaststoffen, Eisen, Magnesium, Phosphor, Mangan und verschiedenen B-Vitaminen. Quinoa ist ebenso wie Buchweizen glutenfrei und somit eine großartige Alternative für Menschen mit Glutenunverträglichkeit beziehungsweise Glutensensitivität.

BUTTER STATT DIÄTMARGARINE:
Butter wird aus Obers hergestellt und enthält nur wenige Zutaten. Im Vergleich dazu kann Diätmargarine eine lange Liste von Zutaten aufweisen, darunter Emulgatoren, Farbstoffe und künstliche Aromen, um Geschmack und Konsistenz zu verbessern. Butter ist eine natürliche Quelle für Vitamin A, das für die Sehkraft, das Immunsystem und die Hautgesundheit wichtig ist. Margarine kann Transfettsäuren aufweisen. Diese können wie gesättigte Fettsäuren den Cholesterinspiegel steigern. Zwar können diese Transfettsäuren auch in Butter vorkommen, der Anteil ist aber deutlich geringer.

SÜSSES OBST ALS DESSERT STATT PLUNDERGEBÄCK (ZUM BEISPIEL IM BÜRO):
Obwohl Obst natürlichen Zucker enthält, ist es im Vergleich zu Plundergebäck, das oft mit raffiniertem Zucker und vielen Kalorien durch Fette belastet ist, deutlich niedriger in Zucker und Kalorien. Früchte bieten eine Vielzahl von Vitaminen, Mineralien und sekundären Pflanzenstoffen, die zur allgemeinen Gesundheit beitragen.

FRÜHSTÜCKSBOWL STATT MARMELADEBROT:
Marmelade enthält oft viel Zucker, während eine Bowl mit natürlichen Zutaten gesüßt werden kann. Nüsse, Samen und Joghurt in unserer Bowl können eine gute Proteinquelle sein, die hilft, unsere Muskeln zu nähren und uns länger satt zu halten.

COUSCOUS-SALAT STATT KÄSESEMMEL VOM SUPERMARKT:
Couscous besteht aus Vollkornweizen und bietet komplexe Kohlenhydrate, die langsamer verdaut werden und einen gleichmäßigeren Energiestrom liefern, im Gegensatz zu den oft einfachen Kohlenhydraten in einem Weißmehlprodukt wie einer Semmel.

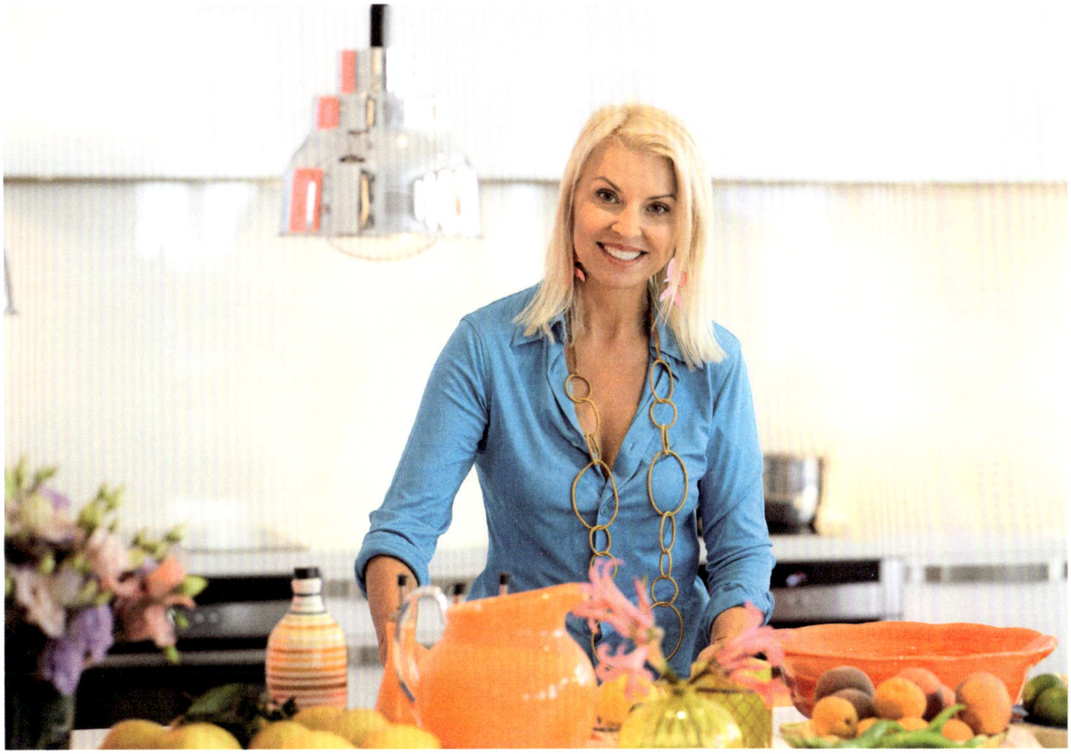

KARTOFFEL-WEDGES STATT FERTIGE POMMES:

Selbst gemachte Kartoffel-Wedges, die im Ofen gebacken werden, enthalten viel weniger Fett als tiefgefrorene Pommes, die oft vorfrittiert sind. Im Gegensatz zu vielen Fertigprodukten enthalten selbst gemachte Wedges keine Konservierungsstoffe, künstliche Aromen oder Farbstoffe.

NICECREAM STATT ICE CREAM:

Wähle beispielsweise gefrorenes Joghurt und toppe es mit frischen Früchten für eine kühlende Süßigkeit, die weniger Fett als traditionelle Eiscreme enthält.

HIER NOCH EINIGE BEISPIELE:

- Weißer Spritzer statt Aperol Spritz oder Hugo
- Prosecco, Sekt, Champagner gespritzt statt pur
- Longdrink »Skinny Bitch« (Gin mit Soda) statt Gin Tonic
- Selbst gemachter Burger mit großem Salatblatt statt Burger-Bun abends
- Spargel mit weichem Ei statt Sauce Hollandaise
- Edamame (Sojabohnen) statt Chips beim Fernsehen

Wie du siehst, ist es gar nicht so kompliziert, aus schlechten, »sündigen« Gewohnheiten bessere zu machen.

TAKE A BREAK

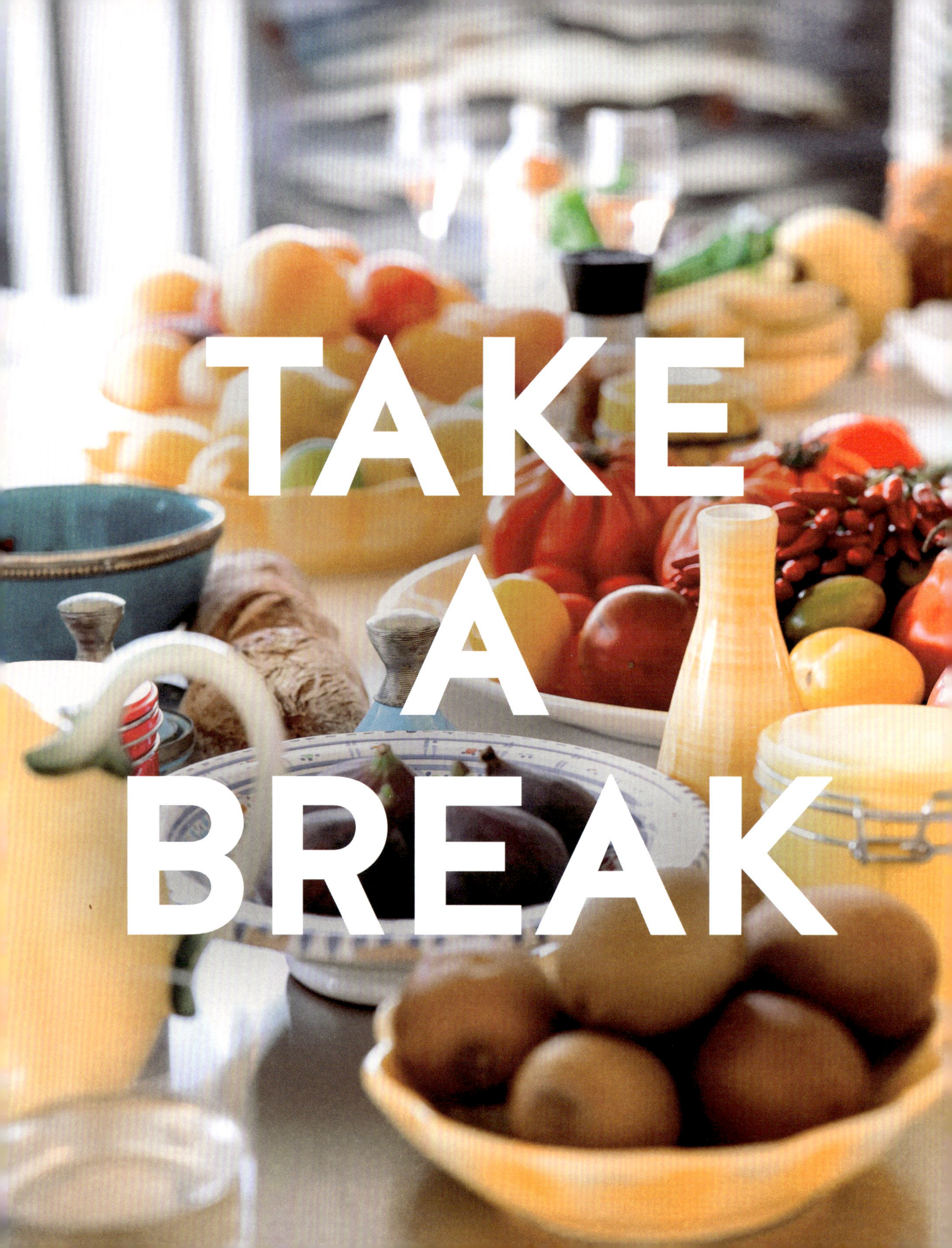

DAZWISCHEN BASISCH

WAS IMMER MAN TUT, EINE PAUSE TUT GUT

Fühlst du dich manchmal belastet durch zu viel Essen, zu viel Wein, zu wenig Bewegung, zu viel Stress, zu wenig Schlaf? Ganz zu schweigen von den allfälligen Strapazen des Wechsels? Magen und Darm rebellieren und auch die Waage zeigt ein Plus? Wenn du dich nach einer Pause für den Körper sehnst, setzt du mit Basenfasten deinen ganzen Organismus auf Reset.

SAUER MACHT NICHT IMMER LUSTIG

Jeder von uns kennt das: Wir fühlen uns belastet durch zu viel Essen, zu viel Wein, zu wenig Bewegung, zu viel Stress und oft damit einhergehend zu wenig Schlaf. Ganz zu schweigen von allfälligen Wechseljahresbeschwerden, mit denen wir manchmal mehr, manchmal weniger konfrontiert sind. Eine Verpflichtung jagt die andere. Manchmal sind es private Abendessen, dann wieder berufliche Events, manchmal Urlaub oder Feiertage – und immer ist Essen und Trinken im Spiel. Wir »fürchten« uns vor dem nächsten Abendessen, auch wenn wir dort schöne Begegnungen erwarten können, Menschen, mit denen wir gerne Zeit verbringen. Warum ist das so? Weil sich diese vielen Verpflichtungen in Verbindung mit Essen und Trinken, meist auch spätabends, bereits in Stress für unseren Körper niederschlagen. Magen und Darm beginnen zu rebellieren. Auch die Waage wird höchstwahrscheinlich ein Plus an Kilos anzeigen. Wir sehnen uns nach Pausen, nach einer Entlastung für unseren Körper. Warum nicht dem Körper bewusst eine Pause gönnen?

Basische Ernährung bedeutet »Entsäuerung« und ist der Schlüssel zu mehr Lebensenergie. Basische Ernährung als langfristige Ernährungsweise? Muss nicht sein – aber immer wieder basische Tage einlegen oder prinzipiell mehr basenbildende als säurebildende Lebensmittel zu sich nehmen ist ein guter Plan. Vor allem für uns Frauen in und nach den Wechseljahren. Ich selbst lege immer wieder Basenfasten-Tage ein. Manchmal eine ganze Woche, dann wieder nur ein Wochenende. Basenfasten kann man als Kur betrachten, die man auch mühelos ohne viel Aufwand

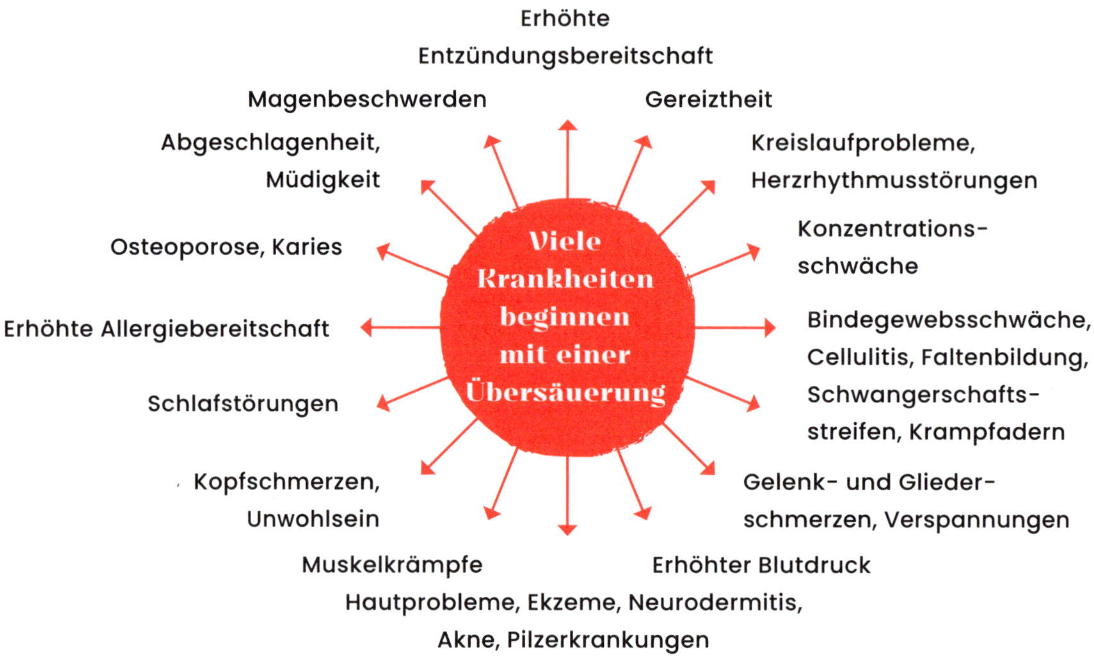

zu Hause machen kann. Viele unserer KlientInnen entscheiden sich nach der Basenfasten-Kur mit uns für einen fixen Tag in der Woche, wo sie sich nur basisch ernähren, und sind sehr glücklich mit dieser Entscheidung, da sie damit langfristig ihr Wohlbefinden um ein Vielfaches steigern konnten.

NÄHREN & ENTGIFTEN

Um gesund und energievoll zu sein und zu bleiben, ist unser Körper mit zwei grundsätzlichen Aufgaben – Nähren und Entgiften – beschäftigt. Was unseren Körper in herausfordernden Zeiten besonders belastet, ist eben zu viel Alkohol oder Tabak, zu viel Zucker, zu viel Fleisch und Fett, zu viel Weizen, zu viel Salz, zu wenig Bewegung an der frischen Luft, daher zu wenig vom guten Sauerstoff, zu wenig Schlaf, zu viel Stress im Beruf, vielleicht sogar Stress zu Hause. All das belastet unseren Körper und beeinträchtigt unser Wohlbefinden.

Unser körpereigenes »Entgiftungssystem« (Haut, Lunge, Leber, Nieren, Darm und Lymphsystem) braucht Unterstützung. Mit »Entgiften« ist also im weiteren Sinne die Unterstützung der natürlichen Selbstreinigungskräfte des Körpers gemeint. Auch in der herausforderndsten Zeit ist es möglich, einen »Detox-Day«, einen Basenfasten-Tag einzuschieben und damit die Dynamik dieser belastenden Phase zu unterbrechen.

WAS MACHT EIGENTLICH EIN LEBENSMITTEL BASISCH?

Ein Lebensmittel, das über einen hohen Anteil an basischen Mineralstoffen, vor allem Kalium, Magnesium und Calcium verfügt und nur einen geringen Eiweißanteil aufweist, wird in der Regel im Körper basisch verstoffwechselt.

Man unterscheidet im Wesentlichen in vier Kategorien: **Basische Lebensmittel** (Gemüse, Salate, Obst, Kartoffel, Kräuter, Sprossen, Nüsse), **neutrale Lebensmittel** (Öle und pflanzliche Fette), **gute Säurebildner** (Hülsenfrüchte und einige Getreidesorten wie Bulgur, Quinoa, Hirse und Buchweizen), **schlechte Säurebildner** (Fleisch, Fisch, Käse, Milch, Eier, Zucker, Alkohol, Industrieweizen, aber auch Kohlensäure).

BASISCHE ERNÄHRUNG

Säuren und Basen nehmen wir über die Nahrung auf. Sie neutralisieren sich gegenseitig. Fehlt es an Basen, können die Säuren nicht neutralisiert werden. Bei Konsum von überwiegend säurehaltigen Lebensmitteln verschiebt sich der Säure-Basen-Haushalt nach sauer, und unser Körper wird träge. Im Gewebe werden dann Enzyme und Hormone durch die körpereigenen Mineralien unschädlich und so an den Gewebefasern festgemacht und zwischengelagert. So entstehen »Abfallstoffe«, die der Körper nicht ohne Weiteres ausscheiden kann. Diese können den Stoffwechsel blockieren, insbesondere den Fettstoffwechsel.

Statt der Säurebildner wie Fleisch, Fisch, Käse, Milchprodukte, Eier, Weizen, Roggen, Dinkel, Reis, Zucker, Limonaden, alle Süßigkeiten und Backwaren, Alkohol, Kaffee, Nikotin kommen nun diese Dinge auf unseren Speiseplan: Gemüse, Gemüse und nochmals Gemüse, roh, gegart, gekocht oder gegrillt, Hülsenfrüchte wie Linsen, Sojabohnen, Bohnen, Kichererbsen, alle Sojaprodukte wie Edamame, Tofu natur und geräuchert, Seidentofu, Getreide wie Buchweizen, Amaranth, Hirse und Quinoa, auch Kartoffeln und Süßkartoffeln, Obst (auch Zitronen), Nüsse, frische Kräuter, Samen und Kerne, Rohkost und alle Salate und wunderbaren Gewürze.

HIER EINE KLEINE ÜBERSICHT DER DOS AND DON'TS:

• Kein Alkohol • kein Kaffee • kein Nikotin • kein Schwarz- oder Grüntee • kein Zucker • kein Weizen • kein Brot, kein Gebäck • keine Kohlenhydrate wie Reis und Nudeln • keine Milch und Milchprodukte • keine tierischen Lebensmittel • kein Essig und keine anderen Säurebildner.

Dafür aber reichlich von • Gemüse und Salaten (fast alle Sorten, Ausnahme: Spargel) • Kartoffeln & Süßkartoffeln • frische Kräuter • Samen & Sprossen • Nüssen • Pilzen • Obst • aber auch zugreifen bei Hülsenfrüchten (Linsen, Erbsen, Kichererbsen, Bohnen) und einigen Getreidesorten wie Bulgur, Quinoa, Hirse und Buchweizen (siehe Rezept Buchweizenbrot auf Seite 226).

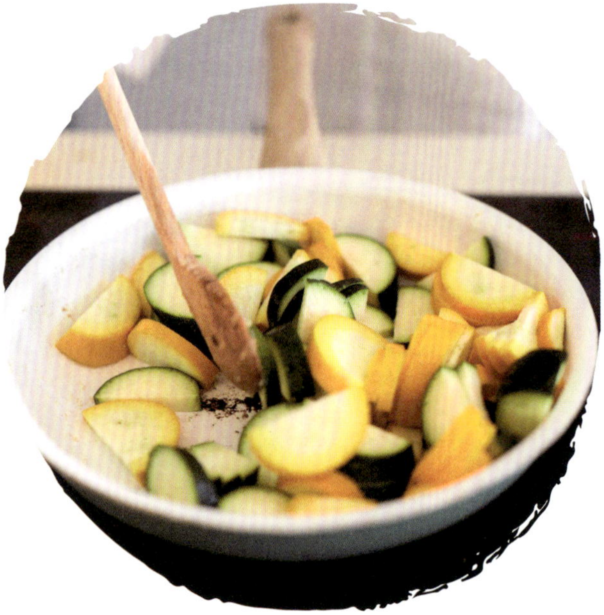

WAS PASSIERT BEIM BASENFASTEN IM KÖRPER?

Eine ausgewogene Balance des Säure-Basen-Haushalts im Körper ist eine der Grundvoraussetzungen für unsere Gesundheit. Mithilfe von basischen Gerichten kann diese Balance wiederhergestellt werden und die Ausscheidungsorgane wie Darm, Nieren, Leber, Lungen und Haut können in ihrer Funktion unterstützt werden, sodass sie ihrer Arbeit besser nachgehen können. Mit basischen Gerichten, die anregend und »entgiftend« wirken, wird die Durchblutung gefördert und Zellen und Organe werden mit reichlich Nährstoffen versorgt. Dadurch können sie ihre Aufgaben wieder voll wahrnehmen und überschüssige Säuren, die unserem Körper nicht guttun und das Auftreten von Krankheiten begünstigen, aus unserem Körper besser abtransportiert werden.

WEM HILFT EINE BASENFASTEN-KUR?

Wenn unsere Entgiftungsorgane wie Leber, Nieren und Haut überfordert sind, dann treten irgendwann die ersten körperlichen Anzeichen dafür auf. Diese machen sich häufig bemerkbar durch ständige Müdigkeit, Gewichtszunahme, Antriebslosigkeit, Kopfschmerzen, Schlaflosigkeit, Haut- und Magenprobleme. Unser Körper signalisiert uns also, dass er sich nicht wohlfühlt, und spätestens dann wird es allerhöchste Zeit für eine Basenfasten-Kur. Eine Basenfasten-Kur kann dann erfahrungsgemäß den Stoffwechsel wieder ankurbeln. Unsere Organe wie Leber, Galle, Niere, Darm und Haut werden wieder entlastet. Das wiederum kurbelt den Fettstoffwechsel an, hilft dabei das Hautbild zu klären und das Immunsystem zu stärken.

ZUSAMMENFASSEND ZUR BASISCHEN ERNÄHRUNG:

- Säuren und Basen nehmen wir über die Nahrung auf.
- Sie neutralisieren sich gegenseitig.
- Fehlt es an Basen, können die Säuren nicht neutralisiert werden.
- Die basische Ernährung ist somit eine Ernährungsform, die frei von säurebildenden Lebensmitteln ist. Man kann sie wie eine Kur betrachten und

immer wieder in den eigenen Alltag integrieren.

- Säurebildende Lebensmittel sind: tierische Lebensmittel wie Fleisch, Wurst, Fisch, Milchprodukte, Eier, aber auch Alkohol, Zucker und Weizen beziehungsweise Weißmehlprodukte.
- Basische oder basenbildende Lebensmittel sind: Gemüse, Obst, Hülsenfrüchte wie Linsen, Kichererbsen, Sojabohnen, Nüsse, Kräuter, Samen und Kerne. Als Getreide verwenden wir Buchweizen, Quinoa, Hirse und Amaranth.
- Eine basische Ernährung verhindert eine Übersäuerung, die für nahezu alle chronischen Leiden und viele Alterserscheinungen mitverantwortlich ist, und hilft bei einer bestehenden Übersäuerung, diese abzubauen.
- Eine basische Ernährung unterstützt unsere Knochengesundheit.
- Ebenso unterstützt sie unser Gewichtsmanagement.
- Sie lindert außerdem Wechseljahresbeschwerden.
- Eine säurebildende Ernährung ist entzündungsfördernd.
- Eine basische Ernährungsweise ist entzündungshemmend.

DER UNTERSCHIED ZWISCHEN BASISCH UND VEGAN

Eine vegane Ernährung ist eine Ernährungsweise, bei der auf ALLES Tierische verzichtet wird: Fleisch, Fisch, Meeresfrüchte, Wurst, Eier, Milchprodukte, aber auch Honig. Veganismus wiederum ist eine Lebensweise, bei der auch auf Pelze und Leder verzichtet wird. Veganer essen aber Zucker, trinken Alkohol, Kaffee und essen Weißmehlprodukte. Bei einer basischen Ernährung wiederum wird auf alles Säurebildende verzichtet: Alles Tierische, Weißmehlprodukte, Kaffee und Schwarztee, Industriezucker, Alkohol und Nikotin. Sich auch nur zeitweise basisch zu ernähren, ist daher noch gesünder, weil stark entzündungshemmend. Eine ausschließlich pflanzliche Ernährung ist zwar nicht vollkommen basisch, aber prinzipiell basischer als die mitteleuropäische Standardkost.

WELCHE GUTEN KOHLENHYDRATE UND WELCHE PROTEINQUELLEN SIND BASISCH?

- Jedes Gemüse (außer Spargel), jedes Obst (auch Zitronen)
- Kartoffeln, Süßkartoffeln, Buchweizen, Quinoa, Hirse, Amaranth
- Gute Proteinquellen: Räuchertofu, Seidentofu, Sojajoghurt, Hülsenfrüchte wie Kichererbsen, Bohnen, Linsen und Sojabohnen, Nüsse, Samen und Kerne

Hülsenfrüchte:
Bohnen, Linsen, Kichererbsen, Erbsen
→ reich an Protein, lösliche und unlösliche Ballaststoffe (gut fürs Darmmikrobiom), viele Vitamine und Mineralstoffe (entzündungshemmend und die Immunfunktion unterstützend)

Tofu und Sojaprodukte:
Räuchertofu (Räuchertofu hat noch mehr Proteine als Naturtofu) und Edamame (Sojabohnen) sowie Tempeh verfügen über alle neun essenziellen Aminosäuren, deshalb sind sie auch bevorzugte Proteinquellen für Veganer und Vegetarier. Tofu und Sojaprodukte verfügen ebenso über viele ungesättigte Fettsäuren (Senkung von Cholesterin); sie sind ballaststoffreich, enthalten viele Nährstoffe, die wichtig für die Knochengesundheit, die Blutbildung, den Stoffwechsel und die Funktion des Nervensystems sind. Tempeh ist ein fermentiertes Sojaprodukt, daher besonders gut für unser Darmmikrobiom, da es Probiotika enthält.

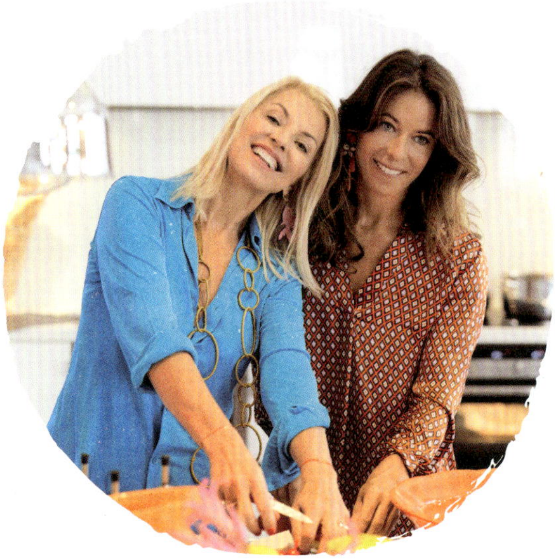

Milchalternativen:
Hafermilch, Haferjoghurt, Sojamilch, Sojajoghurt, Mandelmilch, Mandeljoghurt, Kokosmilch und Kokosjoghurt → hiervon sind Sojaprodukte eine gute Proteinquelle.

Kohlenhydrate:
Buchweizen, Hirse, Hafer, Quinoa, Amaranth, aber auch Bulgur sind reich an Proteinen, haben viele Ballaststoffe (gut für Magen und Sättigung), enthalten viele wichtige Nährstoffe für die Knochengesundheit, Energieproduktion und Immunfunktion.

Gemüse:
- Brokkoli unbedingt mit dem Stängel essen (krebshemmend)
- verschiedene bunte Karotten (gut für Augen und Immunsystem)
- Tomaten (Haut- und Herzgesundheit)
- Zwiebeln (entzündungshemmend)
- Salatgurke (entzündungshemmend und reich an Wasser)
- Süßkartoffeln (doppelt so viele Ballaststoffe wie normale Kartoffeln, viel Vitamin C und gut für die Augen)
- Kartoffeln (reich an Kalium und wirken entwässernd)
- Champignons (enthalten viel Vitamin B, wichtig für die allgemeine Gesundheit)
- Rote Bete (Antioxidantien, gut fürs Herz, senkt den Cholesterinspiegel)
- Paprika, vor allem roter (dreimal so viel Vitamin C wie Zitrusfrüchte)
- Sellerie, Kohlrabi, Zucchini (reich an Vitaminen und Mineralien)
- Knoblauch (bekämpft Viren, Bakterien oder Pilze, entzündungshemmend und blutdrucksenkend)
- Vogerlsalat, Rucola (antioxidativ, gegen Krankheiten wirksam)

Obst:

- Jedes Obst (süße Alternative statt Zucker)
- Äpfel, Bananen (viele Nährstoffe)
- Beeren (auch antioxidativ und Schutz gegen freie Radikale)
- Granatapfelkerne (decken unseren täglichen Vitaminbedarf und enthalten Polyphenole – diese sekundären Pflanzenstoffe wirken entzündungshemmend und schützen Zellen vor Schädigungen, zum Beispiel durch freie Radikale)

Kräuter:

Koriander, Petersilie, Kresse, Minze (gut fürs Immunsystem, gut für Magen-Darm und können gegen Bakterien und Viren wirksam sein)

Gewürze:

Kurkuma, Ingwer, Muskatnuss, Zimt, schwarzer Pfeffer, süßes Paprikapulver, Majoran, Gemüsebrühe. Gewürze sind gesund, weil sie ätherische Öle enthalten, und wirken gegen Bakterien, Pilze und Viren, sogar gegen multiresistente Keime; Farbstoffe wie Polyphenole schützen unsere Zellen und können das Risiko für Herz-Kreislauf- und Krebserkrankungen senken.

Samen:

Chiasamen, Leinsamen, Flohsamen, Hanfsamen, Sesamsamen, Mohnsamen (sind alle reich an Omega 3 - besonders entzündungshemmend, gut für die Verdauung, reich an Proteinen und gut gegen Entzündungen, fördern die Herzgesundheit, die Entwicklung des Gehirns und sind wichtig für die Sehfunktion)

Nüsse und Kerne:

- ganze Nüsse, gehackte Nüsse und und Nussmus (sind reich an Proteinen, gesunden Fetten, wahre Nährstoffbomben)
- Kürbiskerne, Sonnenblumenkerne, Sojabohnenkerne (Proteinquelle, Ballaststoffe)

Süßungsmittel:

Honig (einziges basisches Süßungsmittel, wirkt antibakteriell)

Fette:

- Avocado (gesundes Fett, reich an einfach ungesättigten Fettsäuren, entzündungshemmend und gut für das Herz, die Verdauung)
- Olivenöl (sehr gesundes Fett, gut für Herz und Gehirn und einen stabilen Blutzuckerspiegel)

SO KÖNNTE EIN BASISCHER TAG AUSSEHEN

Frühstück: Buchweizenbrot, Hummus, Avocado (Rezepte Seite 226, 213, 216)
Mittag: *easy eating* Wundersuppe (Rezept Seite 264)
Dessert: Jedes Obst oder Nicecream, allerdings mit pflanzlichem Joghurt (Rezepte Seite 268)
Abend: Scrambled Tofu (Rezept Seite 258)

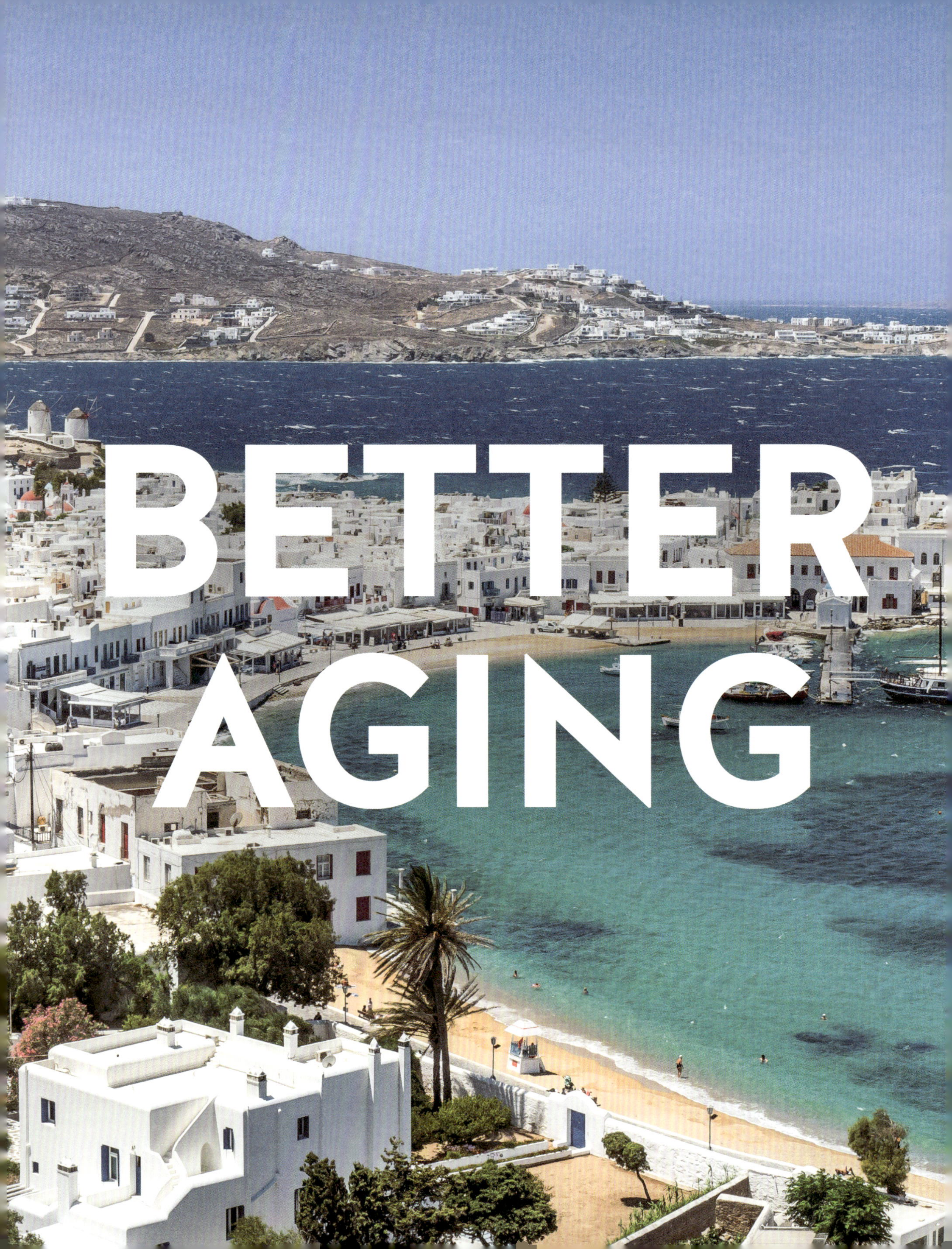

BETTER AGING

LANGLEBIGKEIT IN DEN BLUE ZONES

SO LEBT SICH'S LÄNGER BESSER

Warum die Menschen in bestimmten Regionen der Welt deutlich länger und gesünder leben als anderswo, die über 100-Jährigen in den sogenannten Blue Zones mehr zur Regel als zur Ausnahme gehören und was das für dich bedeuten könnte, erfährst du jetzt. Dr. Slaven Stekovic verrät im Interview, wie wir auch in unseren Breiten eine ganz eigene kleine »Blue Zone« schaffen können.

100 JAHRE ALT WERDEN – FÜR DIE BEWOHNER DER »BLUE ZONES« KEIN PROBLEM

»Blue Zones« sind Regionen der Welt, in denen Menschen viel länger als der Durchschnitt leben. Die Ernährung in den blauen Zonen ist zum großen Teil pflanzenbasiert, also reich an Gemüse, Obst, Vollkornprodukten, Hülsenfrüchten und Nüssen. Zusammen mit seinem Team hat Dan Buettner fünf solcher Regionen identifiziert. Er ist ein amerikanischer Forscher, National Geographic Fellow und Bestsellerautor, der sich auf Langlebigkeit und das Konzept der sogenannten Blue Zones spezialisiert hat.

Okinawa, Japan: Okinawa ist bekannt für die höchste Anzahl an weiblichen Hundertjährigen. Die Ernährung ist reich an Gemüse und Tofu, und die Menschen praktizieren regelmäßig Tai-Chi und andere sanfte Bewegungsformen.

Sardinien, Italien: Insbesondere das Bergdorf Nuoro auf Sardinien ist bekannt für eine hohe Konzentration männlicher Hundertjähriger. Die Ernährung besteht aus Vollkornbrot, Bohnen, Gemüse und einem Glas Rotwein pro Tag.

Ikaria, Griechenland: Diese Insel in der Ägäis hat eine der weltweit niedrigsten Raten an Demenz und Herzerkrankungen. Die Bewohner folgen einer mediterranen Diät mit viel Olivenöl, Gemüse, Bohnen und Wein.

Nicoya-Halbinsel, Costa Rica: Die Menschen in Nicoya genießen eine einfache Ernährung, die reich an Bohnen und Mais ist. Sie haben auch starke familiäre Bindungen und ein starkes Gemeinschaftsgefühl.

Loma Linda, Kalifornien, USA: Die Bewohner dieser Gemeinde sind überwiegend Siebenten-Tags-Adventisten, die eine vegetarische Ernährung befolgen und sich strikt an ihren Glauben halten, was regelmäßige Bewegung und einen rauch- und alkoholfreien Lebensstil umfasst.

Die Menschen dieser fünf Regionen teilen gemeinsame Lebensstilfaktoren, die zu ihrer bemerkenswerten Langlebigkeit beitragen, einschließlich gesunder Ernährung, regelmäßiger Bewegung, starker sozialer Bindungen und eines ausgeprägten Lebenssinns.

THE POWER OF 9

Die »Power of 9« sind neun gemeinsame Lebensstilmerkmale, die Buettner in diesen Blue Zones identifiziert hat und die zur Langlebigkeit der dort lebenden Menschen beitragen. Hier sind die neun Prinzipien:

- **Natürliche Bewegung:** Menschen in den Blue Zones bewegen sich oft unbewusst den ganzen Tag, indem sie beispielsweise gärtnern, gehen oder manuelle Tätigkeiten verrichten.
- **Sinn des Lebens:** Ein starkes Gefühl von Zweck und Sinn im Leben (»Ikigai« in Okinawa, »Plan de Vida« in Nicoya) trägt zur Lebensqualität und Langlebigkeit bei.
- **Stressbewältigung:** Die Bewohner der Blue Zones haben Mechanismen, um mit Stress umzugehen, wie etwa tägliche Siestas, Beten oder Zeit für Familie und Freunde.
- **80 Prozent-Regel:** Die Menschen in den Blue Zones hören auf zu essen, wenn sie zu 80 Prozent satt sind, was ihnen hilft, Überessen zu vermeiden und ein gesundes Gewicht zu halten.
- **Pflanzenbasierte Ernährung:** Ihre Ernährung ist überwiegend pflanzenbasiert, wobei viel Gemüse, Hülsenfrüchte und wenig Fleisch konsumiert werden.
- **Mäßiger Alkoholkonsum:** In vielen Blue Zones wird nur mäßig Alkohol konsumiert, oft in Form von Rotwein und oft in sozialen Kontexten.
- **Glaube und spirituelles Leben:** Ein starkes Zugehörigkeitsgefühl zu einer spirituellen Gemeinschaft oder Religion kann das Leben verlängern.
- **Familie zuerst:** Die Familie hat in den Blue Zones einen hohen Stellenwert, und ältere Menschen leben oft in der Nähe oder im selben Haushalt wie ihre Kinder und Enkel.
- **Soziale Netzwerke:** Langlebige Menschen haben oft starke soziale Netzwerke und Freundschaften, die sie ihr Leben lang unterstützen und ihnen emotionalen Rückhalt geben.

Dan Buettners Forschungen haben gezeigt, dass das Zusammenwirken dieser neun Prinzipien die Lebensqualität und Lebensdauer der Menschen in diesen Regionen erhöht. Er hat diese Erkenntnisse in mehreren Büchern zusammengefasst, darunter *The Blue Zones: Lessons for Living Longer From the People Who've Lived the Longest* und *The Blue Zones Solution*: Eating and Living Like the World's Healthiest People.

INTERVIEW MIT DR. SLAVEN STEKOVIC

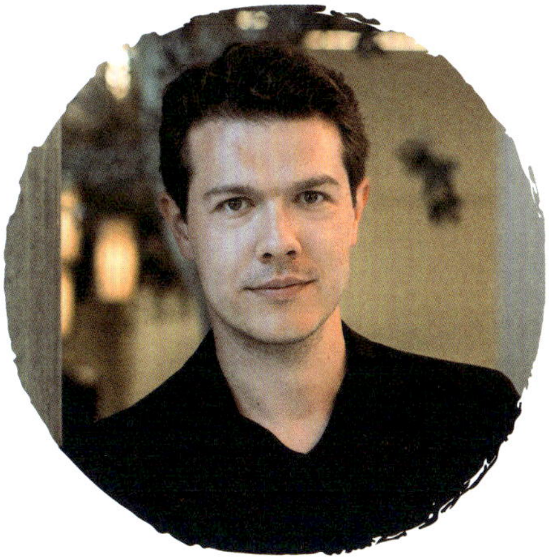

Dr. Slaven Stekovic
Langlebigkeitsforscher, Bestsellerautor und Unternehmer
slavenstekovic.com

Dr. Slaven Stekovic ist Molekularbiologe und Langlebigkeitsforscher, unterrichtet an namhaften europäischen Universitäten und lebt in Wien. Als ich Slaven Stekovic das erste Mal sprechen hörte – er war zu Gast in »Frühstück bei mir« von Claudia Stöckl – und er darüber sprach, dass wir das eigene Altern selbst in die Hand nehmen können, war ich hin und weg von dem, was er sagte. Ich kaufte mir gleich sein Buch *Jung bleiben, alt werden: Neue Erkenntnisse aus der Langlebigkeitsforschung* und habe es verschlungen. Ich freue mich ganz besonders, dass ich ihn für ein Interview für dieses Buch gewinnen konnte.

Wenn wir uns an die »Power of 9« halten – können wir dann auch so alt werden wie die Menschen in den Blue Zones? Oder spielt hier die geografische Lage eine größere Rolle?

An der »Power of 9« ist tatsächlich was dran. Die »Power of 9« wird populärwissenschaftlich oft verwendet, um das zu beschreiben, was wir in der Langlebigkeitsforschung schon seit einiger Zeit erneut bestätigen konnten – ausgewogene und vorwiegend pflanzliche Ernährung, regelmäßige Bewegung, gesunder Umgang mit Stress, gesunder Schlaf, Lebenssinn und soziale Kontakte sind die Essenz der Langlebigkeit. Der Beweis dafür kommt überraschenderweise aus Studien, die die Gesundheit der Familien verfolgt haben, die aus den »Blue Zones« in die USA umgezogen sind. Nämlich: Trotz ihrer Genetik und kulturellen Prägung, die sie mit sich genommen haben, konnte man die zweite Generation dieser Familien, die ein »modernes Leben« gelebt hat, nicht mehr von einem »normalen Amerikaner« unterscheiden. Erschreckend!
Da ich aber ein »Glas halb voll«-Typ bin, sehe ich etwas Positives darin. Nämlich den Umkehrschluss! Auch ein moderner Mensch sollte in der Lage sein, mit den richtigen Gewohnheiten ein »Blue Zone«-Leben zu leben. Die Daten aus vielen Studien zeigen ganz klar, dass unsere Gesundheit nicht nur im Moment, sondern auch über mehrere Jahre und Jahrzehnte durch richtige Entscheidungen und Gewohnheiten beeinflussbar ist. Viele dieser Sachen – sei es, dass wir mit dem Alkohol und

anderen Suchtgiften nicht übertreiben sollten oder dass Bewegung gesund ist –, sind mittlerweile Allgemeinwissen. Die meisten Menschen schaffen es aber trotzdem nicht, sich daran zu halten.

Was sind die wichtigsten Aspekte, wenn es um Langlebigkeit geht?

Historisch gesehen waren es Hygiene, Zugang zu ausreichender Nahrung und Zugang zur modernen Medizin (zum Beispiel Antibiotika). Also alles Sachen, die wir heute in Österreich für selbstverständlich halten. Diese haben uns Menschen erlaubt, unsere durchschnittliche Lebenserwartung im 20. Jahrhundert fast zu verdoppeln.

Sprechen wir aber vom 21. Jahrhundert und von dem, was wir für uns jetzt tun können, um möglichst lange gesund zu bleiben, so sind das ausgewogene Ernährung, regelmäßige Bewegung, gesunder und regelmäßiger Schlaf und Pflege der sozialen Kontakte sowie der eigenen Psyche. Die meisten Menschen tun sich in ihrem Alltag allerdings am schwersten mit der Bewegung und der Ernährung. Wir sitzen alle viel zu oft, und ununterbrochenes Sitzen stellt man mittlerweile dem Zigarettenrauchen fast gleich. Deswegen bezeichne ich gerne das Sitzen etwas provokant als »Suizid in Zeitlupe«. Denn die Bewegung tut nicht nur den Muskeln gut, sondern beeinflusst stark unser Nervensystem, unsere Verdauung, Atmung, unseren Blutkreislauf und auch unsere Psyche. Was die Ernährung betrifft, stellen die ultraprozessierten Lebensmittel das größte Problem in den entwickelten Ländern wie Österreich dar. Zu solchen Lebensmitteln zählt einiges, was man im Supermarkt sieht – von Chips und Süßigkeiten bis zu Fertigsoßen und -gerichten.

Also: Schon mit dem Fahrrad zur Arbeit zu fahren und das Essen selbst zuzubereiten macht viel aus. Wir können natürlich auch noch viel mehr für unsere Gesundheit tun, aber das wäre schon ein guter Anfang für die meisten. Wie gut man bei der Vorbeugung ist, können wir zum Beispiel mithilfe der Messungen von biologischem Alter feststellen – eine Sache, mit der ich mich wissenschaftlich schon länger beschäftige. **Wenn man das Maximum aus seinem Körper rausholen möchte, dann muss man die Interventionen in den Lebensstil personalisieren, denn jede und jeder von uns ist ein Individuum.**

Welche Rolle spielt das Fasten für die Langlebigkeit?

Die gesunde Ernährung besteht aus drei Komponenten: (1) die Qualität – also was wir essen, (2) die Quantität – wie viel, und (3) Timing – wann und wie oft. Fasten fällt in die letzten zwei Kategorien hinein. Erstens können wir durch den regelmäßigen Verzicht auf die Nahrungsaufnahme verhindern, dass wir zu viele Kalorien zu uns nehmen. Dadurch senken wir deutlich das Risiko, übergewichtig zu werden. Zweitens werden durch den Nahrungsverzicht einige Prozesse in unserem Körper gestartet – von hormonaler Regulation über die Aktivierung des Parasympathikus und unseres Darmmikrobioms bis zur Aktivierung der Autophagie in unseren Zellen. Die Autophagie ist eine Form des zellulären Recyclings, die es unseren Zellen ermöglicht, die Energie aus defekten Molekülen zu produzieren, wenn keine Nahrung vorhanden liegt. Der nette Nebeneffekt dabei ist, dass die defekten Moleküle so entfernt werden und der Zelle und unserem ganzen Körper keinen Schaden mehr verursachen können. Das verlängert nicht nur das Leben der Zelle, sondern kann auch gewisse Erkrankungen wie Demenz und Herz-Blutkreislauf-Erkrankungen vorbeugen oder zumindest entschleunigen.

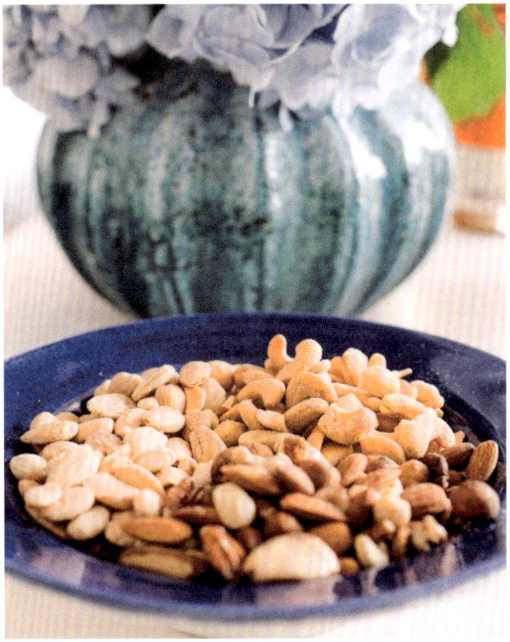

Du schreibst in deinem Buch »Jung bleiben, alt werden« über die Proteine und Aminosäuren und vor allem, dass man die tierischen Proteinquellen reduzieren soll. Wieso sind pflanzliche Proteinquellen so viel besser, wenn es um die Langlebigkeit geht?
Pflanzliche Proteine enthalten eine andere Aminosäuren-Zusammensetzung im Vergleich zu tierischen. Der größte Unterschied aus der Perspektive der Langlebigkeitsforschung ist die deutlich geringere Häufigkeit von Methionin in pflanzlichen Proteinen. Das Methionin ist eine Aminosäure, die für unsere Zellen und unseren Körper von großer Bedeutung ist. Studien konnten allerdings zeigen, dass Nahrung, die reich an Methionin ist, also einen Überfluss davon aufweist, eine lebensverkürzende Wirkung hat. Dagegen führte eine Methionin-Restriktion zu einer Lebensverlängerung bei verschiedenen Tieren, aber auch bei Menschen. Daher empfiehlt sich die Proteineinnahme über mehrere verschiedene Quellen – tierisch und pflanzlich. Dann bekommt man die ideale Aminosäuren-Versorgung für den menschlichen Körper.

Du widmest auch dem Darmmikrobiom ein Kapitel in deinem Buch. Welche Rolle spielt das Darmmikrobiom für die Langlebigkeit und worauf sollen wir hier achten?
In unserem Körper leben mehr nicht-menschliche als menschliche Zellen. Ich finde das wahnsinnig spannend. Diese nicht-menschlichen Zellen sind zum großen Teil Mikroorganismen, die in unserem Darm leben. Diese nennen wir das Darmmikrobiom.

Da die Untersuchungen des Mikrobioms erst seit Kurzem wirklich gut machbar sind, wissen wir noch relativ wenig darüber. Was aber klar ist: Die Diversität des Darmmikrobioms ist essenziell für die Erhaltung der Gesundheit. Viele verschiedene Mikroorganismen sind also gut, viel von denselben Bakterien zu haben ist eher schlecht.
Das Mikrobiom wird in den frühen Jahren aufgebaut, und solange wir uns ausgewogen ernähren, bleibt es in einem guten Zustand. Wenn wir allerdings Antibiotika nehmen oder bei einem übermäßigen Alkoholkonsum werden viele dieser Mikroorganismen getötet. Sie können schon nachwachsen, aber wenn das zu oft passiert, geht die Diversität abrupt nach unten. Da unser Essen nicht unbedingt steril ist, können wir neue Mikroorganismen über die Nahrung aufnehmen. Daher empfiehlt sich aus der Sicht des Darmmikrobioms eher, vielfältige Nahrung zu sich zu nehmen. Da sind vor allem die Probiotika und Präbiotika von großer Bedeutung.

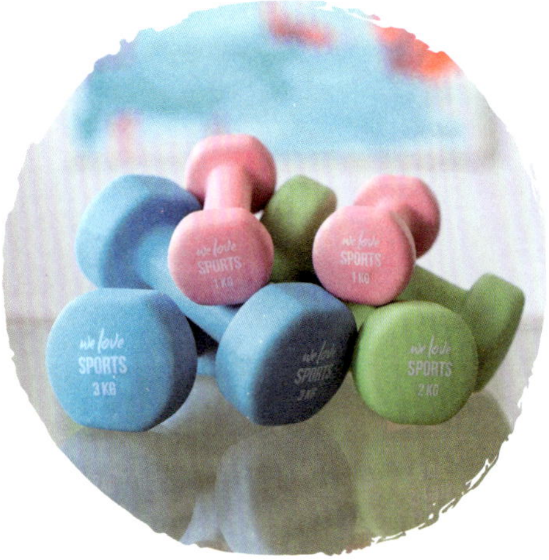

Welche Rolle nimmt Muskelaufbau in der Langlebigkeitsforschung ein? Und welche Cardio?

Muskeln sind für die Körperbewegung essenziell, aber sie können noch viel mehr. Erst in den vergangenen 10–20 Jahren hat man sich der Stoffwechselrolle der Muskeln in der Forschung wieder mehr gewidmet. Muskeln können verschiedene Nährstoffe verarbeiten und sind somit ein bedeutender Teil unseres Stoffwechsels. Dazu können Muskeln auch gewisse Substanzen in unsere Blutbahn ausschütten, die in anderen Organen eine Funktion haben können, zum Beispiel für das Wachstum der Nervenzellen in unserem Gehirn. Spätestens ab dem 35. Lebensjahr geht es mit dem Muskelabbau in unserem Körper los. Da wir aber alle vorhaben, länger als 45 Jahre zu leben, müssen wir diesem Abbau durch ein Muskelaufbautraining entgegenwirken. Damit das Training wirklich einen Effekt hat, ist es auch notwendig, ausreichend Proteine über die Nahrung aufzunehmen. Gut gepflegte Muskeln sorgen für Stabilität im Alter und unterstützen unseren Stoffwechsel, was die Lebensqualität deutlich erhöht.
Das Cardio-Training kann auch Muskeln zum Wachstum anregen, aber nicht so sehr wie Muskelaufbautraining. Trotzdem hat es eine wichtige Rolle in der Langlebigkeit, da es die Funktion des Herz-Blutkreislauf-Systems und des Atmungsapparates unterstützt, wodurch langfristig positive Effekte auf die Gesundheit zu sehen sind.

Haben schlanke beziehungsweise normalgewichtige Menschen eine höhere Lebenserwartung?
Eines der größten Probleme unserer Zeit ist das Übergewicht. Wenn wir uns die moderne Lebensweise ansehen, ist auch klar, warum: Wir essen zu viel. Wir bewegen uns zu wenig. Übergewicht hängt sehr stark mit der Häufigkeit einiger altersassoziierten Erkrankungen – zum Beispiel Stoffwechselstörungen, Herzerkrankungen und bestimmten Krebsarten – zusammen. Daher ist es wichtig, auf das »normale« Körpergewicht zu achten. Dabei sollte man aber auf keinen Fall in das andere Gegenteil schwenken, denn da schaut es noch schlechter aus. Also lieber ein paar Kilo zu viel als ein paar zu wenig.

Wie viel Prozent macht die Genetik aus und wie viel unser Lebensstil?
Wissenschaftler haben lange geglaubt, dass die Gene allein für die Langlebigkeit zuständig sind. Es gibt tatsächlich welche, die unsere Lebensspanne deutlich verlängern oder verkürzen können. Die letzten Studien zeigen aber klar, dass die Genetik im Vergleich zum Lebensstil eine untergeordnete Rolle bei der Langlebigkeit spielt. Vielmehr sind es unsere Gewohnheiten, die die Lebensqualität und -dauer beeinflussen. Manche Populationsstudien konnten etwa 25 Prozent der Langlebigkeit der Genetik zuschreiben. Die anderen sprechen sogar von nur 4–9 Prozent. Welche Zahl hier richtig ist, ist weniger wichtig als die Tatsache, dass unser Lebensstil 75–96 Prozent der Langlebigkeit ausmacht. **Vor kurzer Zeit wurde sogar bestätigt, dass die Menschen, die schlechte Gene haben, maßgeblich deren Effekte hinauszögern können.** Also kann jede, jeder von uns etwas für ihre oder seine Gesundheit tun. Deswegen habe ich mich entschieden, allgemein verständliche wissenschaftliche Bücher zu diesem Thema zu schreiben.

Kann man sagen, dass der Alkohol unser Altern beschleunigt? Lässt er uns kürzer leben? Was ist mit dem Glas Rotwein, das die Hundertjährigen im Bergdorf in Sardinien trinken?
Ja, Alkohol wirkt definitiv lebensverkürzend bei Menschen. Auch geringe Mengen zeigen diese Wirkung. Unsere Zellen können sich schon regenerieren, wobei die Regelmäßigkeit, mit der die meisten Menschen Alkohol genießen, eher besorgniserregend ist. Daher empfiehlt sich für diejenigen, die auf den Alkohol nicht verzichten wollen, zumindest zwei bis drei Monate im Jahr abstinent zu sein. Gerade in Österreich tun wir uns schwer damit, denn wir sind schon seit langer Zeit jedes Jahr unter den Top-Trinkern in Europa. Kein Sieg, über den wir uns freuen sollten.

Danke, lieber Slaven, für dieses großartige Interview!

Bücher von Dr. Slaven Stekovic:
Jung bleiben, alt werden
Der Jungzelleneffekt
Lebensmotor Bewegung

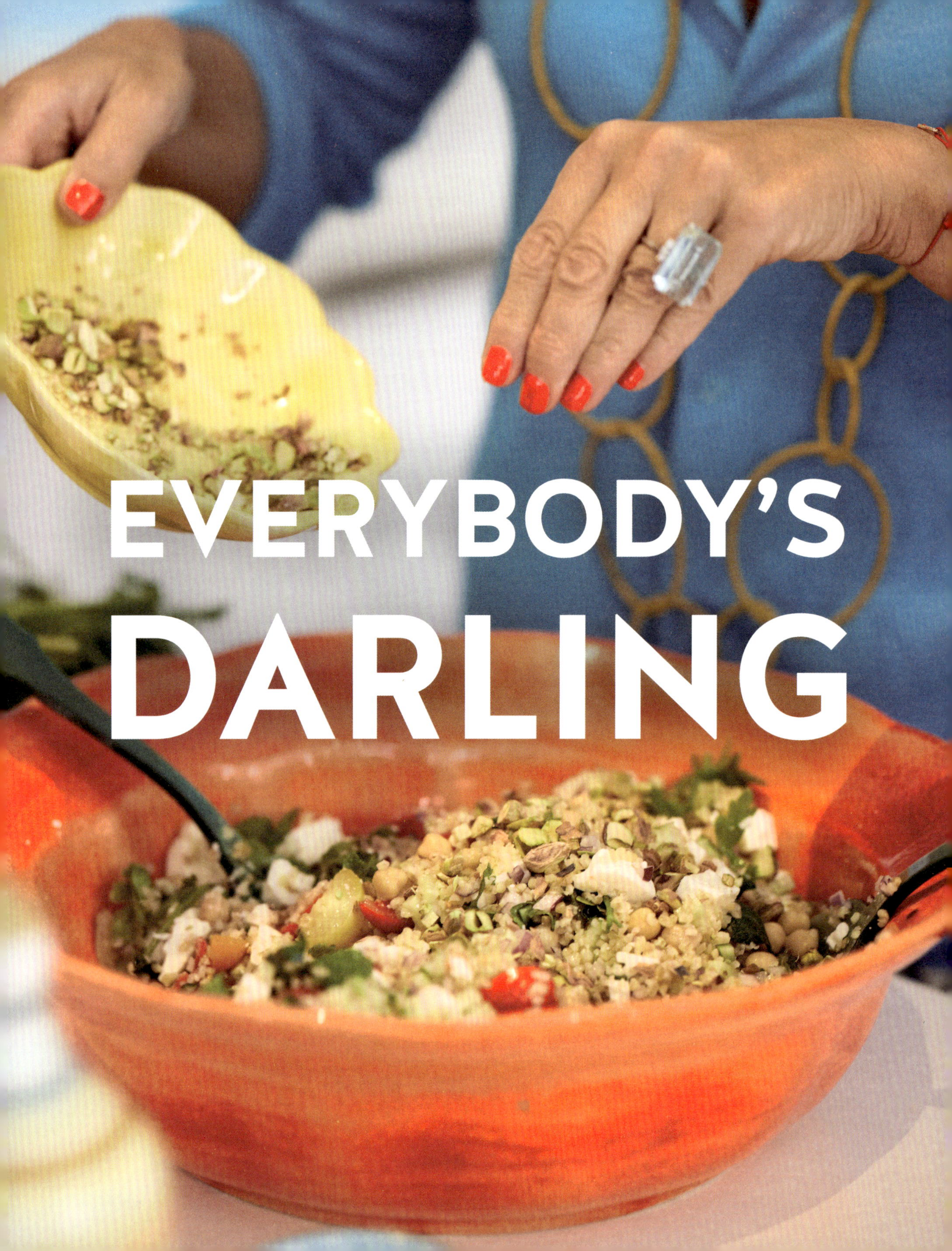
EVERYBODY'S
DARLING

DER PERFEKTE SALAT
12 BUNTE KRAFTPAKETE

Jetzt einmal ganz ehrlich: Der Salat schmeckt zu Hause nie ganz so gut wie im Restaurant. Das liegt wohl daran, dass wir ihm nicht die Aufmerksamkeit widmen, die ihm gebührt – und ihn oftmals zu schnödem Beiwerk degradieren. Ob vegetarisch oder mit einer Extraportion Eiweiß – diese 12 Favorites machen dir den Salat-Alltag deutlich schmackhafter.

SALATE – EVERYBODY'S DARLING

Frisch, knackig, bunt und gesund: Wenn die Temperaturen steigen und die Sonne vom Himmel brennt, suchen wir nach leichten und erfrischenden Mahlzeiten, die uns Energie liefern, ohne uns zu belasten. Salate sind die perfekte Antwort auf diese kulinarischen Bedürfnisse im Sommer. Sie bieten nicht nur eine Vielzahl an gesunden Nährstoffen, sondern lassen sich auch endlos variieren, um jedem Geschmack gerecht zu werden. Die meisten Frauen, die ich kenne, mögen Salat das ganze Jahr. Mit einer bunten Mischung aus frischem Gemüse, saftigem Obst und knackigen Nüssen sowie leichten Eiweißquellen sind Salate nicht nur eine Augenweide, sondern auch wahre Gesundheitsbooster. Kreiere dir deinen perfekten Salat selbst! Stelle dir dabei alle Komponenten so zusammen, dass deine Geschmacksknospen verwöhnt werden und du gleichzeitig deinen Körper mit wertvollen Nährstoffen versorgst.

WARUM SIND SALATE SO GESUND UND SO BELIEBT?

- Sie sind reich an **Nährstoffen**, weil Salate eine Vielzahl an Vitaminen und Mineralstoffen, die wichtig für die Gesundheit sind, enthalten. Besonders grüne Blattsalate sind reich an Vitamin A, C, K und Folsäure.
- Salate sind reich an **Ballaststoffen**, die für eine gesunde Verdauung sorgen, den Blutzuckerspiegel stabilisieren und das Sättigungsgefühl erhöhen.
- Salate haben in der Regel eine **geringe Energiedichte**, was bedeutet, dass sie wenige Kalorien enthalten, aber dennoch sättigen. Das ist besonders hilfreich für Menschen, die auf ihr Gewicht achten möchten.

- Viele Salatzutaten, wie Tomaten, Paprika und Beeren, enthalten **Antioxidantien**, die helfen, freie Radikale im Körper zu bekämpfen und so das Risiko von chronischen Krankheiten zu reduzieren.
- Salate bestehen oft aus wasserreichen Zutaten wie Gurken, Tomaten und Blattgemüse, die zur Flüssigkeitszufuhr – **Hydration** – beitragen.
- Salate sind erfrischend, einfach zuzubereiten und lassen sich vor allem **beliebig variieren** mit den verschiedensten Komponenten.

WORAUS BESTEHT DER PERFEKTE SALAT?

Der perfekte Salat sollte eine Balance aus verschiedenen Geschmacksrichtungen, Texturen und Nährstoffen bieten. Hier sind einige wesentliche Komponenten, der Fantasie allerdings sind keine Grenzen gesetzt.

KEEP IT TASTY

- **Blattgemüse:** Eine Basis aus verschiedenen Salatsorten wie zum Beispiel Rucola, Spinat, Kopfsalat oder Feldsalat
- **Gemüse:** Bunte und frische Zutaten wie zum Beispiel Tomaten, Gurken, Paprika, Radieschen und Karotten (roh oder gekocht)
- **Obst:** Saisonale Früchte wie zum Beispiel Beeren, Pfirsiche, Mango oder Wassermelone im Sommer, Apfel, Birne oder Orange in den kühleren Monaten sorgen für eine zusätzliche frische und auch süße Note.
- **Proteine:** Das Hinzufügen von Proteinen wie zum Beispiel Huhn, Fisch, Garnelen, Tofu, Eiern, Käse wie Feta, Ziegenkäse, Parmesan, Mozzarella, Hülsenfrüchten wie Kichererbsen und Getreide wie Quinoa und Bulgur sind die Garantie dafür, dass ein Salat satt macht.
- **Hülsenfrüchte:** Kichererbsen, Linsen, Bohnen, Sojabohnen, Erbsen, Fisolen sind wahre Nährstoffbomben und lassen sich wunderbar in Salate integrieren.
- **Kohlenhydrate:** Couscous, Bulgur, Buchweizen, Quinoa, Amaranth, aber auch Kartoffeln und knusprige Brotscheiben (Roggen oder Vollkorn dem Weißmehl vorziehen) sind hochwertige Kohlenhydrate für einen Sommersalat.
- **Nüsse, Kerne und Samen:** Für zusätzliche Textur und Nährstoffe können Nüsse wie zum Beispiel Cashews, Wal-, Pecan-, Haselnüsse oder Samen wie Chia-, Sesam-, Hanfsamen und Kerne wie Sonnenblumen-, Pinien-, Kürbis- und Sojabohnenkerne hinzugefügt werden.

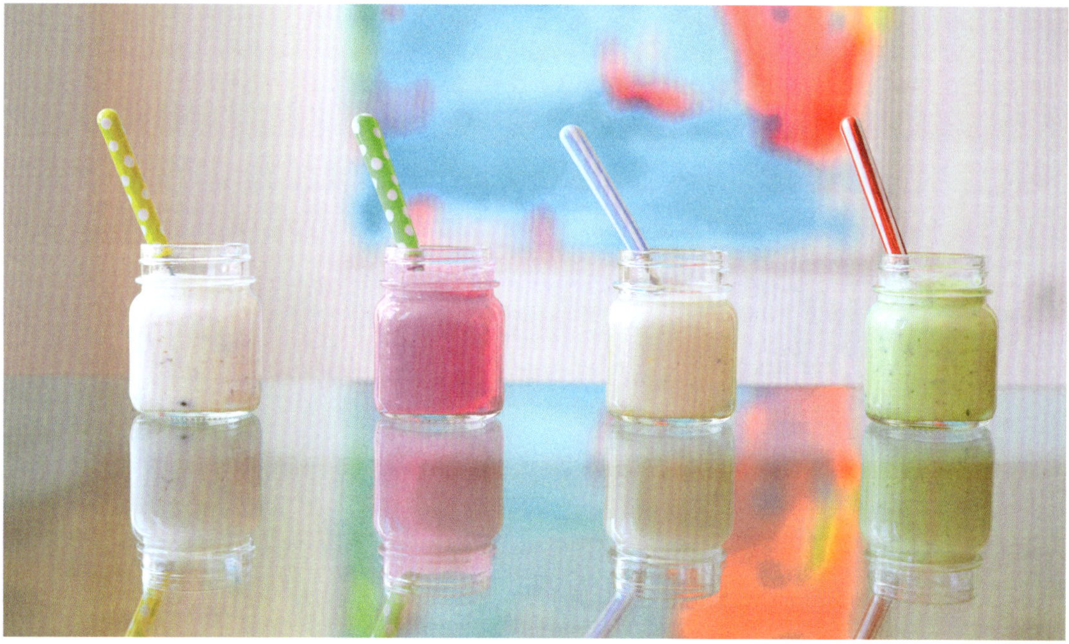

→ **Kräuter:** Frische Kräuter wie Basilikum, Minze, Koriander, Petersilie, Schnittlauch, Dille für zusätzlichen Geschmack und Aroma.
→ **Sprossen:** Zum Beispiel Kresse oder Radieschensprossen geben dem Salat eine besondere Note.
→ **Dressings:** Leichte und erfrischende Dressings auf Basis von Olivenöl, Zitronensaft, Essig und Kräutern. Avocado- oder Joghurt-Senfdressings sind ebenfalls beliebt.

VORSICHT IM RESTAURANT

Im Restaurant kann dein Lieblingssalat ganz schnell zur Kalorienbombe werden, daher achte auf die Zutaten wie:

- → fette und zuckerhaltige Dressings
- → frittierte oder gebackene Zutaten
- → zu viel von fettem Käse
- → zu viele oder kandierte Nüsse
- → zu viel von Avocado
- → zu fette Proteinquellen

Vor allem die Dressings können in den Restaurants mitunter sehr fett sein, daher lieber im Restaurant mitbestimmen und das Dressing separat servieren lassen oder nach leichteren Dressings fragen.

Und nun geht es weiter zu den neuen *easy eating*-Rezepten!
Freue dich auf die 12 köstlichen Salate, auf die Dressings, auf neue Frühstücke, Mittagessen und Abendessen sowie auf jede Menge Protein-Aufstriche, Prä-16:8- Snacks und vieles mehr.

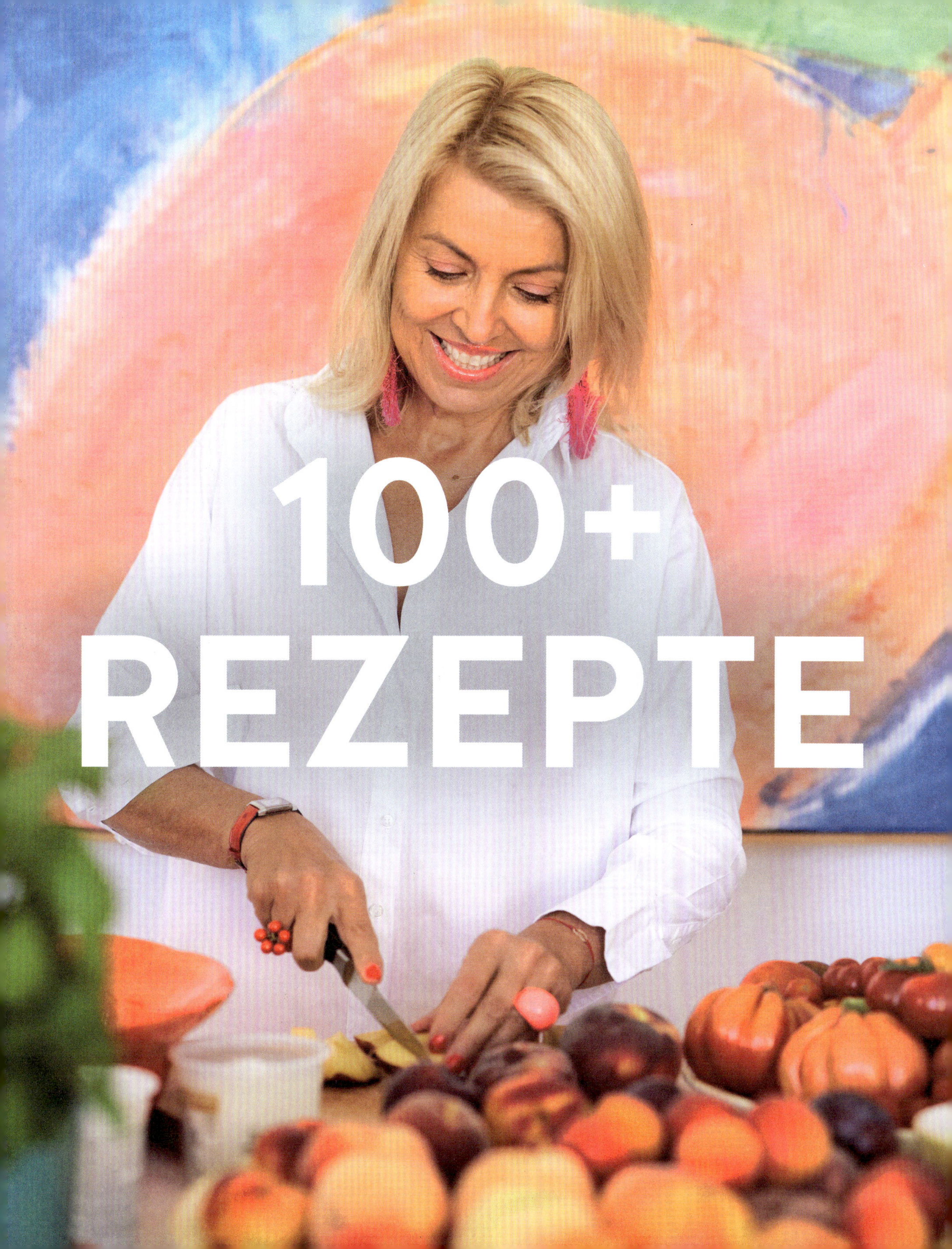
100+
REZEPTE

EASY EATING SPRING SALAD

Zutaten für 2 Portionen:
jeweils 4 grüne und weiße Spargel
1–2 Eier
100 g Bulgur-Quinoa-Mischung
1 Handvoll Radieschen, alle Farben
2 Handvoll Kirschtomaten in allen Farben
1 Handvoll Erdbeeren
1 Handvoll gemischter Salat
1 Bund Schnittlauch
Kresse
Zeste einer Bio-Zitrone
etwas Parmesan
1 Handvoll Pistazien als Crunch
Salz und Pfeffer
Dressing:
Zitronen-Vinaigrette (Rezept Seite 209)

Zubereitung:
Spargelenden abschneiden und weißen Spargel gut schälen. Wasser kochen und den Spargel bissfest kochen. Eier aufschlagen, jeweils in ein kleines Sieb legen und ins gleiche kochende Wasser legen (mit Sieb), wo der Spargel gekocht wird. Für ca. 3 Minuten pochieren lassen (alternativ in einem eigenen Topf mit Schale weich kochen). Bulgur-Quinoa-Mischung kochen, Radieschen und Kirschtomaten waschen und in Scheiben schneiden. Erdbeeren waschen und vierteln und Schnittlauch fein hacken. Blattsalat in eine Schüssel geben und alle restlichen Zutaten dazugeben. Zeste, Kresse, Parmesan und Pistazien darüber streuen und mit der Vinaigrette servieren.

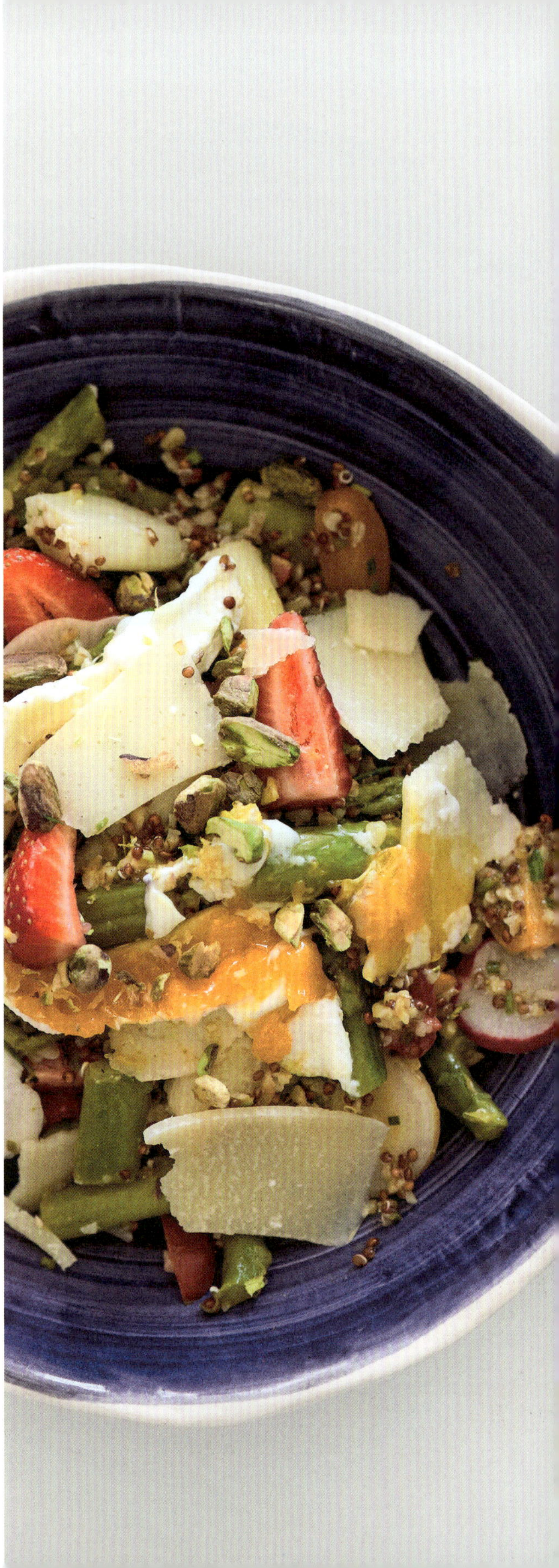

EASY EATING SUMMER SALAD

Zutaten für 2 Portionen:
2 Hühnerbrüste
Olivenöl
Rosmarin
100 g Quinoa
2 Salatherzen
etwas Rucola
1 Handvoll Kirschtomaten in allen Farben
2 Jungzwiebeln mit Stängel
1 Avocado
1 Packung Feta
viele gemischte Kräuter
Pinienkerne als Crunch
Salz und Pfeffer
Dressing:
Senf-Balsamico-Joghurt (Rezept Seite 208)

Zubereitung:
Hühnerbrüste in Olivenöl kräftig anbraten. Gut mit Rosmarin würzen, salzen und pfeffern. Quinoa kochen. Salatherzen waschen, grob aufschneiden und mit dem Rucola in eine große Schüssel geben. Jungzwiebel waschen und in Scheiben schneiden. Tomaten waschen und vierteln. Avocado in dünne Scheiben schneiden. Kräuter fein hacken. Pinienkerne in einer Pfanne ohne Öl anbraten. Hühnerbrüste in mundgerechte Stücke schneiden. Gemüse zum Salat geben, Dressing dazugeben und gut vermischen. Hühnerbrüste und zerbröckelten Feta über den Salat geben und mit den Pinienkernen obenauf servieren.

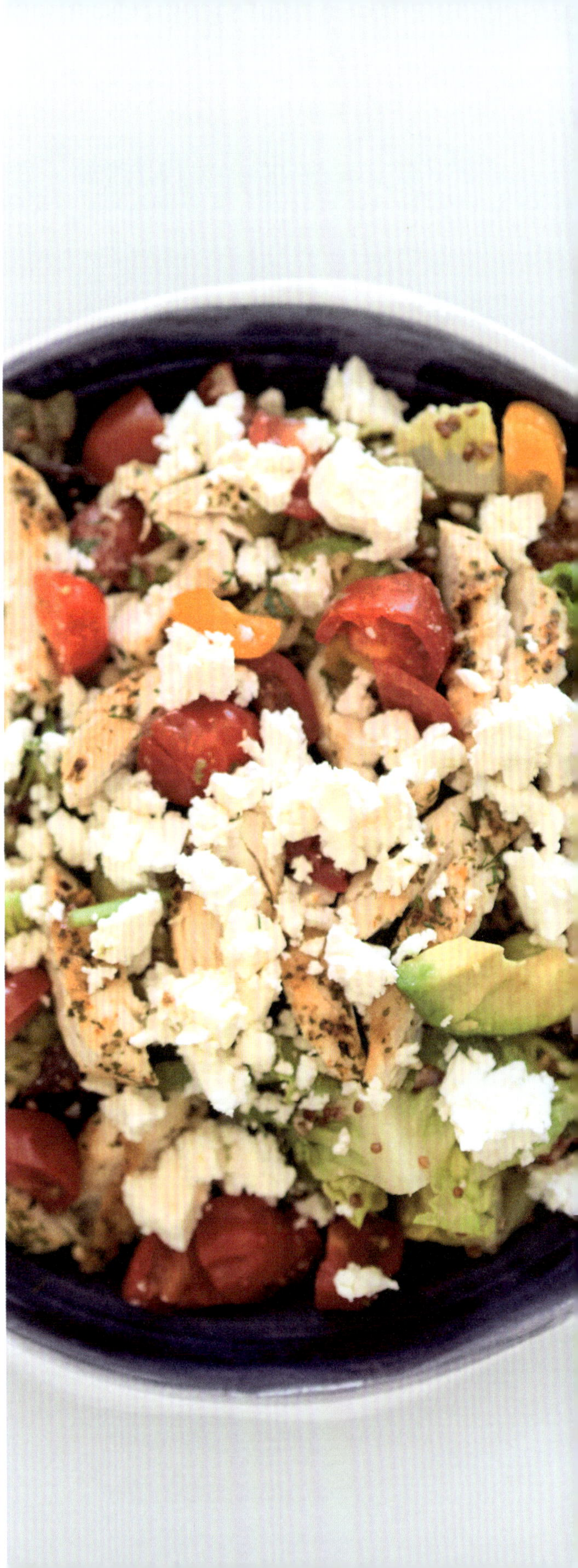

EASY EATING AUTUMN SALAD

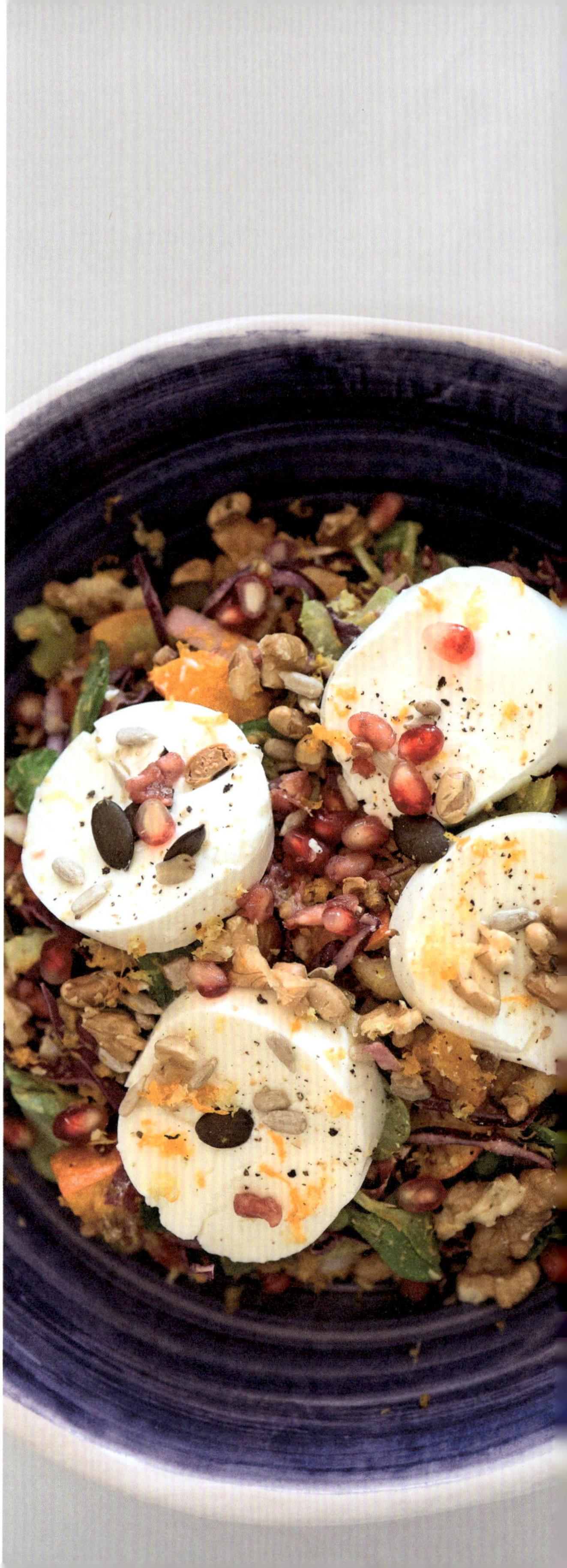

Zutaten für 2 Portionen:
1 kleiner Kürbis
langer Brokkoli
100 g Buchweizen
½ Rotkraut
1 rote Zwiebel
1 Stange vom Stangensellerie
1 Handvoll Vogerlsalat
1 Handvoll Sprossen
1 Packung Ziegenkäsetaler
1 Handvoll Walnüsse und Kürbiskerne
Zeste von ½ Orange
Granatapfelkerne
etwas Olivenöl
Salz und Pfeffer
Dressing:
Creamy Joghurt-Orange (Rezept Seite 208)

Zubereitung:
Backofen auf 180° C vorheizen. Kürbis schälen, entkernen und würfeln. Brokkoli aufschneiden. Buchweizen kochen. Zwei Backbleche mit Backpapier auslegen: auf eines kommen Kürbis und Brokkoli, auf das andere der Buchweizen dünn ausgebreitet. Gemüse und Buchweizen mit Olivenöl, Salz und Pfeffer vermischen und für 20–25 Minuten backen. Buchweizen nach 15 Minuten wenden. Rotkraut in dünne Scheiben schneiden. Zwiebel schälen und in feine Würfel schneiden. Sellerie waschen und in Scheiben schneiden. Vogerlsalat und Sprossen in eine große Schüssel geben. Mit den restlichen Zutaten vermischen. Mit dem Creamy Joghurt-Orange-Dressing vermischen.

EASY EATING WINTER SALAD

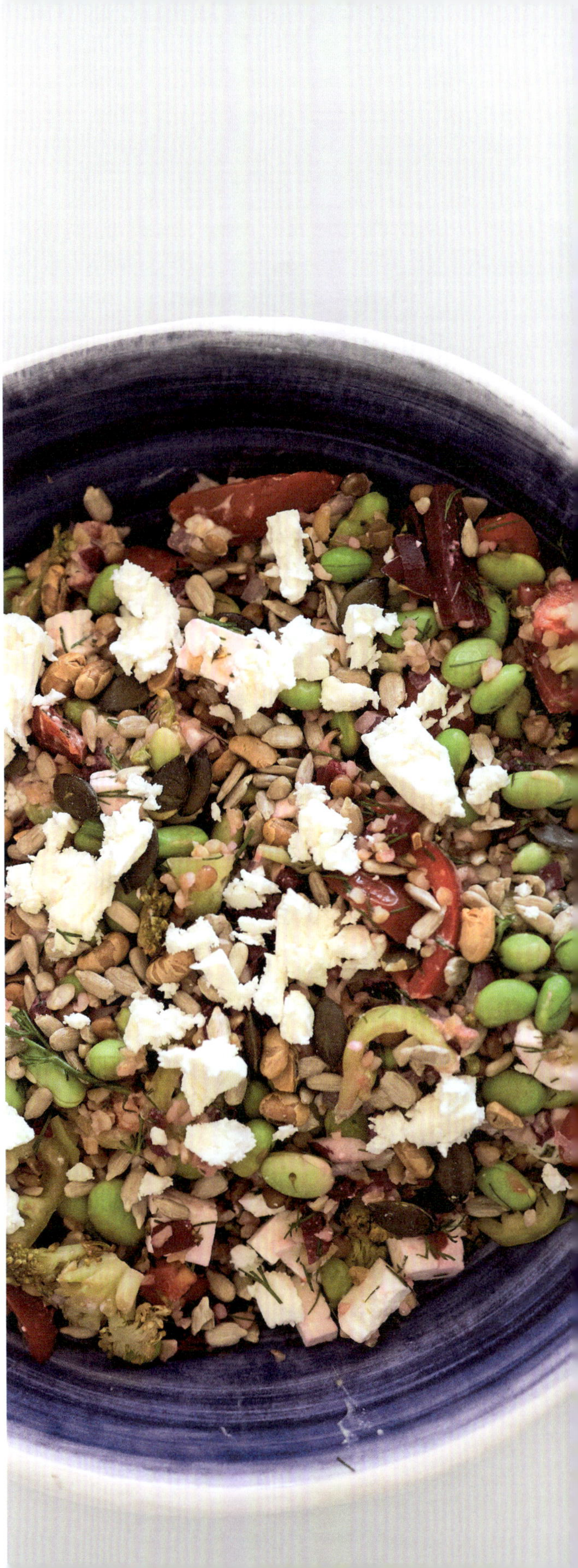

Zutaten für 2 Portionen:
100 g Bulgur
1 Paprika
2 rote Zwiebeln
1 Handvoll Edamame
1 Packung Rote Bete
1 Handvoll Kirschtomaten
frische Dille (oder andere Kräuter)
Chili (optional)
1 Dose Linsen
2 Packungen Feta
Samen und Kerne für obenauf
Salz und Pfeffer
Dressing:
Tahini-Senf-Dressing (Rezept Seite 208)

Zubereitung:
Bulgur kochen, das ganze Gemüse klein schneiden, Dille und Chili fein hacken. Linsen abseihen und gut abspülen. Feta fein würfelig schneiden. Gemüse, Dille, Chili, Linsen und Bulgur in einer großen Schüssel vermischen. Tahini-Dressing dazugeben. Salzen und pfeffern und den Feta hinzufügen. Samen und Kerne als crunchy Topping verwenden und lauwarm servieren.

JENNIFER ANISTON SALAD

Zutaten für 2 Portionen:
150 g Bulgur
1 Gurke
1–2 rote Zwiebel
1 Handvoll Kirschtomaten
2 Packungen Feta
1 Dose Kichererbsen
Koriander oder andere Kräuter
1 Handvoll Pistazien, gehackt
Salz und Pfeffer
Dressing:
Klassisches Dressing (Rezept Seite 208)

Zubereitung:
Bulgur nach Packungsanleitung kochen. Gurke und Zwiebel schälen und würfelig schneiden. Kirschtomaten und Feta ebenfalls würfelig schneiden. Kichererbsen abseihen. Kräuter fein hacken. Alles mit dem klassischen Dressing, Salz und Pfeffer vermengen. Gehackte Pistazien obenauf geben und kalt oder im Winter lauwarm servieren.

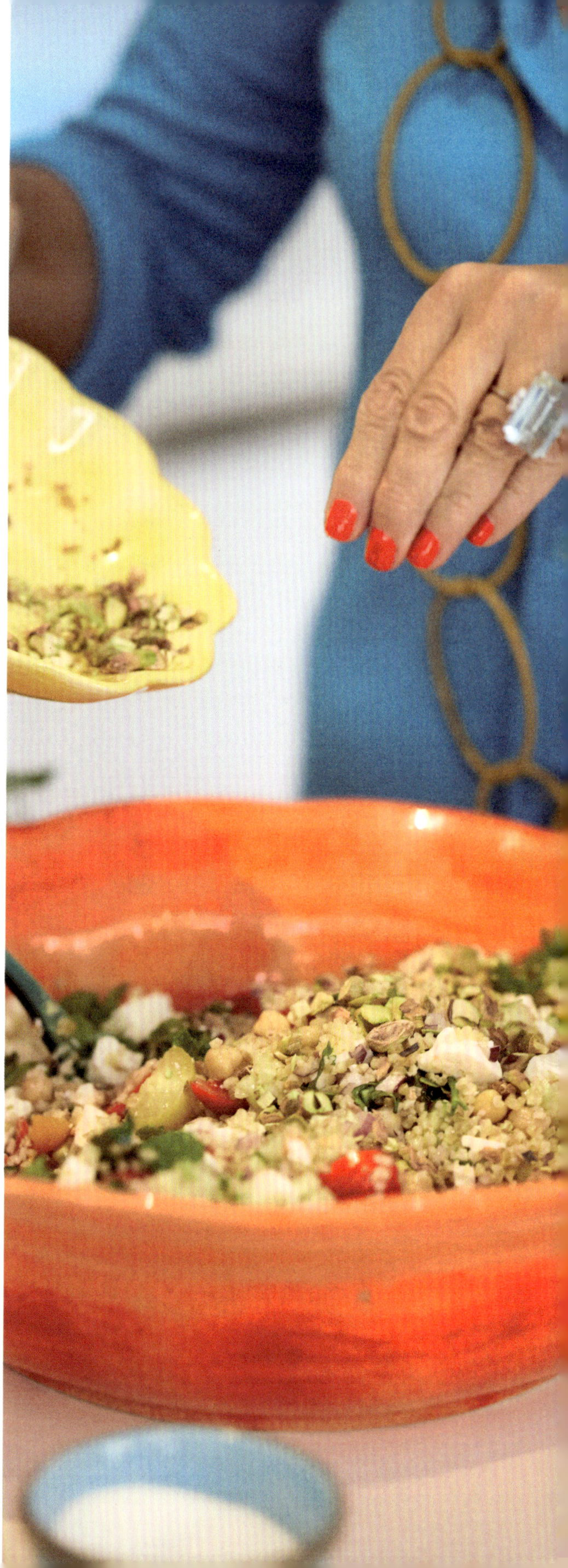

MCCREAMY-KARTOFFELSALAT

Zutaten für 2 Portionen:
500 g Kartoffeln
1 Handvoll langer Brokkoli oder Zucchini
viel Dille
1 rote Zwiebel
1 Handvoll Kirschtomaten
1 Packung Feta
Dressing:
Tahini-Senf-Dressing (Rezept Seite 208)

Zubereitung:
Kartoffeln vierteln und Brokkoli fein hacken. Backofen auf 200° C vorheizen und Kartoffeln und Brokkoli ca. 20 Minuten backen. In der Zwischenzeit Dille, Zwiebel und Tomaten fein hacken. Feta in kleine Würfel schneiden. Alles zusammen vermischen, Dressing dazugeben und lauwarm genießen.

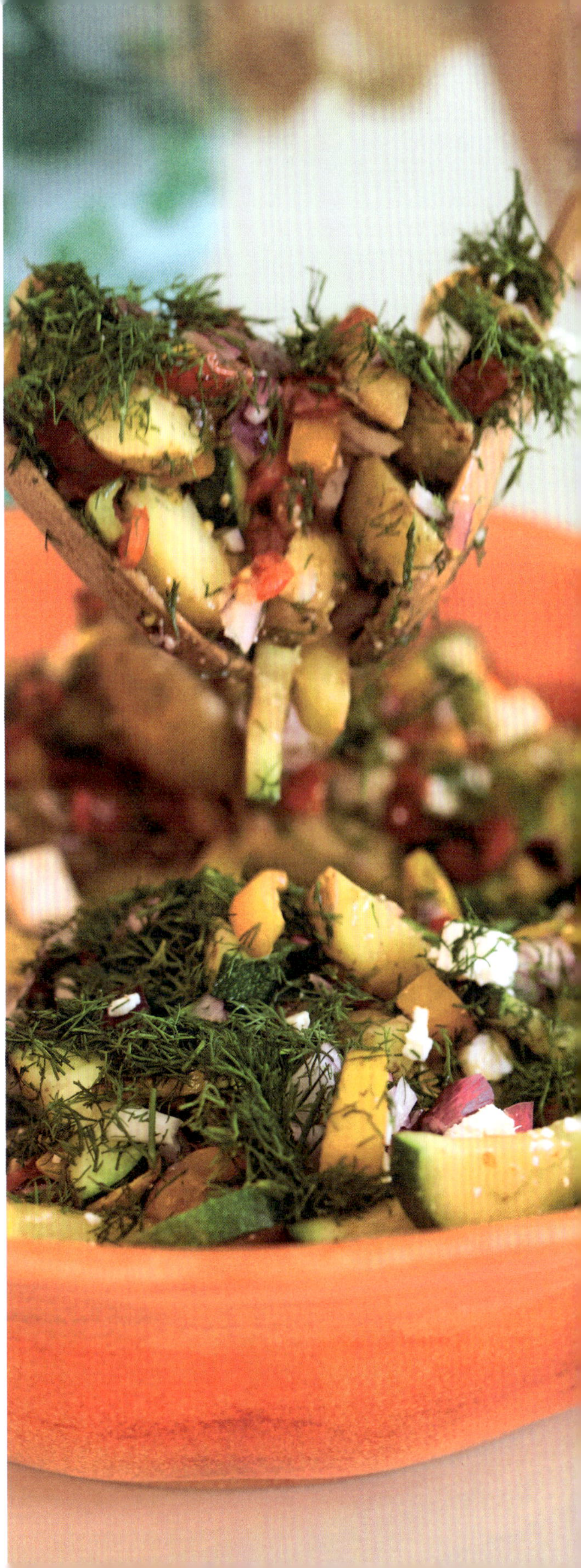

TABOULÉ

Zutaten für 2 Portionen:
100 g feiner Bulgur, alternativ Couscous oder Quinoa
1 Bund Petersilie
1 kleine Handvoll frische Minzblätter
1 Romana-Salatkopf
1 kleine Gurke
½ Zwiebel, alternativ 1 Frühlingszwiebel
2 mittelgroße Tomaten, möglichst klein gewürfelt
1 Handvoll Granatapfelkerne
Salz und Pfeffer
Dressing:
Klassisches Dressing (Rezept Seite 208)

Zubereitung:
Den Bulgur in eine Schüssel geben und mit der 1,5-fachen Menge heißem Wasser übergießen. Die Schüssel abdecken und den Bulgur für 10–15 Minuten ruhen lassen, damit er quellen kann. Währenddessen frische Kräuter, Romana-Salat und Gemüse waschen und alles möglichst klein schneiden. Den Granatapfel entkernen. Den Bulgur mit einer Gabel auflockern, abkühlen lassen und den Romana-Salat, das Gemüse sowie die Granatapfelkerne zum Bulgur geben. Das Dressing darüber geben und alles gut vermischen. Abschmecken. Falls nötig, mehr Olivenöl, Zitronensaft oder etwas Salz dazugeben.

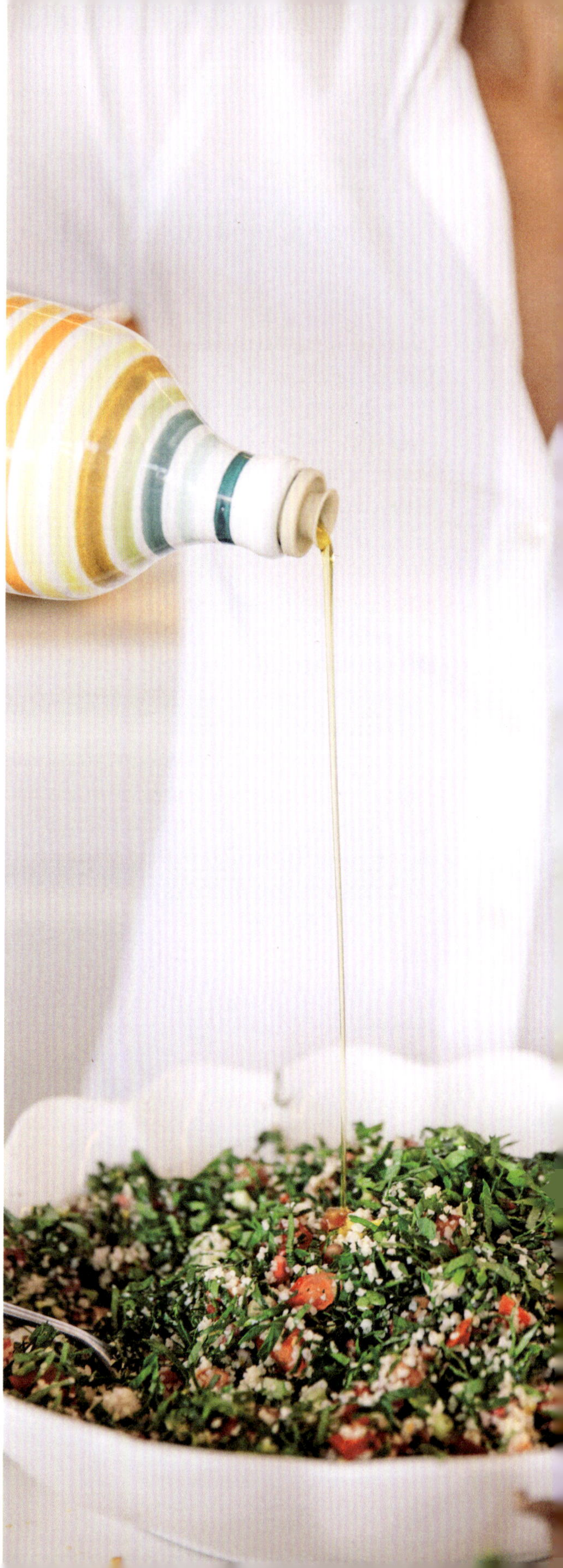

LEICHTER CAESAR SALAD

Zutaten für 2 Portionen:
2 Hühnerbrüste in Streifen
1 Eisbergsalat oder anderer Salat
1 Handvoll Kirschtomaten (optional)
Vollkorncroutons oder altbackenes, würfelig geschnittenes Sauerteigbrot auf dem Backblech mit etwas Olivenöl und Salz knusprig backen
etwas Parmesan, gehobelt
Dressing:
Caesar Dressing leicht (Rezept Seite 211)

Zubereitung:
Huhn in Olivenöl scharf anbraten, salzen und pfeffern. In Scheiben schneiden. Eisbergsalat waschen, trocken schütteln und in mundgerechte Stücke zupfen. Kirschtomaten waschen und klein aufschneiden. Alles gut vermischen, Huhn unterheben und mit dem Dressing noch einmal umrühren. Croutons und Parmesan dazugeben und servieren.

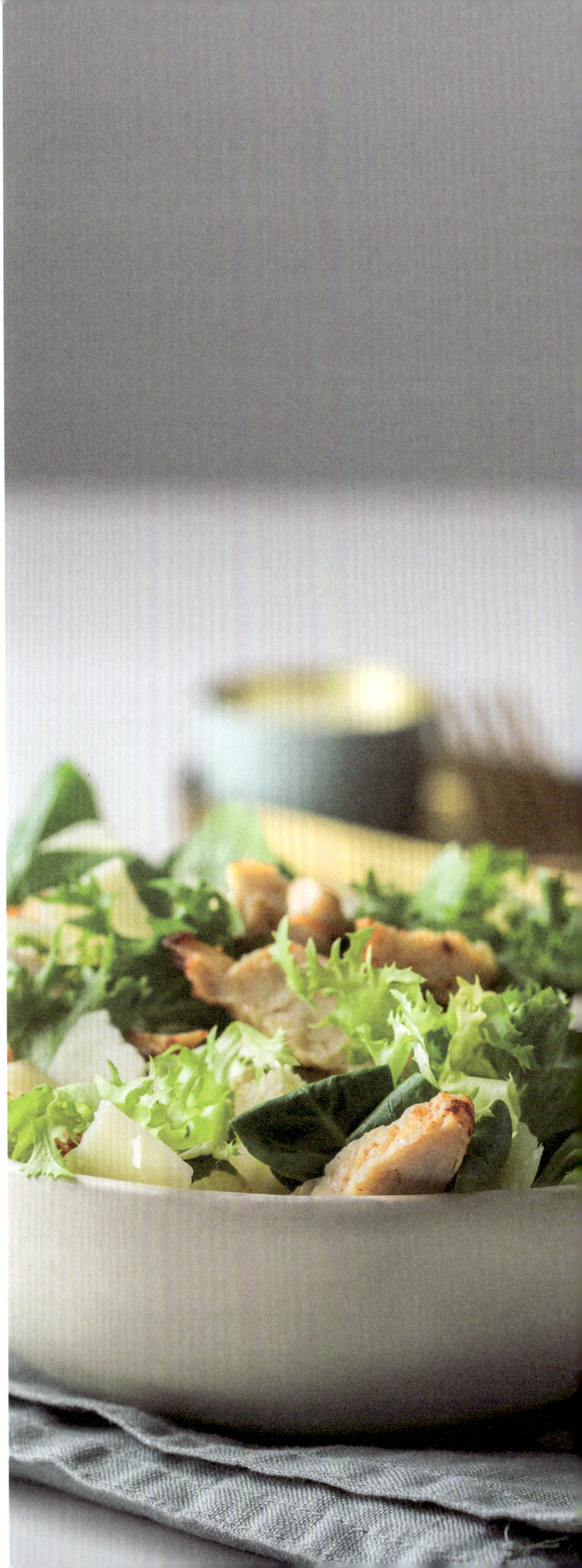

BURRATA-PFIRSICH-SALAT

Zutaten für 2 Portionen:
2 große, reife Tomaten
viel Basilikum
1–2 Pfirsiche
1 rote Zwiebel
1 Kugel Burrata
Olivenöl
dunkler Balsamico-Essig
Salz und Pfeffer

Zubereitung:
Tomaten waschen und in mundgerechte Stücke schneiden. Basilikum waschen, trocken schütteln und Blätter von den Stielen zupfen. Pfirsiche waschen, halbieren, Kern entfernen und in Spalten schneiden. Zwiebel halbieren, schälen und in feine Streifen schneiden. Burrata zum Abtropfen in ein Sieb geben. In einer Schüssel Olivenöl und Essig verrühren und mit Salz und Pfeffer würzen. Tomaten und Pfirsiche auf einen Teller geben, Burrata in die Mitte des Salats setzen, mit dem dunklen Balsamico und Olivenöl beträufeln und servieren.

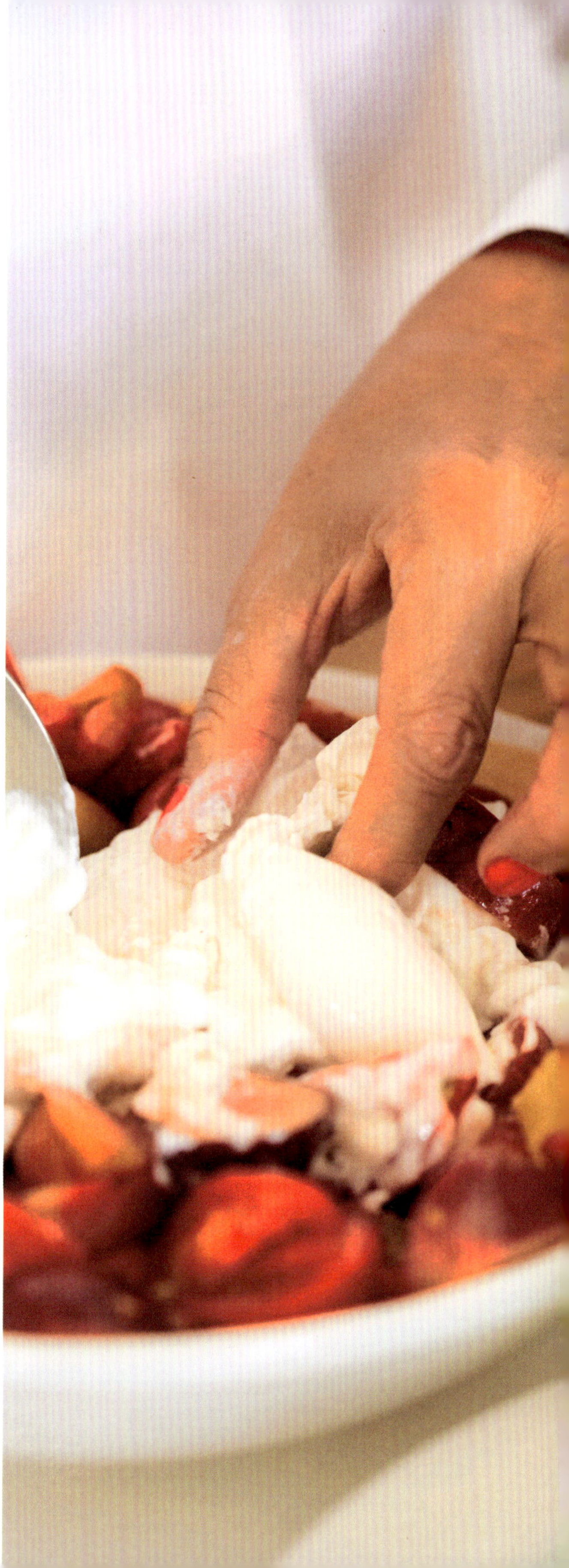

ORZO GREEK SALAD

Zutaten für 2 Portionen:
140 g Orzo
1 Handvoll Kirschtomaten
1 Gurke
1–2 grüne Paprika
1 rote Zwiebel
1 Handvoll schwarze Oliven
2 Packungen Feta
etwas Oregano
Dressing:
Zitronen-Vinaigrette (Rezept Seite 209)

Zubereitung:
Orzo nach Packungsanweisung kochen. Kirschtomaten waschen und vierteln, Gurke schälen, längs halbieren und in Scheiben schneiden, Paprika waschen, entkernen und in Ringe schneiden. Zwiebel schälen und fein würfeln. Oliven halbieren, Kern entfernen und in kleine Würfel hacken. Feta ebenfalls in kleine Würfel schneiden. Alle Zutaten in eine große Schüssel geben, Oregano und Dressing dazugeben und gut vermischen. Kalt oder lauwarm servieren.

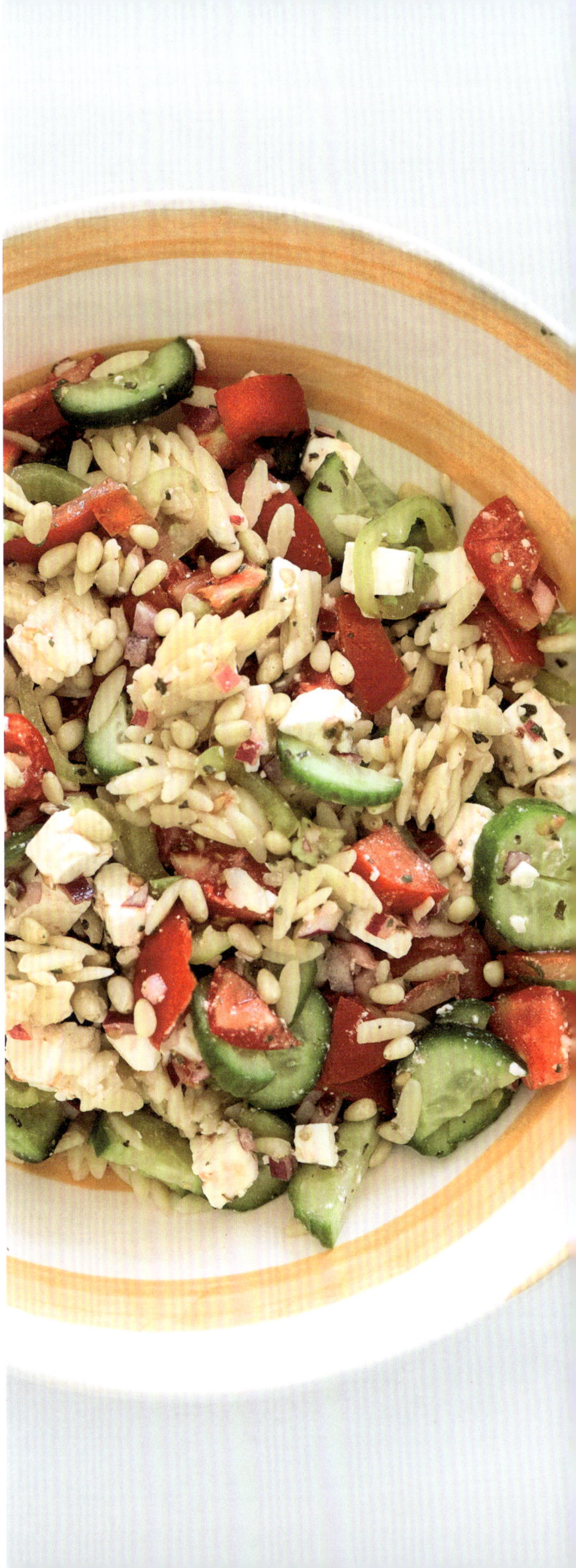

TUNA SALAD

Zutaten für 2 Portionen:
2 Dosen Thunfisch in Olivenöl
1 Glas Artischocken
1 Dose weiße Riesenbohnen
1 Handvoll Rucola
1 Avocado
1 Handvoll Kirschtomaten
1 Gurke
Salz und Pfeffer
Dressing:
Zitronen-Vinaigrette (Rezept Seite 209)

Zubereitung:
Thunfisch, Artischocken und weiße Riesenbohnen abseihen und zusammen mit dem Rucola in eine große Schüssel geben. Avocado schälen, Kern entfernen und in mundgerechte Scheiben schneiden. Kirschtomaten waschen und würfelig schneiden. Gurke schälen und vierteln. Zitronen-Vinaigrette dazugeben, salzen und pfeffern und alles gut vermischen.

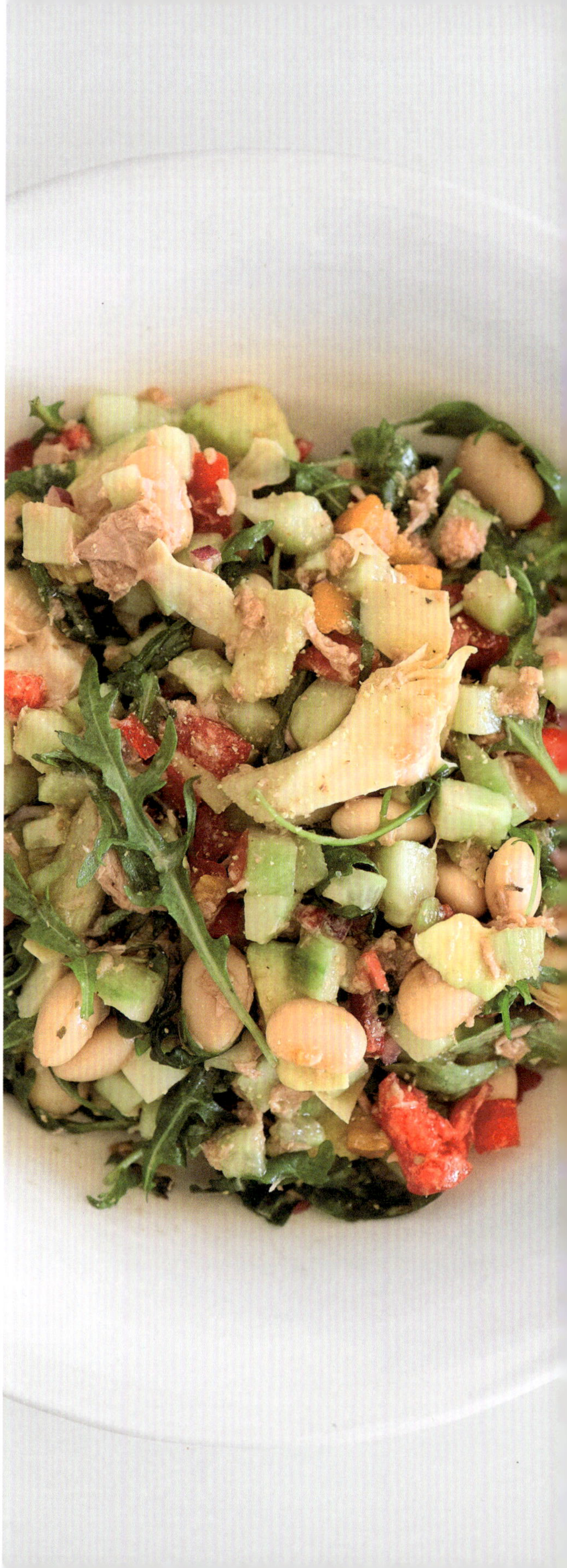

GLÜCKSSALAT À LA WRENKH

Zutaten für 2 Portionen:
120 g Buchweizen
1 Packung Räuchertofu (350 g–400 g)
2 Salatherzen
1–2 Packungen Feta
Petersilie (optional)
Salz und Pfeffer
Dressing:
Klassisches Dressing (Rezept Seite 208)

Zubereitung:
Buchweizen kochen, kalt stellen und im Ofen (180° C) oder der Heißluftfritteuse für ca. 20 Minuten knusprig backen. Räuchertofu in kleine Würfel schneiden und in Olivenöl kräftig anbraten, schließlich salzen und pfeffern. Salatherzen aufschneiden und in eine große Schüssel geben. Dazu kommt jetzt der Tofu und der knusprige Buchweizen. Feta mit einer Parmesanreibe fein reiben und dazugeben. Mit dem Dressing vermischen und optional mit etwas grob gehackter Petersilie servieren.

Danke an die Brüder Wrenkh für die Zurverfügungstellung des Rezepts. Der Glücksalat ist einer meiner absoluten Favorites.

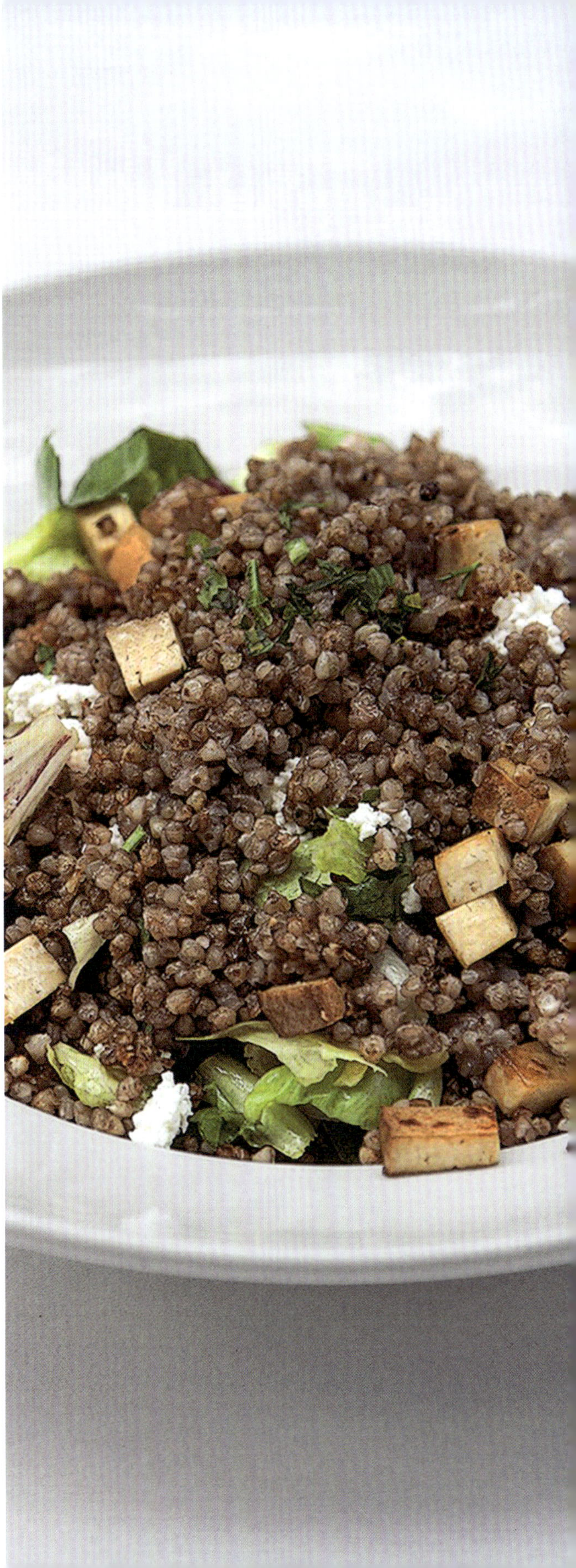

KLASSISCHES DRESSING

Zutaten für 1 Salat à 2 Portionen:
2 EL Olivenöl
3 EL weißer Balsamico-Essig
Salz und Pfeffer

Zubereitung:
Alle Zutaten in einer kleinen Schüssel vermischen. Abschmecken und zum Salat servieren.

TAHINI-SENF-DRESSING

Zutaten für 1 Salat à 2 Portionen:
2 EL Tahini (Sesampaste)
1 EL Naturjoghurt oder pflanzliche Alternative
3 EL weißer Balsamico-Essig
1 EL Senf
1 TL Honig
Salz und Pfeffer

Zubereitung:
Tahini mit 1–2 EL Wasser vermischen, bis es eine cremige Konsistenz erreicht hat. Alle restlichen Zutaten dazugeben, vermischen und abschmecken.

SENF-BALSAMICO-DRESSING

Zutaten für 1 Salat à 2 Portionen:
4 EL Naturjoghurt oder pflanzliche Alternative
3 EL brauner Balsamico-Essig
1 TL Senf
Salz und Pfeffer

Zubereitung:
Alle Zutaten in einer kleinen Schüssel vermischen. Abschmecken und zum Salat servieren.

CREAMY JOGHURT-ORANGE-DRESSING

Zutaten für 1 Salat à 2 Portionen:
4 EL griechisches Joghurt
Saft einer halben Orange
3 EL weißer Balsamico-Essig
Salz und Pfeffer

Zubereitung:
Alle Zutaten in einer kleinen Schüssel vermischen. Abschmecken und zum Salat servieren.

ZITRONEN-VINAIGRETTE

Zutaten für 1 Salat à 2 Portionen:
Saft und Zeste einer Bio-Zitrone
1 kleine Knoblauchzehe (optional)
Schnittlauch
1 TL Senf
2 EL Olivenöl
Salz und Pfeffer

Zubereitung:
Knoblauch schälen und fein hacken. Schnittlauch ebenfalls in feine Ringe schneiden. Zitronensaft, -zeste, Senf, Knoblauch, Salz, Pfeffer und gehackten Schnittlauch in ein Glas oder einen Becher geben und mit einem Schneebesen verrühren. Langsam das Olivenöl hinzugeben und weiter rühren, bis das Dressing emulgiert. Für ein cremigeres Dressing die Mischung mit einem Pürierstab cremig pürieren und bis zu 1 ½ EL Wasser hinzufügen. Abschmecken.

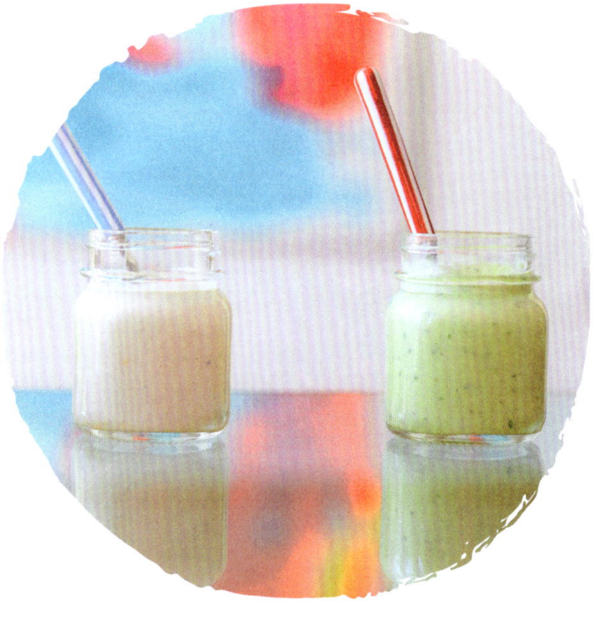

ERDNUSS-DRESSING

Zutaten für 1 Salat à 2 Portionen:
2 EL Erdnussmus
1 EL Sojasoße
1 TL Ahornsirup
1 TL Sesamöl
Saft einer Limette

Zubereitung:
Erdnussmus mit 1–2 EL Wasser vermischen, bis die Mischung schön cremig ist. Restliche Zutaten dazugeben und abschmecken. Bei Bedarf mehr Wasser dazugeben.

AVOCADO-LIMETTE-DRESSING

Zutaten für 1 Salat à 2 Portionen:
1 Avocado
Saft einer Limette
Koriander (oder Basilikum)
1–2 EL weißer Balsamico-Essig
2 EL Naturjoghurt (optional)
Salz und Pfeffer

Zubereitung:
Avocado schälen, Kern entfernen und Fruchtfleisch in einen Mixer geben.
Alle restlichen Zutaten dazugeben und gut mixen. Wer es gerne cremiger hat, etwas Joghurt und ansonsten 1–2 EL Wasser hinzugeben. Mit Salz und Pfeffer abschmecken.

MANGO-CHILI-DRESSING

Zutaten für 1 Salat à 2 Portionen:
½ Mango
1 TL Senf
3 EL weißer Balsamico-Essig
Saft einer Limette
1 Chili
Kapern
Salz und Pfeffer

Zubereitung:
Mango schälen und aufschneiden. In einen Mixer geben und restliche Zutaten dazugeben. Gut mixen, bis eine homogene Masse entsteht. Mit Salz und Pfeffer abschmecken und bei Bedarf noch mehr Chili hinzufügen.

JOGHURT-SCHNITTLAUCH-DRESSING

Zutaten für 1 Salat à 2 Portionen:
3 EL Naturjoghurt
etwas Schnittlauch
2 EL weißer Balsamico-Essig
Salz und weißer Pfeffer

Zubereitung:
Alle Zutaten in einer kleinen Schüssel vermischen. Abschmecken und zum Salat servieren.

CREAMY PARMESAN-DRESSING

Zutaten für 1 Salat à 2 Portionen:
1 EL Kapern
4 EL griechisches Joghurt
2 EL geriebener Parmesan
3 EL weißer Balsamico-Essig
Salz und Pfeffer

Zubereitung:
Kapern fein hacken. Alle Zutaten in einer kleinen Schüssel vermischen. Abschmecken und zum Salat servieren.

ROTE-BETE-KREN-DRESSING

Zutaten für 1 Salat à 2 Portionen:
100–200 ml Buttermilch
1 Rote Bete
3 EL Apfelessig
1 EL Limettensaft
1 EL Tahini (Sesampaste)
1 TL Honig
Kren, nach Geschmack
Salz und Pfeffer

Zubereitung:
Alle Zutaten in einen Mixer geben und so lange mixen, bis eine homogene Mischung entsteht. Abschmecken und bei Bedarf mehr Honig oder Essig dazugeben.

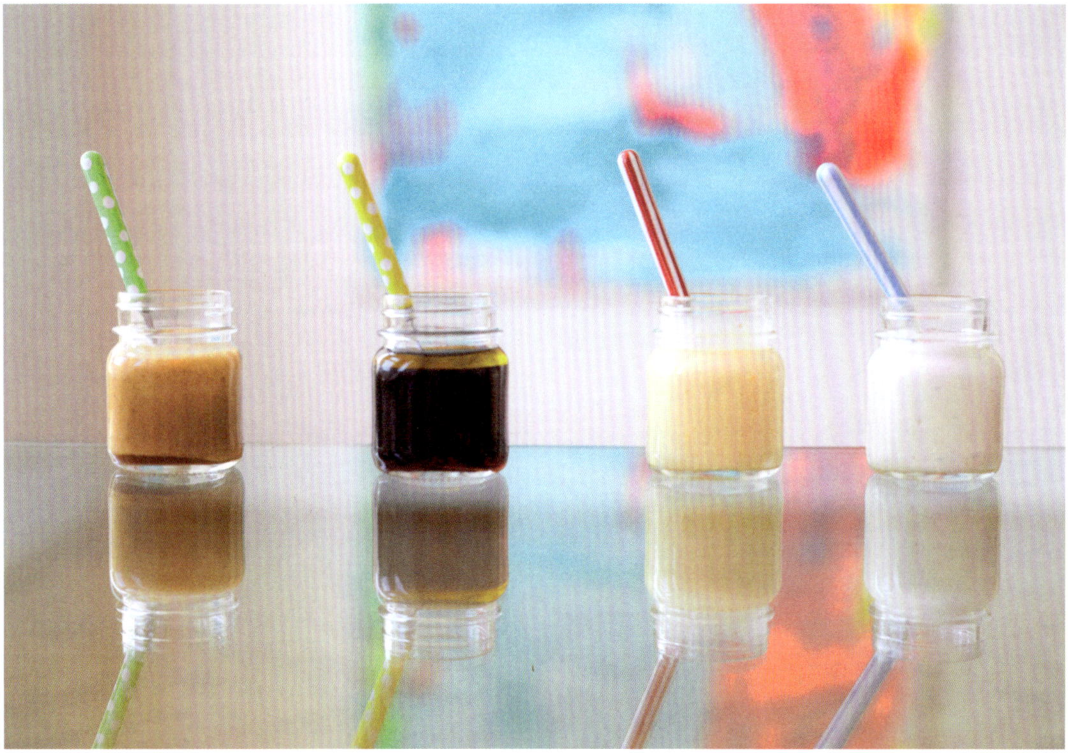

ASIA-VINAIGRETTE

Zutaten für 1 Salat à 2 Portionen:
2 EL Sesamöl
2 EL Sojasoße
3 EL Reisessig (oder normaler)
1 TL Misopaste
1 TL Ahornsirup
ein Spritzer Limette

Zubereitung:
Alle Zutaten in einer kleinen Schüssel vermischen. Abschmecken und zum Salat servieren.

CAESAR DRESSING LEICHT

Zutaten für 1 Salat à 2 Portionen:
1–2 Sardellen
2 EL geriebener Parmesan
4 EL Joghurt (5 % Fett)
1 EL Sauerrahm
3 EL weißer Balsamico-Essig
Salz und weißer Pfeffer

Zubereitung:
Sardellen fein hacken. Alle Zutaten in einer kleinen Schüssel vermischen. Abschmecken und zum Caesar Salad servieren.

THUNFISCH-DIP

Zutaten:
1 Dose Thunfisch in Olivenöl
1 kleine rote Zwiebel
2 kleine Essiggurken
Petersilie
1 Packung Frischkäse
2 EL Zitronensaft
1–2 EL Joghurt (optional)
Salz und Pfeffer

Zubereitung:
Rote Zwiebel schälen und mit den Essiggurken und der Petersilie fein hacken. Thunfisch abseihen – das wenig Öl, das übrigbleibt, darf mit in den Dip. Alle Zutaten vermischen und bei Bedarf noch 1–2 EL Naturjoghurt dazugeben.

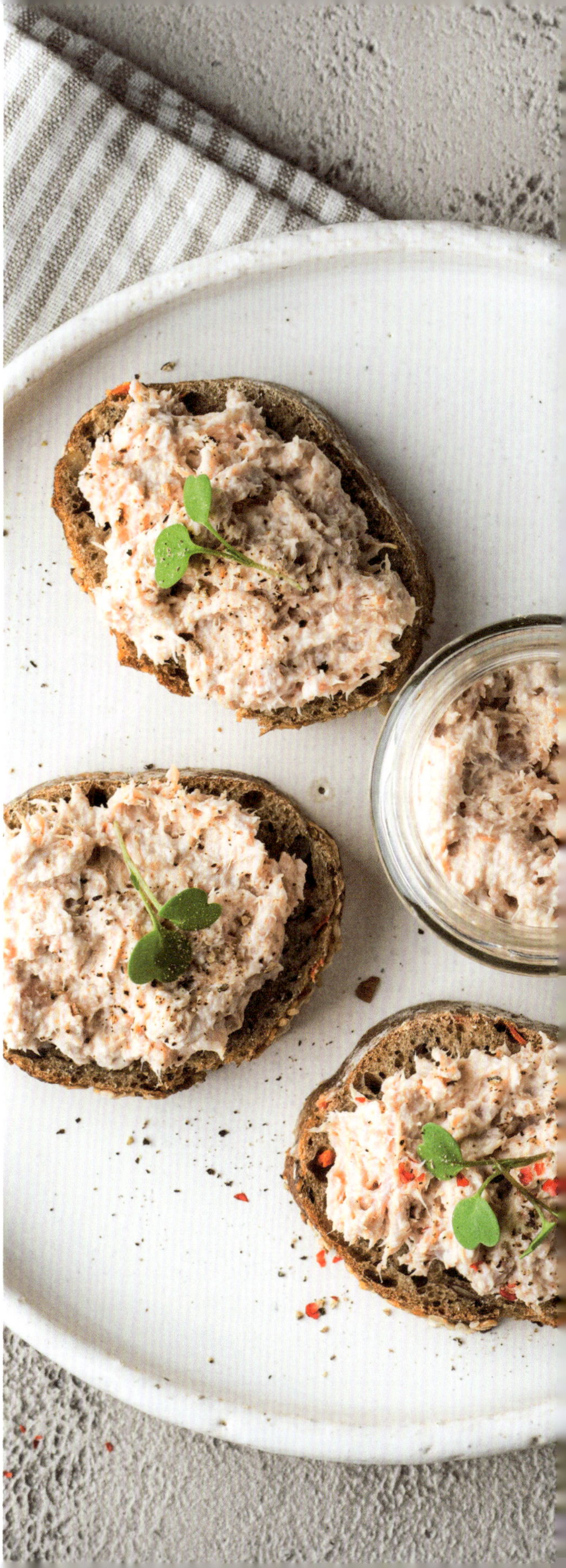

HUMMUS

Zutaten:

1 Dose Kichererbsen
3 EL Tahini (Sesampaste)
2 EL Olivenöl
1 Knoblauchzehe
½ TL Kreuzkümmel
Saft einer Zitrone
1–2 Eiswürfel
etwas Petersilie
Salz und Pfeffer

Zubereitung:

Alle Zutaten außer die Eiswürfel und Petersilie in einem Mixer cremig mixen und nach und nach 1 EL Wasser dazugeben, bis der Hummus die gewünschte Konsistenz hat. Eiswürfel dazugeben und weitermixen, damit der Hummus noch cremiger wird. Salzen und pfeffern. Den Hummus in eine Schale geben, mit Olivenöl, Salz, Pfeffer und Petersilie bestreut servieren.

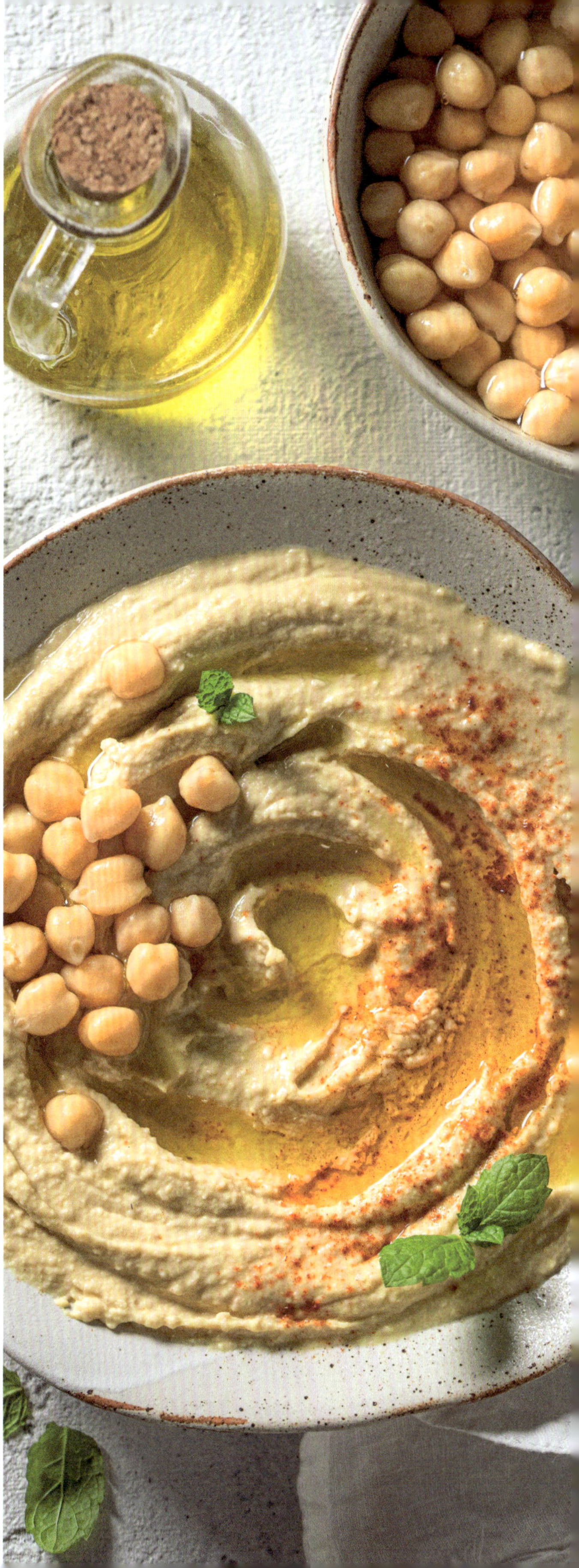

JOGHURT-SCHNITTLAUCH-DIP

Zutaten:
1 Bund Schnittlauch
125 g Naturjoghurt
2 EL Sauerrahm
1 Knoblauchzehe, gepresst
ein Schuss Zitronensaft
Salz und Pfeffer

Zubereitung:
Schnittlauch gut waschen, abtropfen lassen und in Röllchen schneiden. Joghurt und Sauerrahm in einer Schale gut vermengen, den Schnittlauch und Knoblauch einrühren und mit Salz, Pfeffer und Zitronensaft abschmecken.

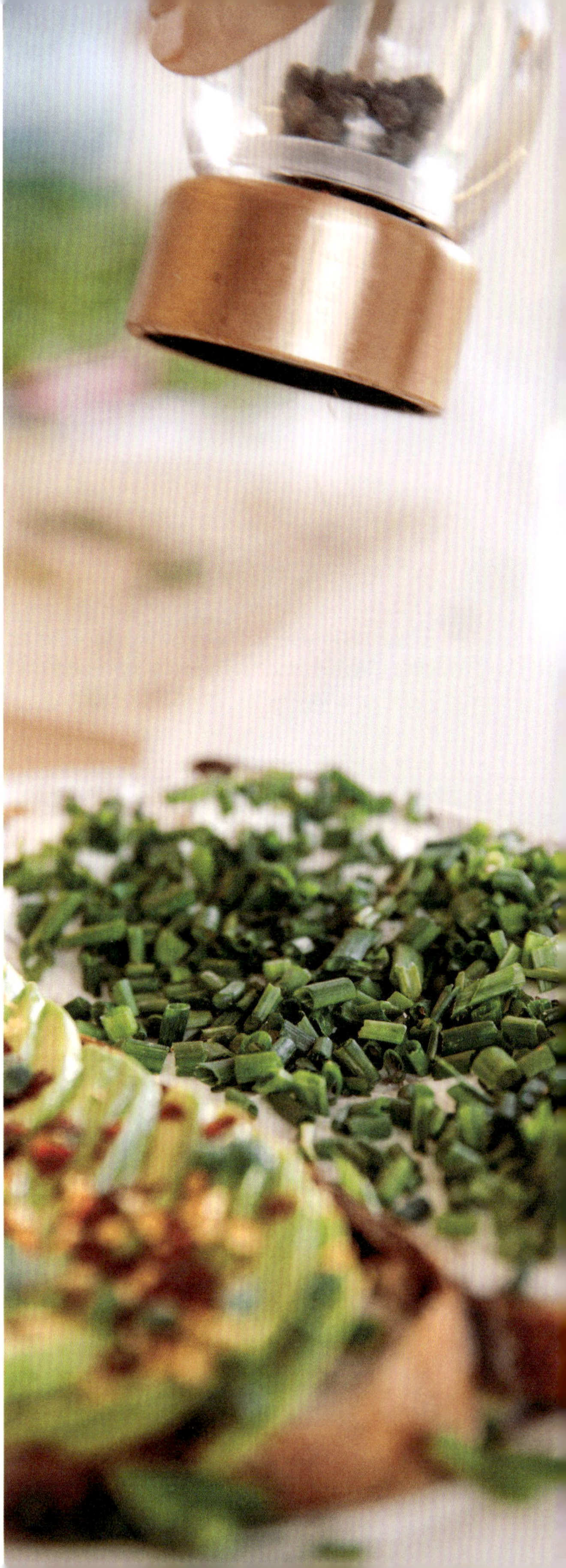

KRÄUTER-DIP

Zutaten für 2 Portionen:
verschiedene Kräuter wie
Petersilie, Koriander, Minze,
Schnittlauch, Dille, Kresse
1 Packung Frischkäse
2 EL griechisches Joghurt
Schuss Zitronensaft
Salz und Pfeffer

Zubereitung:

Die Kräuter gut waschen, abtropfen lassen und in Röllchen schneiden oder fein hacken. Frischkäse und griechisches Joghurt in einer Schale gut vermengen, die Kräuter dazugeben und mit Salz, Pfeffer, Zitronensaft abschmecken.

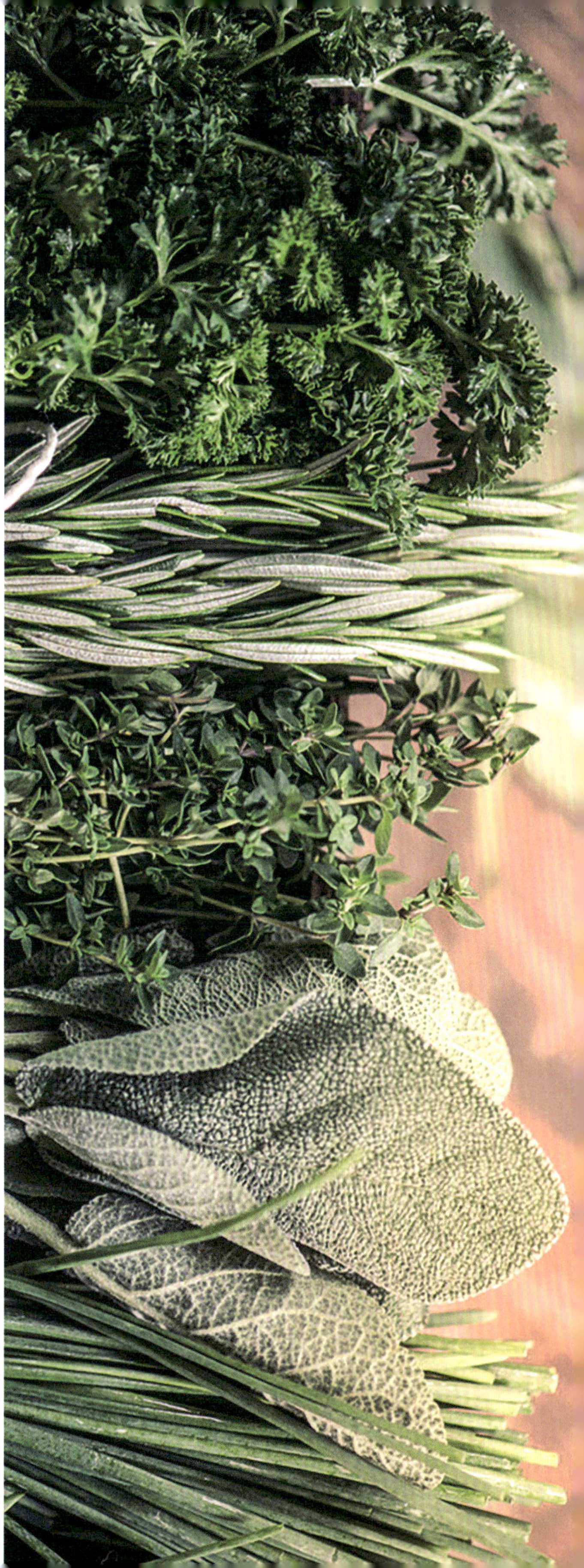

AVOCADO-DIP
(GUACAMOLE)

Zutaten:
1 kleine Zwiebel
1 Knoblauchzehe
1–2 mittelgroße Tomaten
Koriander
2 Avocados
Saft einer Limette
Salz und Pfeffer

Zubereitung:
Zwiebel und Knoblauchzehe schälen und sehr fein schneiden. Tomaten waschen, halbieren und in sehr kleine Würfel schneiden. Koriander fein hacken. Avocados halbieren, Kern entfernen und das Fruchtfleisch mit einem Esslöffel herauskratzen. In einer Schüssel mit einer Gabel grob zerdrücken, sodass noch kleine Avocadostückchen vorhanden sind. Limette auspressen und Saft unterrühren. Tomaten, Zwiebel, Knoblauch und Koriander zugeben. Mit Salz und Pfeffer würzen und abschmecken.

Füge der Guacamole optional diese Proteine hinzu:

Weiße Bohnen
Kidney Bohnen
Hüttenkäse
Ricotta
Feta
Skyr

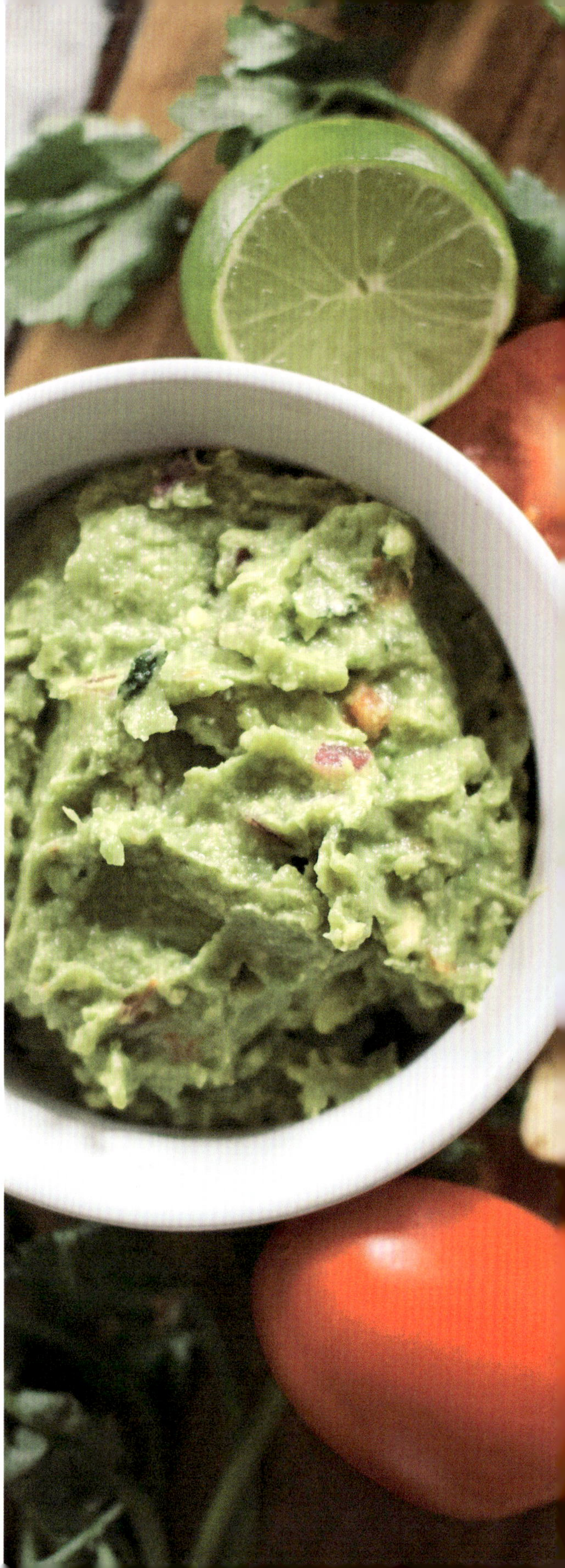

HUMMUS-ROTE-BETE-DIP

Zutaten:

1 Dose Kichererbsen
2 mittelgroße Rote Beten, gekocht und geschält
2 EL Tahini (Sesampaste)
Saft einer Zitrone
2 Knoblauchzehen
Salz und Pfeffer
2 EL Olivenöl
frische Petersilie und etwas Sesam zum Garnieren

Zubereitung:

Die Kichererbsen abspülen und abtropfen lassen. Rote Beten in Stücke schneiden. Kichererbsen, Rote Beten, Tahini, Zitronensaft, Knoblauch, Salz und Pfeffer in einen Mixer geben. Alles zu einer glatten Paste pürieren, dabei Olivenöl langsam einfließen lassen, bis die gewünschte Konsistenz erreicht ist. Je nach Konsistenz noch etwas Wasser dazugeben. Abschmecken und nachwürzen. In eine Schüssel geben, mit Petersilie und Sesam garnieren und genießen.

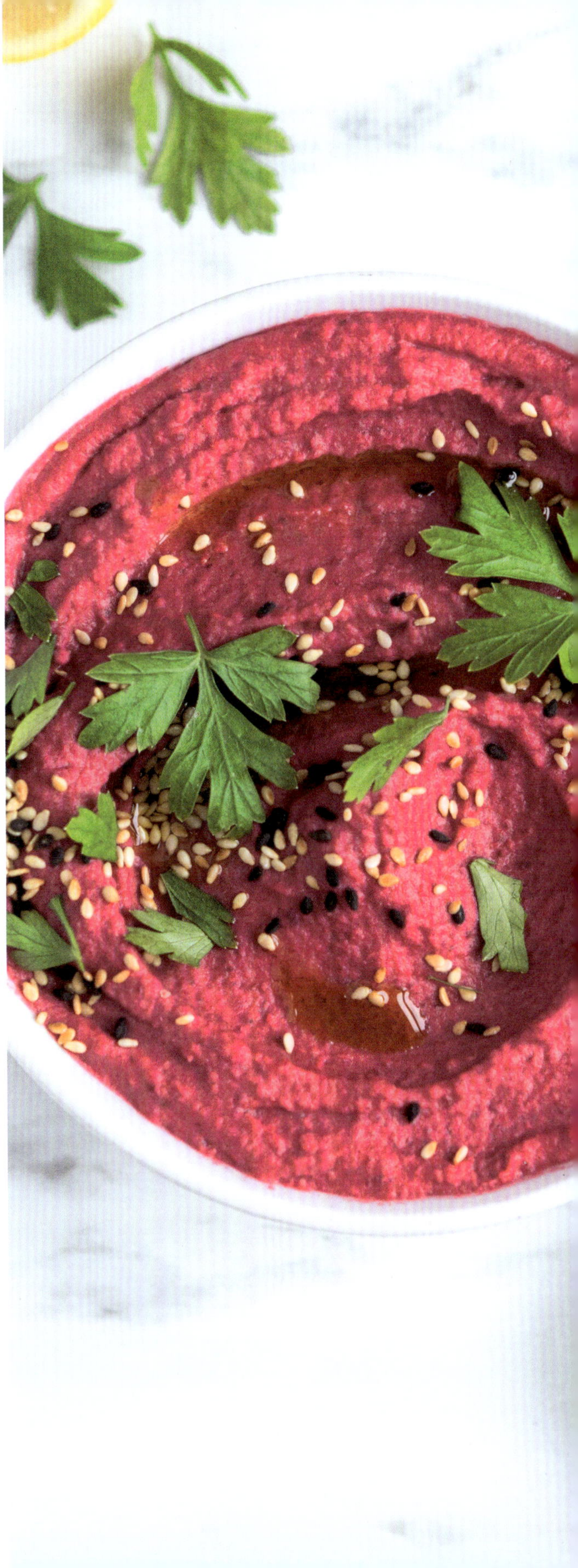

TSATSIKI

Zutaten:
1 Gurke
500 g griechisches Joghurt
4 Knoblauchzehen
1–2 EL Olivenöl
etwas frische Dille
Salz und Pfeffer

Zubereitung:
Gurke schälen, längs halbieren und die Kerne entfernen. Die Gurke grob raspeln, in ein Sieb geben und salzen. Nach etwa 15 Minuten den Saft mit einem sauberen Küchentuch ausdrücken. Joghurt und Gurke vermischen. Den Knoblauch pressen und zusammen mit dem Olivenöl dazugeben. Alles mit Salz und Pfeffer abschmecken und mit frischer Dille servieren.

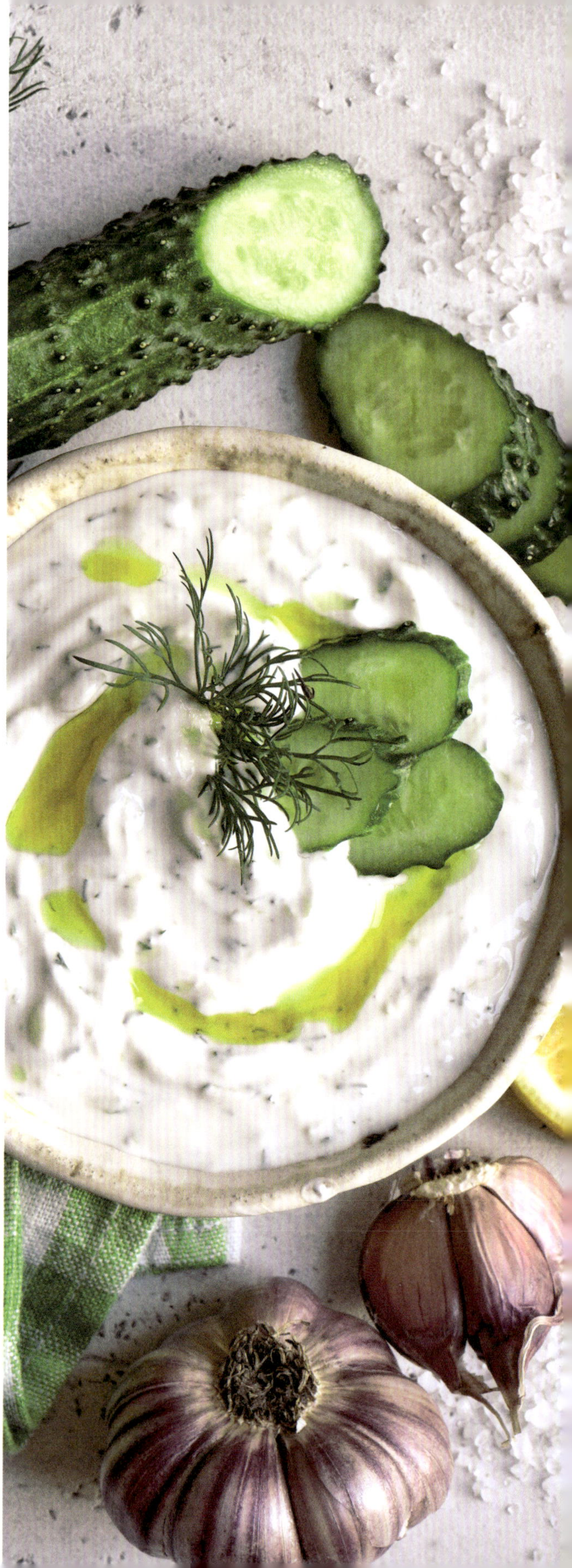

TOMATEN-FETA-DIP

Zutaten:
1 Knoblauchzehe
200 g getrocknete Tomaten in Öl
200 g Feta
200 g Frischkäse oder Naturjoghurt
Toppings:
Kirschtomaten, Oliven und Kichererbsen

Zubereitung:
Knoblauch schälen und klein hacken. Getrocknete Tomaten, Feta, Knoblauch und Frischkäse mit einem Pürierstab pürieren. Wenn es zu trocken ist, etwas Milch oder Joghurt dazugeben. Salzen und pfeffern und mit den Toppings servieren.

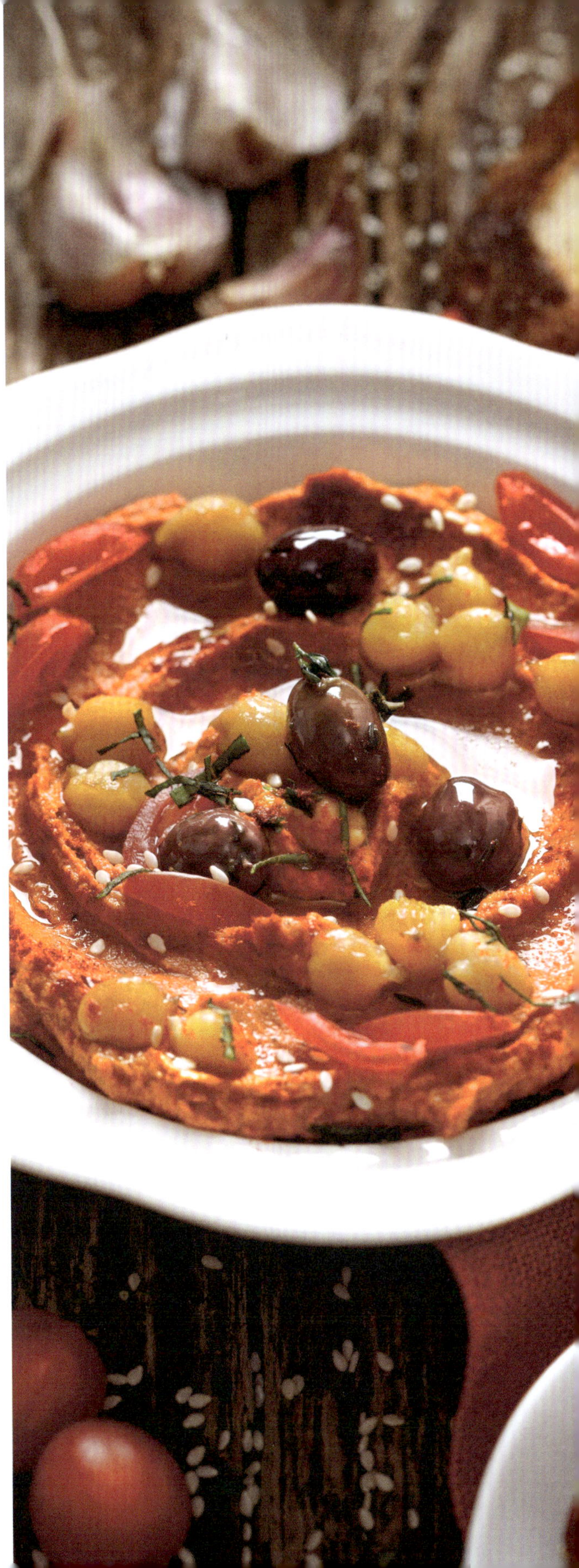

ERDNUSS-DIP

Zutaten:
85 g Erdnussmus
1 Knoblauchzehe
1 kleines Stück Ingwer
2 EL Sojasoße
1 EL Ahornsirup
Saft einer Limette
ein Schuss Wasser

Zubereitung:
Knoblauch und Ingwer zuerst in den Mixer geben und klein hacken. Alternativ mit dem Messer hacken. Danach alle weiteren Zutaten in einen Mixer geben und zu einer glatten Soße vermengen. Passt wunderbar zu Sommerrollen.

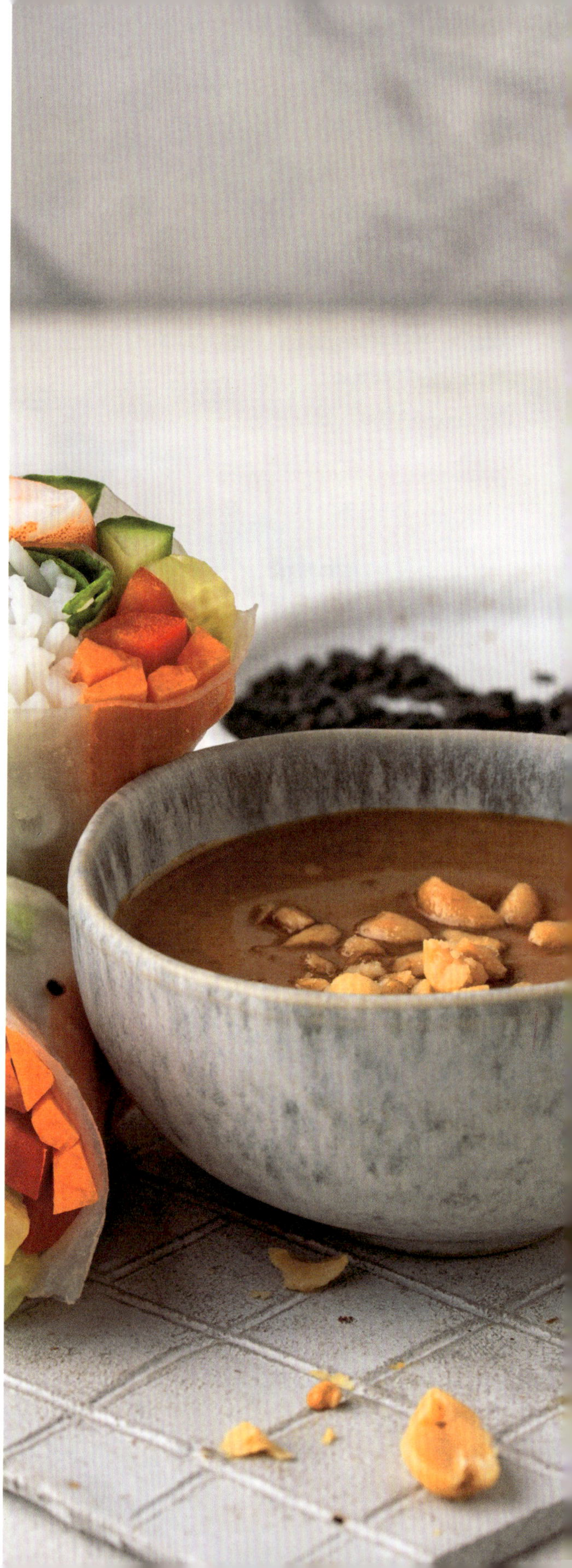

BABA GANOUSH

Zutaten:
2 Melanzani
2–3 EL Zitronensaft
3 EL Tahini (Sesampaste)
2 EL Olivenöl
Sesam
2 Knoblauchzehen
1 Handvoll Petersilie
Salz und Pfeffer
Sesam und Sprossen zum Garnieren (optional)

Zubereitung:
Backofen auf 180° C vorheizen. Melanzani halbieren und längs und quer einschneiden. Melanzani mit der Schnittfläche nach oben auf das Backblech legen und ca. 60 Minuten backen oder bis das Fruchtfleisch weich und gebräunt ist. Gut abkühlen lassen. Fruchtfleisch auslöffeln und in einen Mixer geben. Zitronensaft, Tahini, Olivenöl, Sesam, Knoblauch und Petersilie dazugeben. Mit Salz und Pfeffer würzen und mixen. Baba Ganoush in eine Schüssel geben und mit Olivenöl, Sesam und Sprossen servieren.

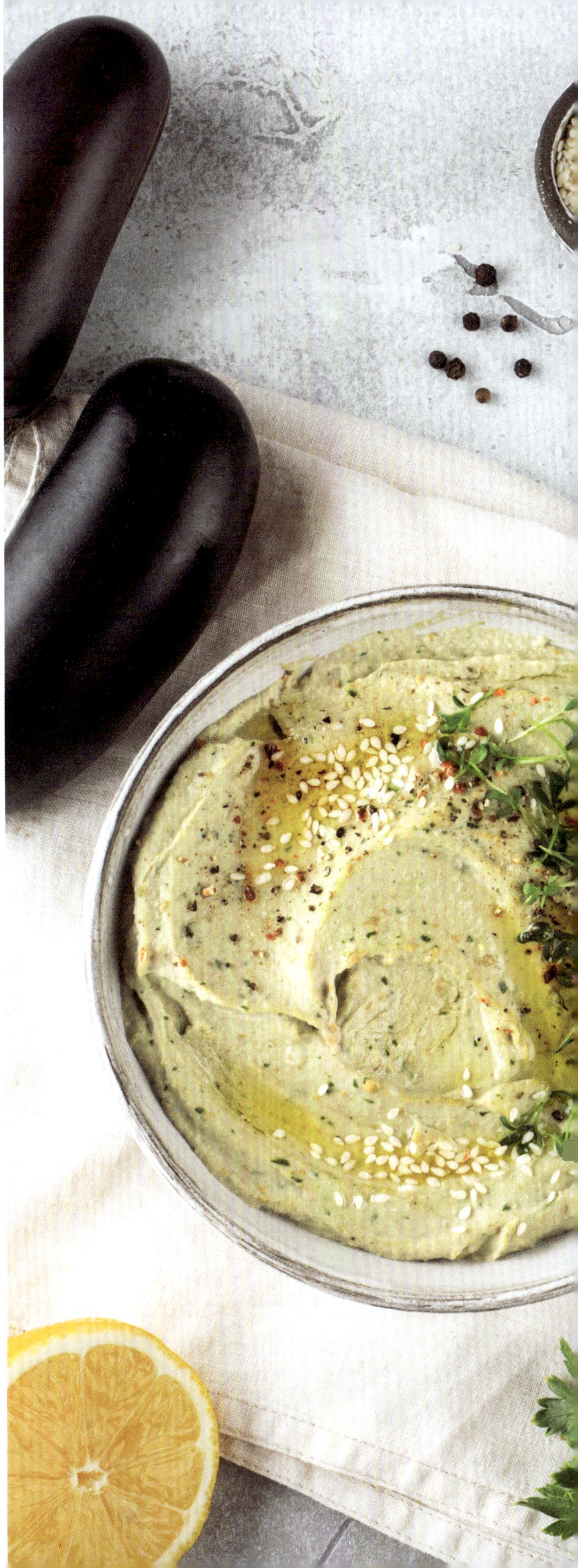

SALSA

Zutaten:
¼ rote Zwiebel
1 Knoblauchzehe
250 g Cocktailtomaten
1 Jalapeño
Koriander
Saft und Zeste einer Bio-Limette
1 Prise Kümmel
Salz und Pfeffer

Zubereitung:
Zwiebel und Knoblauch schälen und in einem Mixer fein hacken. Restliche Zutaten dazugeben und weitermixen, bis alles vermischt ist, aber immer noch Stücke zu sehen sind.

Füge der Salsa optional diese Proteine hinzu:

Weiße Bohnen
Kidney Bohnen
Hüttenkäse
Ricotta
Feta
Skyr

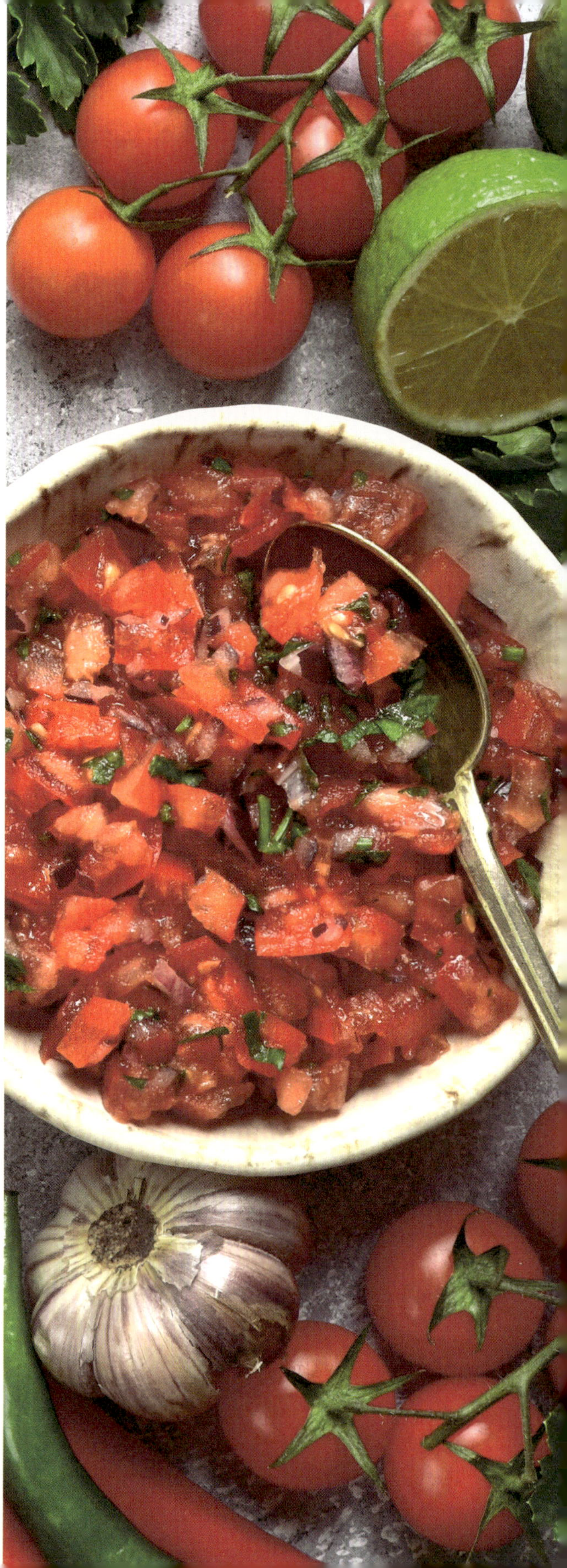

SPINAT-FETA-DIP

Zutaten:
300 g TK-Spinat
2 Knoblauchzehen
30 g Pinienkerne oder Walnüsse
2 EL Olivenöl
Salz und Pfeffer
1 Prise Muskat
1 TL getrockneter Oregano
200 g Feta
150 g griechischer Joghurt
1 Bund Dille

Zubereitung:
Den Knoblauch schälen und fein hacken. Mit dem Spinat in einen Topf geben und erwärmen. Knoblauch-Spinat in ein Sieb geben, abtropfen und abkühlen lassen. Währenddessen die Pinienkerne in einer Pfanne ohne Fett rösten – dabei darauf achten, dass sie nicht verbrennen –, herausnehmen und abkühlen lassen. Den Spinat im Sieb sehr gründlich ausdrücken, dann grob hacken. Etwas Olivenöl in einer Pfanne erhitzen, den Spinat hinzufügen und unter Rühren 3–5 Minuten dünsten, er sollte keine Flüssigkeit mehr ziehen. Mit Salz, Pfeffer, Muskatnuss und Oregano würzen. Feta mit einer Gabel fein zerdrücken und mit dem Joghurt verrühren. Die Dille waschen, trocken schütteln und fein schneiden. Die Pinienkerne grob hacken, mit Spinat und Dill zur Feta-Joghurt-Mischung geben und alles gut vermischen. Mit Salz und Pfeffer abschmecken. Optional: Aus dem Dip könntest du auch eine Frittata aus 2 Eiern machen.

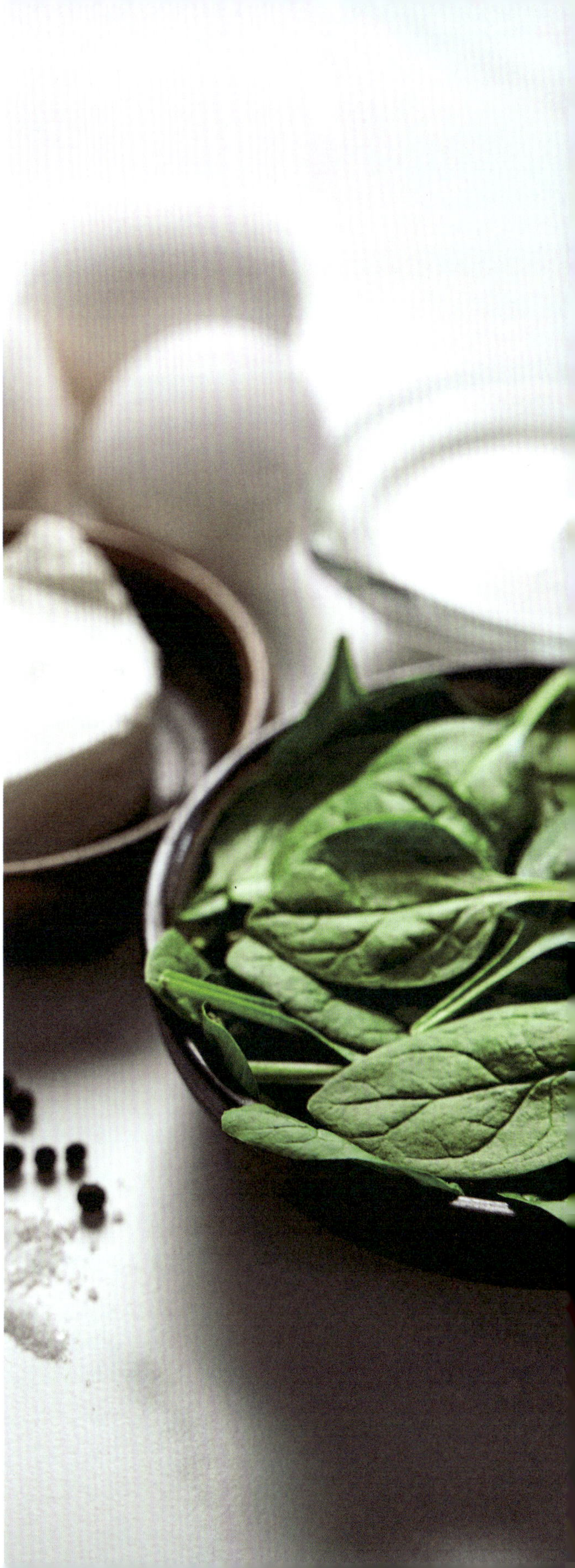

EASY EATING WINTER-GRANOLA

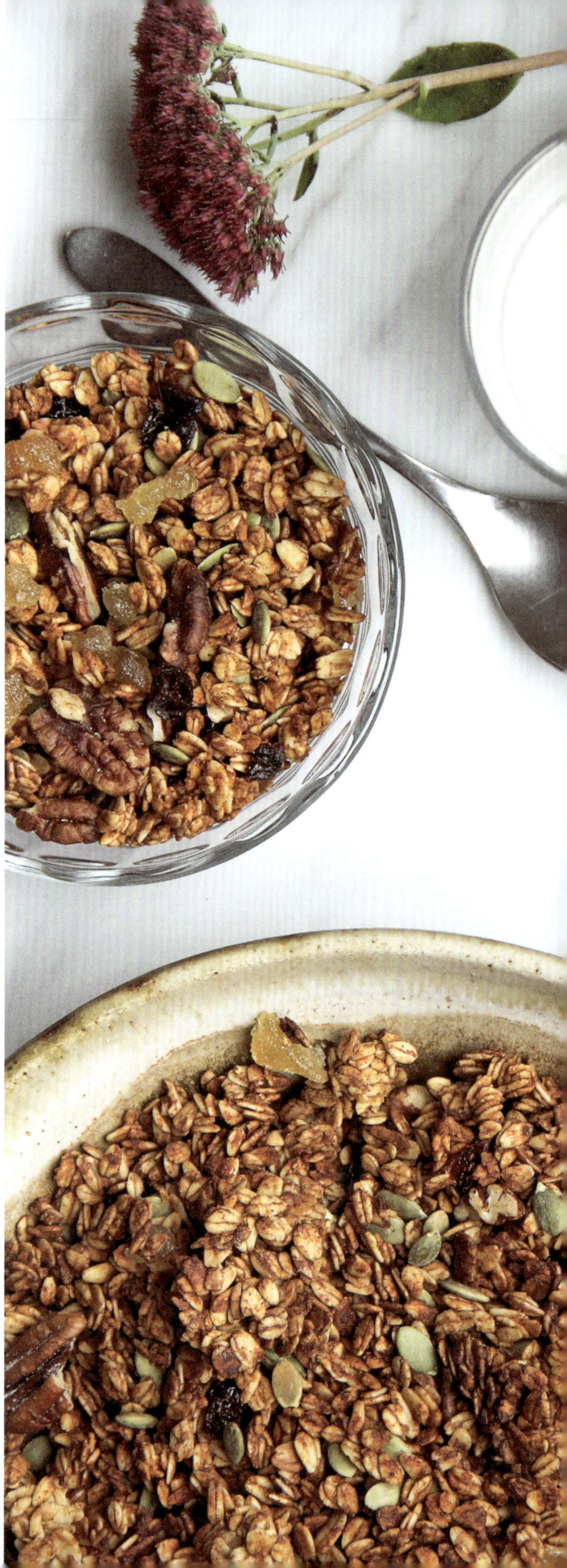

Zutaten:
375 g Haferflocken
220 g gemischte Nüsse
(mehr Haselnüsse für »Nutella«-Granola)
40 g Kokosblütenzucker
¼ TL Meersalz
1 TL Lebkuchengewürz, gekauft oder selbst gemacht
50 g Olivenöl
105 ml Ahornsirup
½ TL Bourbon-Vanillepulver (optional)

Zubereitung:
Den Ofen auf 175° C vorheizen und ein Backblech mit Backpapier auslegen. Haferflocken, gemischte Nüsse, Kokosblütenzucker, Salz, Lebkuchengewürz, Olivenöl, Ahornsirup und optional Vanille in eine große Schüssel geben und vermischen.
Die fertige Mischung nun gleichmäßig auf dem Backblech verteilen und im Ofen 20 Minuten backen. Nach der halben Backzeit einmal durchmischen, damit alles gleichmäßig braun wird.
Aus dem Ofen nehmen und vollständig abkühlen lassen. Mit Joghurt genießen.

GRÜNE SHAKSHUKA

Zutaten für 2 Portionen:
4 Eier
200 g Feta
1 grüner Paprika
1 Zucchini
1 Stange Lauch
2 Handvoll Spinat
1 Handvoll Minze
1 Handvoll Petersilie
1 Knoblauchzehe
1 EL Öl
½ Zitrone
1 TL Kreuzkümmel
1 Prise Muskat
Salz, Pfeffer

Zubereitung:
Knoblauch fein hacken. Paprika und Zucchini waschen und fein würfeln. Minze und Petersilie waschen und hacken. Lauch in Scheiben schneiden. Das Gemüse in etwas Öl anbraten und mit den Gewürzen und mit Zitronensaft abschmecken. Spinat, jeweils die Hälfte der Petersilie und der Minze sowie 100 g Feta dazugeben.
Vier kleine Mulden in die Gemüsemasse drücken und in jede Mulde ein Ei schlagen. Mit Salz bestreuen und ca. 10 Min. köcheln lassen bzw. bis das Eiweiß gestockt und das Eigelb noch weich ist. Restlichen Feta über die Shakshuka geben und mit der restlichen Petersilie und Minze bestreuen. Mit gutem Brot servieren.

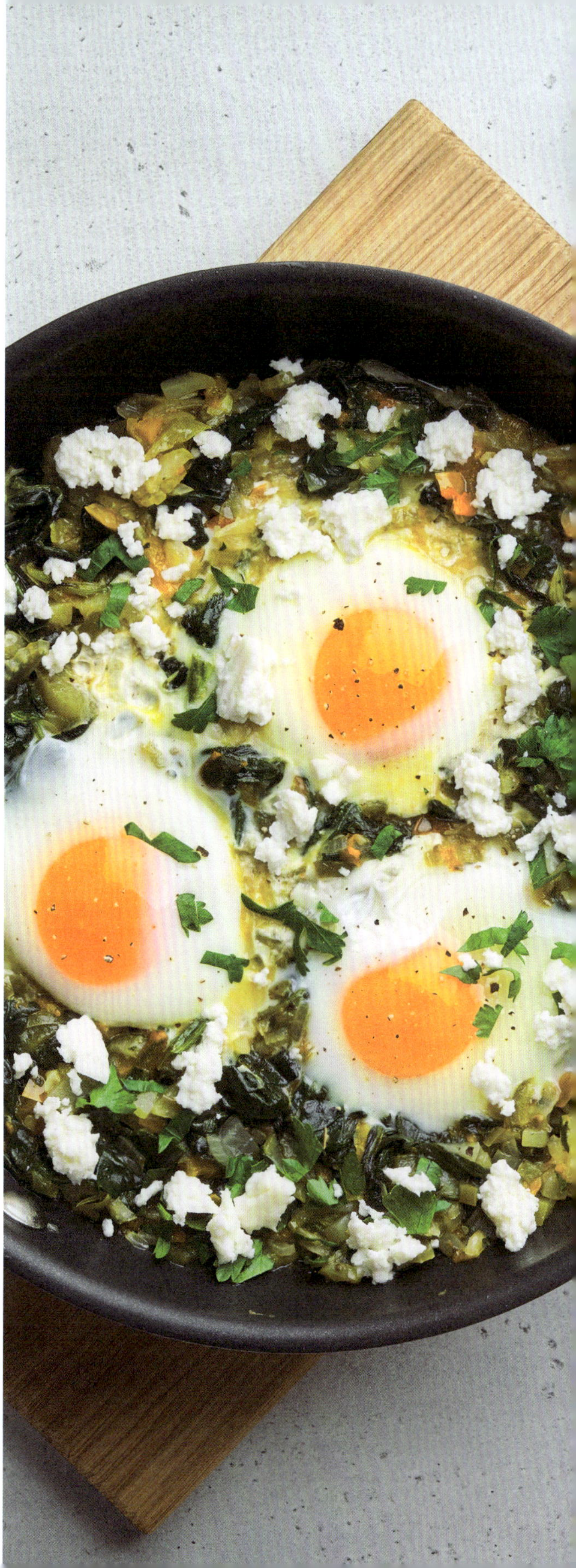

BUCHWEIZENBROT

Zutaten für 1 Brot:
500 g Buchweizenmehl
40 g Bio Brotgewürz (geschrotet)
je 4 EL ganze Bio-Leinsamen,
Sonnenblumenkerne, Kürbiskerne, Sesam
1,5 TL Salz
6 g Bio-Trockengerm
1 EL Bio-Honig
550 ml Wasser (lauwarm)
1 EL Apfelessig
2 EL Olivenöl

Zubereitung:
Buchweizenmehl mit dem Gewürz, den Samen und dem Salz gut durchmischen.
Den Trockengerm und den Honig im handwarmen Wasser auflösen und so lange warm stehen lassen, bis die Mischung zu schäumen beginnt (3–5 Minuten).
Das Wasser-Germ-Gemisch zum Mehl geben und alles zusammen mit einem Kochlöffel in wenigen Minuten zu einem Brotteig rühren. Apfelessig und Olivenöl beimengen. Der Teig hat eine sehr weiche Konsistenz. Zugedeckt an einem warmen Ort für ca. 1 Stunde ruhen lassen, der Teig soll sich dabei heben.
Ofen auf 220° C vorheizen. Eine Kasten-Backform mit Öl bestreichen, zuerst mit Mehl und dann mit Sesam oder anderen Samen bestreuen oder einfach mit Backpapier auslegen. Den Brotteig in die Backform geben und nochmals 30–60 Minuten gehen lassen. Das Brot 20 Minuten backen. Danach auf 180° C zurückschalten und 30–40 Minuten fertig backen. Hitze abschalten und das Brot noch 15–20 Minuten im Ofen lassen. Brot aus der Form stürzen und auskühlen lassen.

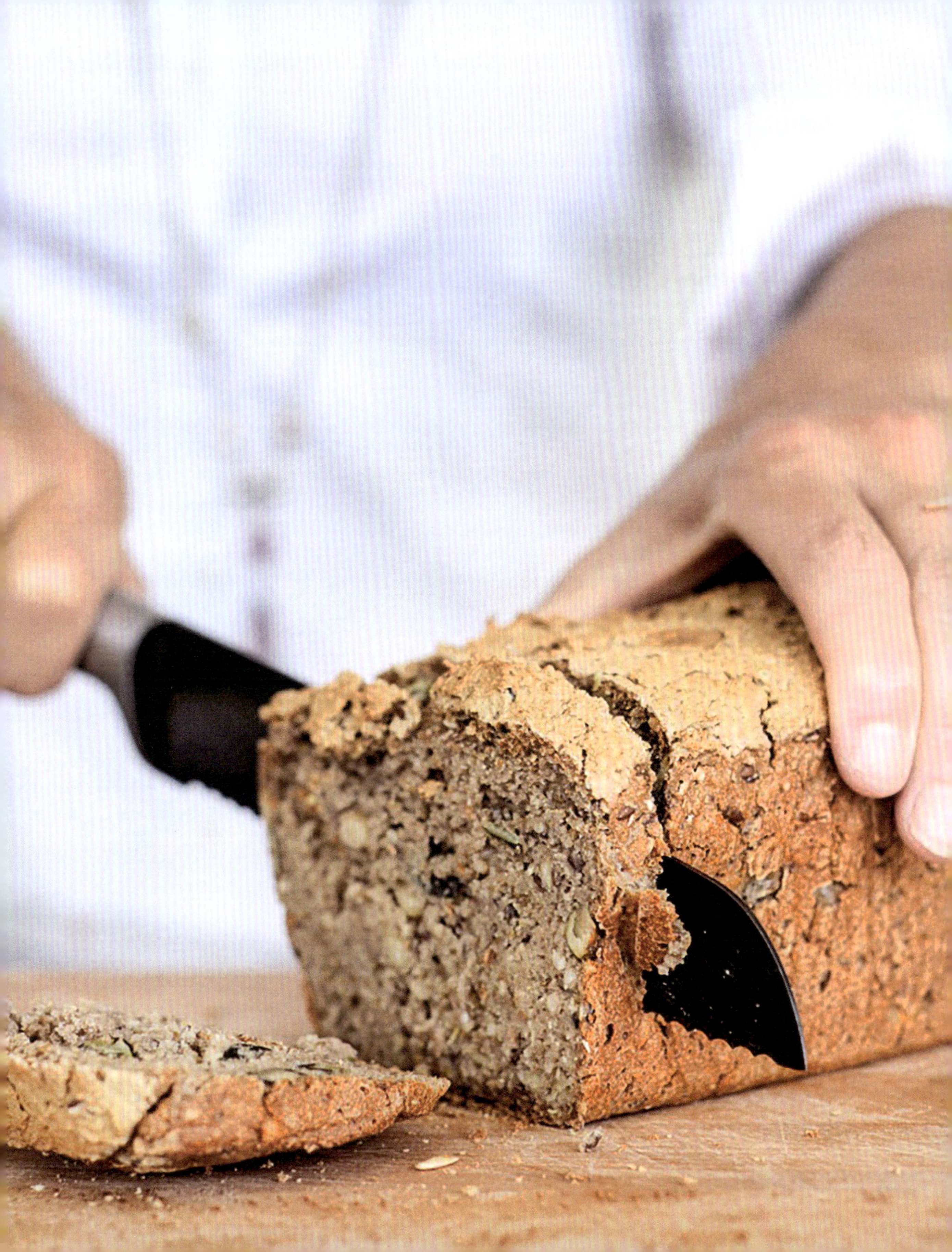

JOGHURT-BOWL

Zutaten für 1 Portion:
150 g griechisches Joghurt
100 g Skyr
1 TL Vanilleextrakt
1 EL Ahornsirup
frische Beeren, zum Beispiel Erdbeeren
1 Handvoll Granola (für selbst gemachtes Granola siehe Rezept Seite 224)

Zubereitung:
Griechisches Joghurt und Skyr mit einem Schneebesen cremig schlagen. Vanille und Ahornsirup dazugeben. Joghurt in eine Bowl geben und mit Erdbeeren und Granola servieren.

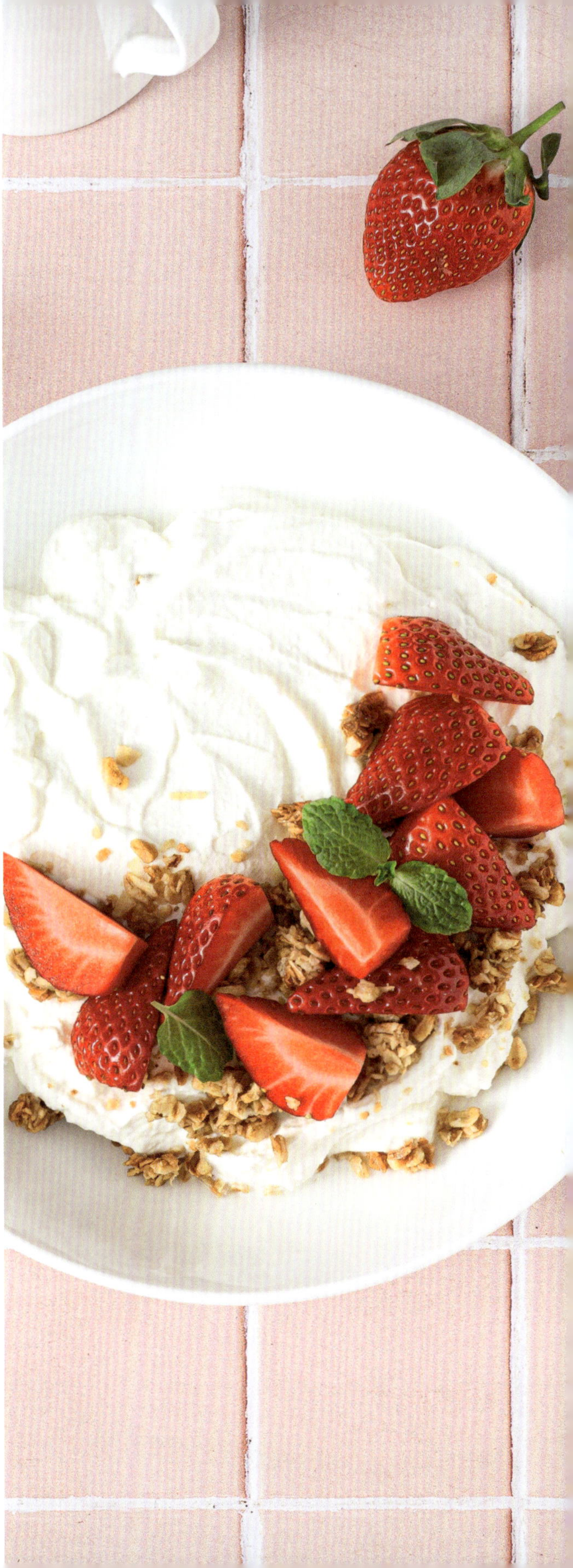

MATCHA OVERNIGHT OATS

Zutaten für 1 Portion:
40 g Haferflocken
2 TL Chiasamen
1 TL Matcha
1 EL Ahornsirup
70 g griechisches Joghurt oder vegane Alternative
160 ml Milch oder Pflanzendrink
frische Beeren
Toppings: Samen, Kerne, Granola, Nussbruch, crunchy Buchweizen etc.

Zubereitung:
Alle Zutaten außer den Beeren in einem Einmachglas vermischen und für mindestens 4 Stunden oder über Nacht kalt stellen. Am Morgen mit frischen Beeren und Toppings nach Wahl servieren.

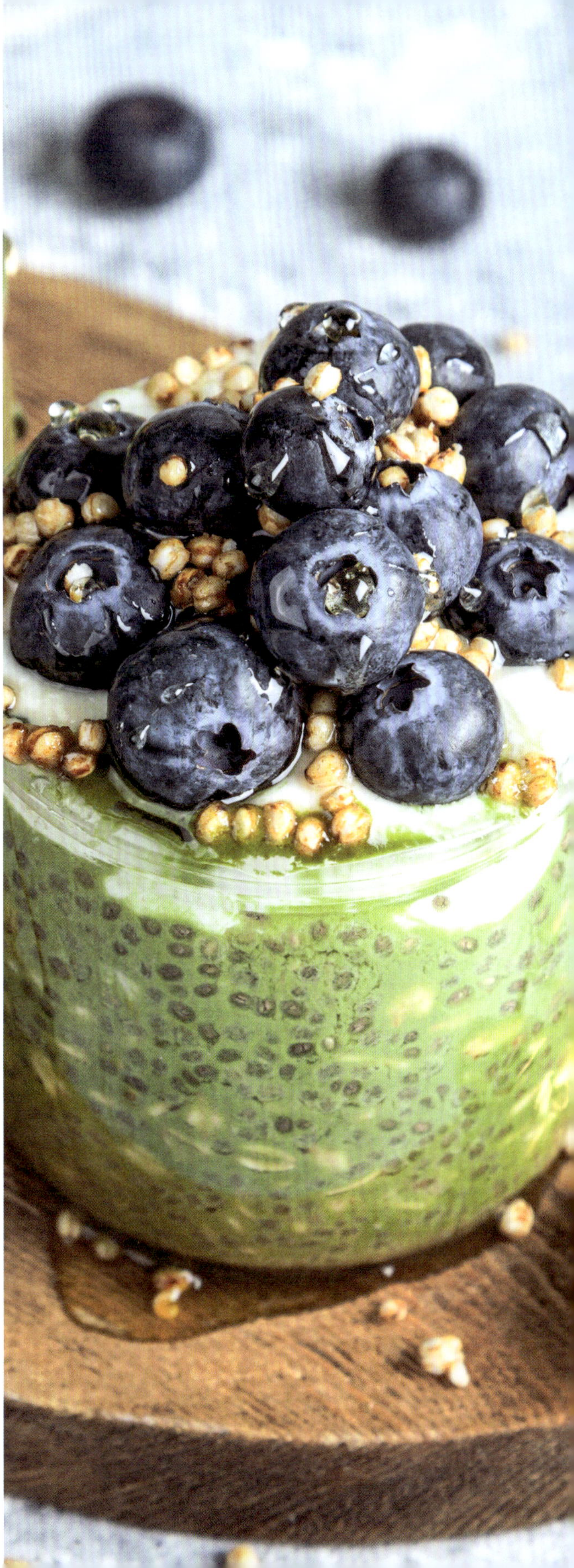

BANANEN-PANCAKES

Zutaten für 2 Portionen:
1 reife Banane
2 Eier (vegan: 2 EL veganes Joghurt)
1 Prise Vanillepulver
1 Prise Salz
1 TL Zimt
200 g Dinkelmehl
1 TL Backpulver
150 ml Milch oder pflanzliche Alternative
gehackte Mandeln, geschnittene Banane, etwas Honig zum Garnieren

Zubereitung:
Für den Teig die Banane schälen und mit einer Gabel in einer Schüssel zu Mus zerdrücken. Eier oder Joghurt mit Vanille, Salz und Zimt schaumig schlagen. Mehl mit Backpulver mischen und abwechselnd mit der Milch unter den Teig rühren. Zuletzt das Bananenmus zugeben. Olivenöl in einer großen Pfanne erhitzen. Je 3–4 EL Teig in die Pfanne geben. Mit Abstand die Pancakes von beiden Seiten goldbraun ausbacken. Den kompletten Teig zu kleinen, dicken Pfannkuchen verarbeiten. Mit Mandeln, Bananen und Honig servieren.

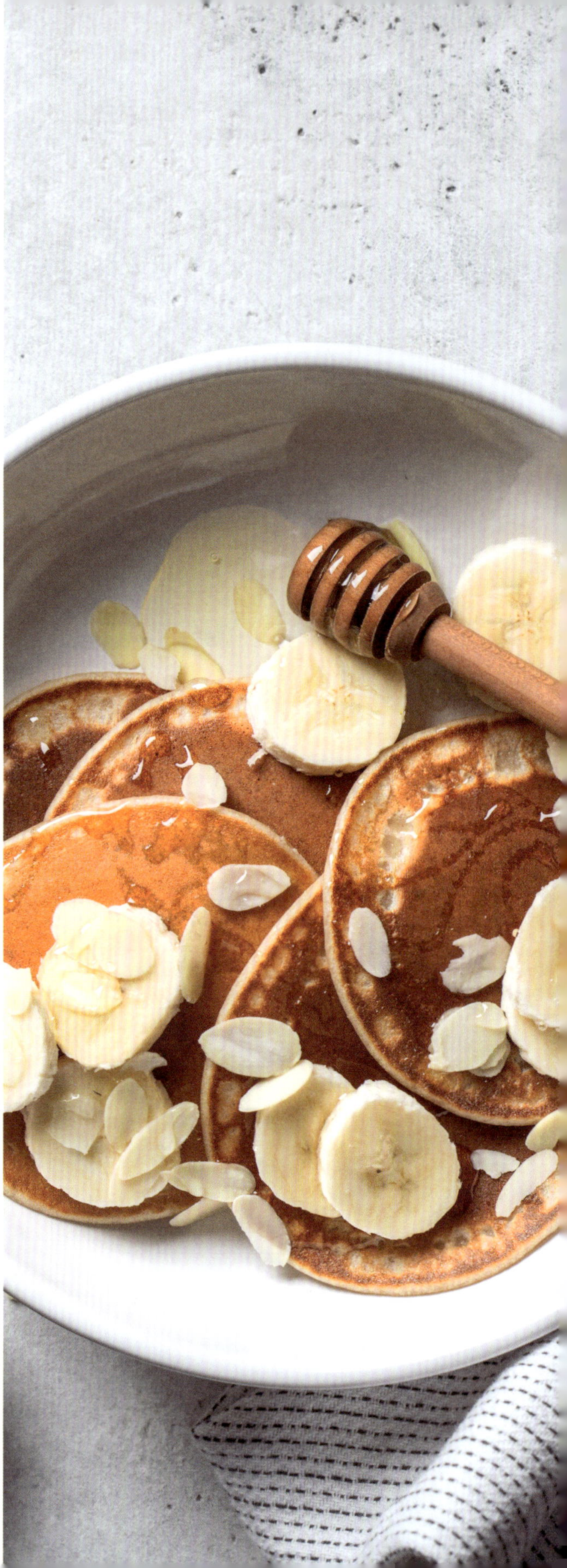

HEIDELBEER-BROT

Zutaten für 1 Brot:
210 g Dinkelmehl
1 TL Backpulver
100 g Ahornsirup
70 g Skyr
55 g Olivenöl
2 Eier (Gr. L)
Saft von 1–2 Zitronen
Zeste einer Bio-Zitrone
160 g Heidelbeeren

Optional für die Streusel:
80 g Dinkelmehl
40 g Kokosblütenzucker
40 g Kokosöl (fest) oder Butter

Zubereitung:
Ofen auf 175° C vorheizen. Alle trockenen Zutaten in einer Schüssel vermischen. In einer zweiten Schüssel die restlichen Zutaten außer den Heidelbeeren cremig rühren. Diese zu den trockenen Zutaten geben und vermischen. Heidelbeeren unterheben. In einer kleinen Schüssel die Streusel zubereiten. Dafür einfach mit den Fingern alle Zutaten kneten, bis Streusel entstehen. Heidelbeerbrot in eine mit Backpapier ausgelegte Brotform geben. Streusel darüber geben und für 45 Minuten backen.

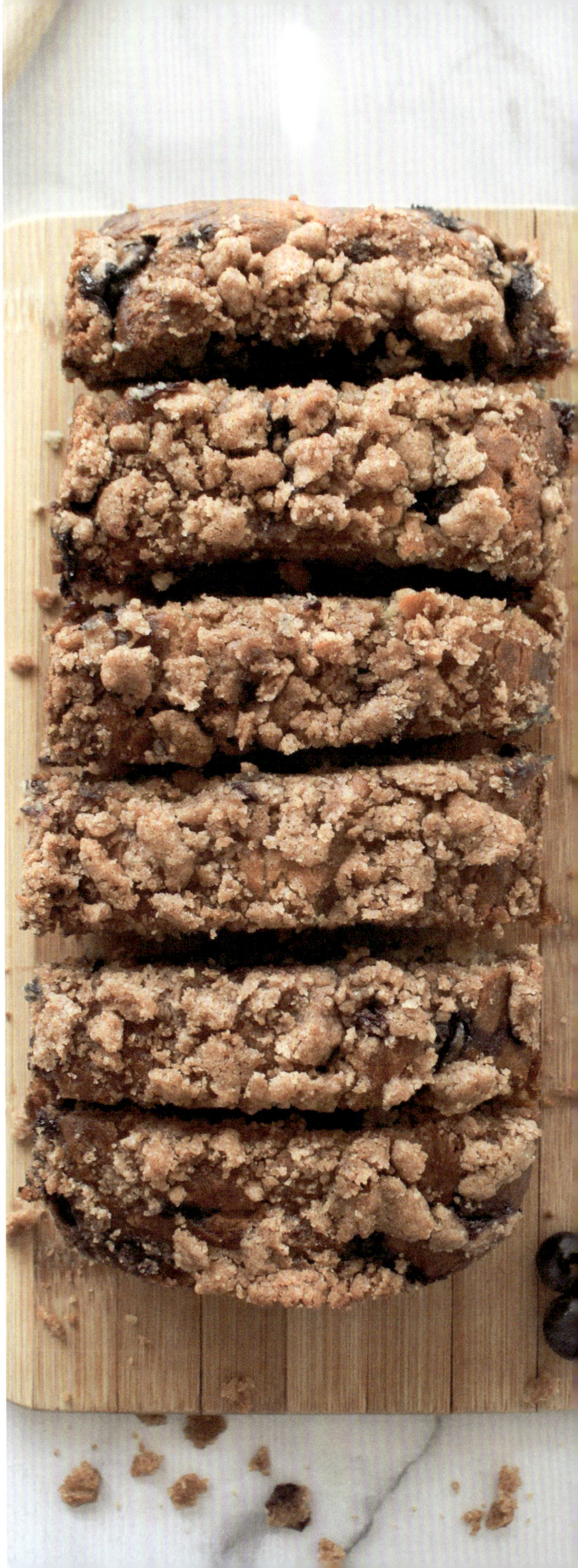

SWEET POTATO TOAST

Zutaten für 1–2 Portionen:
1 Süßkartoffel
Für die salzige Variante:
1 Avocado
Pesto
Samen und Kerne
Für die süße Variante:
Marmelade mit hohem Fruchtgehalt
1 Banane
Limette
Nussmus

Zubereitung:
Süßkartoffeln gründlich waschen beziehungsweise abbürsten, dann samt Schale in längliche, max. 1 cm dicke Scheiben schneiden und nacheinander im Toaster so lange rösten, bis sie bräunen und weich werden – das kann mehrere Toast-Durchgänge dauern. Alternativ im Backofen backen. Dafür die Scheiben auf einem mit Backpapier belegten Backblech verteilen und im vorgeheizten Backofen bei 200° C Ober-/Unterhitze auf mittlerer Schiene 15 Minuten backen.
Für die salzige Variante: Süßkartoffeltoast mit Pesto, Avocado in Scheiben und Samen und Kernen belegen. Salzen und pfeffern.
Für die süße Variante: Süßkartoffeltoast mit Marmelade bestreichen, mit in Scheiben geschnittener Banane, Limettenzeste und etwas Nussmus garniert servieren.

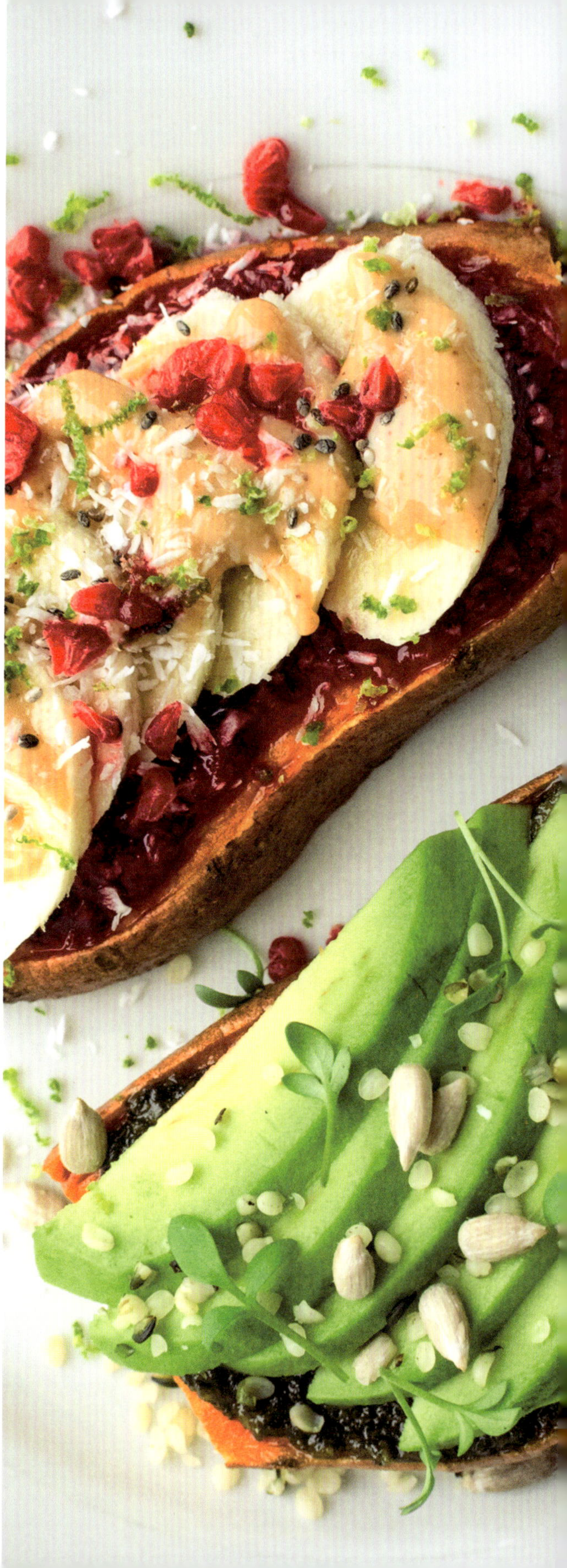

HAFERFLOCKEN-PANCAKES

Zutaten für 2 Portionen:
100 g Haferflocken
1 TL Backpulver
200 ml Milch
2 Eier (Gr. M)
1 Banane
1 Schluck (ca. 20 ml) Mineralwasser
oder Buttermilch
Toppings:
Frische Früchte
griechisches Joghurt
Honig

Zubereitung:
Haferflocken in einem Mixer zu Mehl verarbeiten und alle restlichen Zutaten dazugeben und weitermixen. 5 Minuten quellen lassen. Eine beschichtete Pfanne erhitzen und mit einem Schöpflöffel kleine Portionen in die Pfanne geben und braten, bis die Pancakes locker und fluffig sind. Mit frischen Früchten, griechischem Joghurt und Honig genießen.

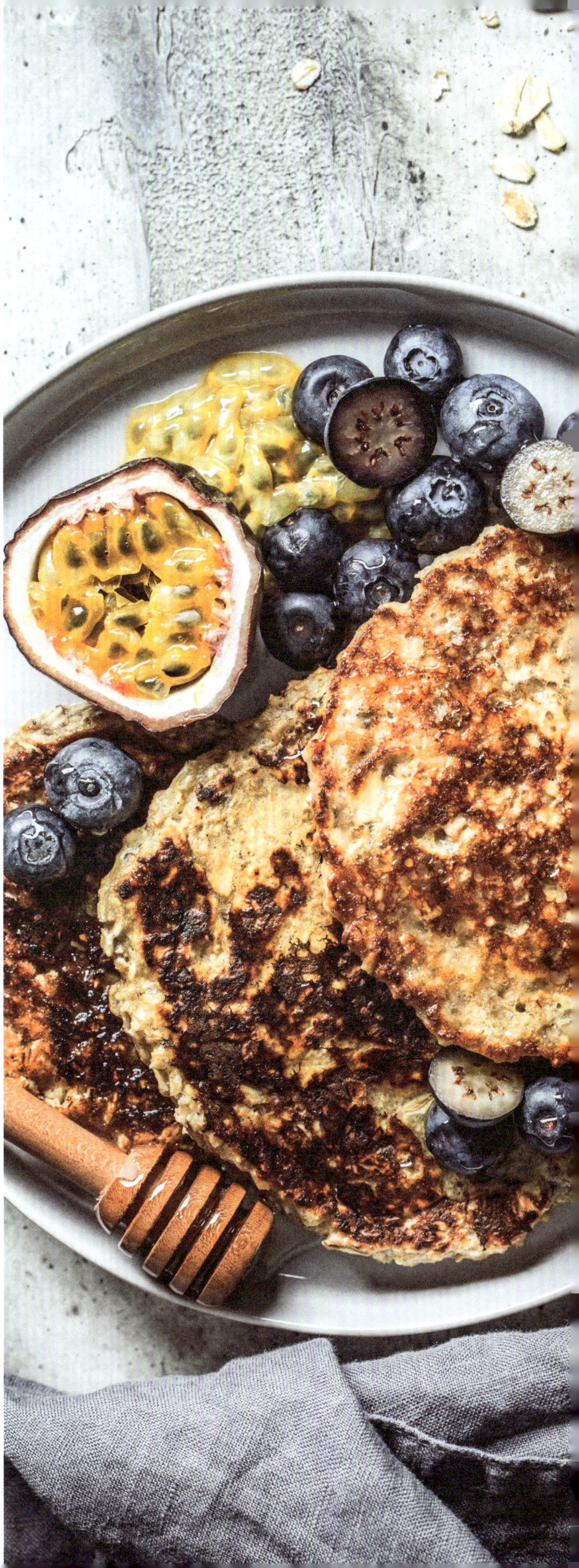

CARROT CAKE
BREAKFAST MUFFINS

Zutaten für 8 Muffins:
250 g Karotten
100 ml Olivenöl
1 TL Apfelessig
2 Eier (oder Leinsameneier: für 1 Leinsamenei je 1 EL geschrotete Leinsamen gemischt mit 2 EL Wasser 5–10 Minuten quellen lassen)
Zeste einer Bio-Zitrone
100 g geriebene Mandeln
125 g Vollkornweizenmehl
100 g Kokosblütenzucker
1 Prise Salz
1 Prise Zimt
1 ½ TL Backpulver
½ TL Natron
Für die Creme:
halb griechisches Joghurt,
halb Frischkäse
etwas Zitronenabrieb
etwas Vanilleextrakt oder Ahornsirup

Zubereitung:
Backofen auf 180° C vorheizen. Silikon-Muffinformen verwenden, ansonsten Muffinformen einfetten. Karotten schälen, fein reiben. Alle feuchten Zutaten vermischen, dann die trockenen unterheben. Karotten dazugeben. Teig in die Muffinformen füllen und 25 Minuten backen, evtl. Zahnstochertest machen. Für die Creme Joghurt, Frischkäse, Zitronenabrieb, Vanilleextrakt oder Ahornsirup gut verrühren, frisch auf die Muffins geben.

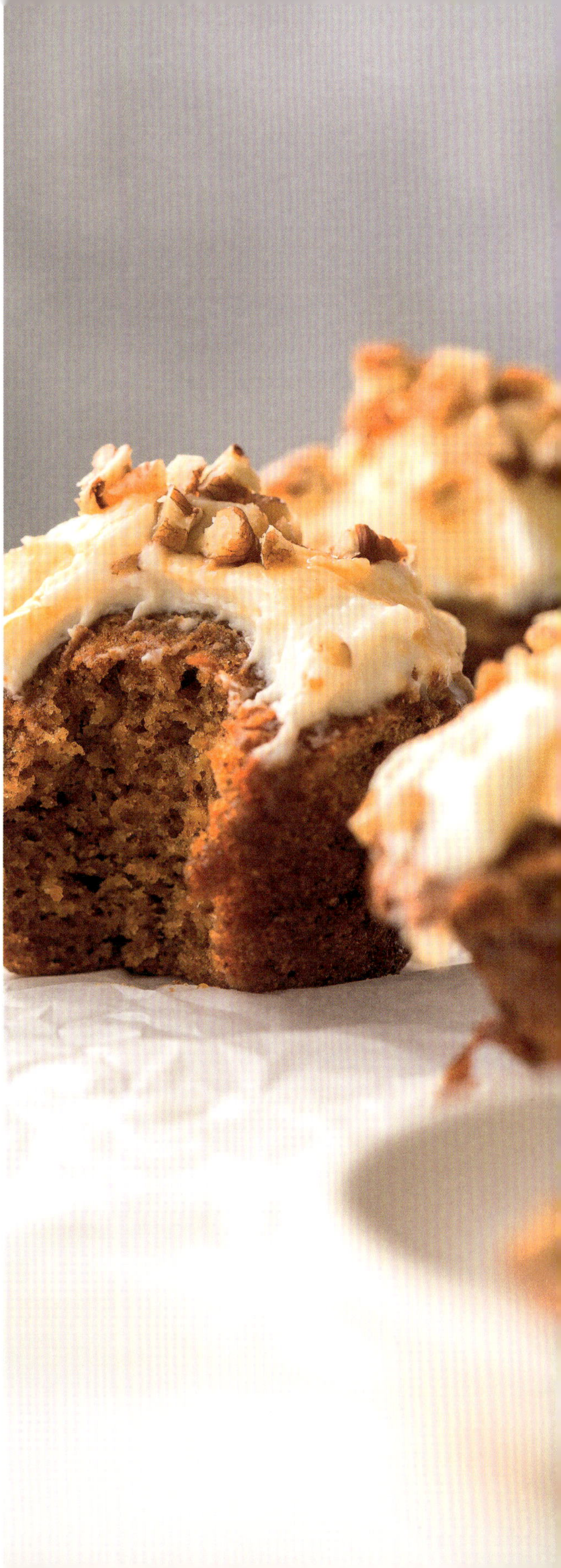

SCHINKEN-KÄSE-TOAST
RELOADED

Zutaten für 1 Portion:

½ Tomate
½ rote Zwiebel
2 Scheiben gutes Toastbrot, z. B. Sauerteig
2 Scheiben Schinken
1 Scheibe Käse, z. B. Emmentaler
2 Scheiben Salat

Zubereitung:

Tomate waschen und in Scheiben schneiden. Rote Zwiebel schälen und in dünne Runde schneiden. Toastbrot mit Schinken, Käse, Tomate, Zwiebel und Salat belegen und im Toaster oder im Ofen crunchy braten. Wer nicht so gerne Salat und Tomaten warm isst, der kann auch nur das Toastbrot toasten und anschließend mit den Zutaten belegen.

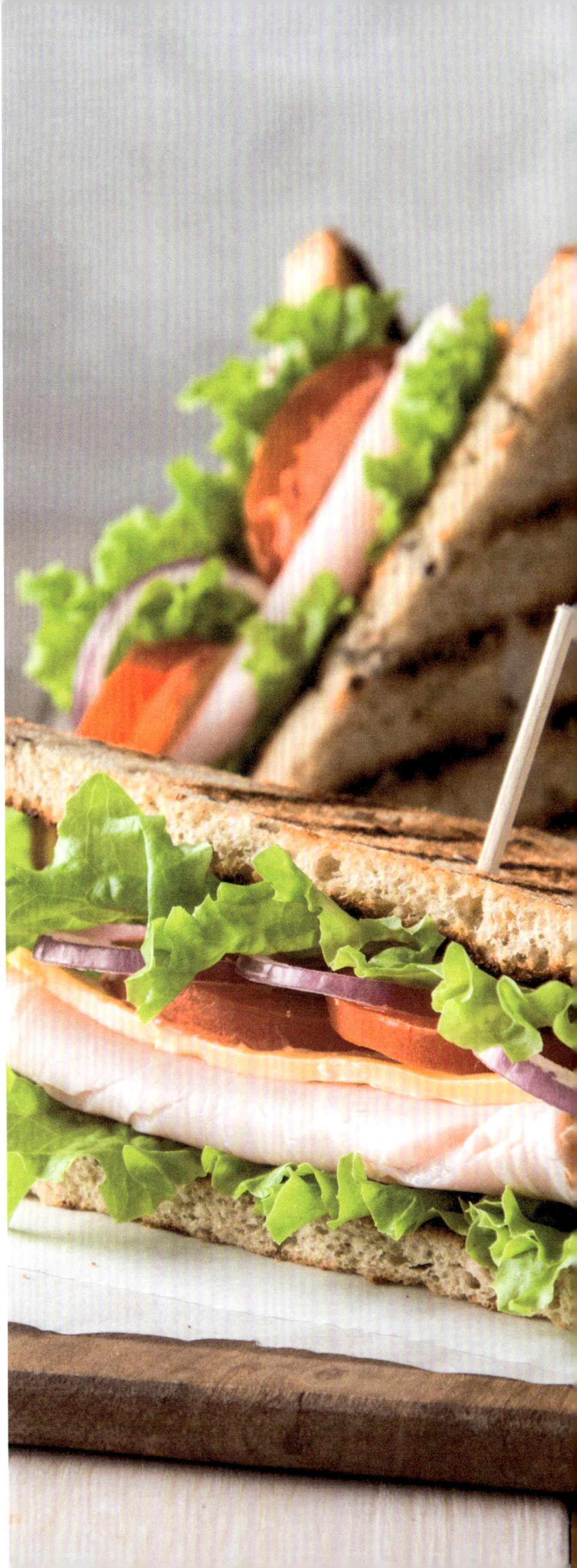

KLASSISCHES PORRIDGE

Zutaten für 1 Portion:
5 EL Haferflocken
1 EL Ahornsirup
200 ml Mandelmilch
etwas Vanilleextrakt
1 gehäufter EL veganes Vanille-Proteinpulver (optional)
Toppings: Beeren, Banane, Mandelsplitter, Chiasamen

Zubereitung:
Haferflocken, Ahornsirup und Mandelmilch zusammen aufkochen. Wenn die Mischung zu dickflüssig ist, noch etwas Wasser hinzufügen. Vanilleextrakt und Proteinpulver dazugeben. Mit den Toppings servieren.

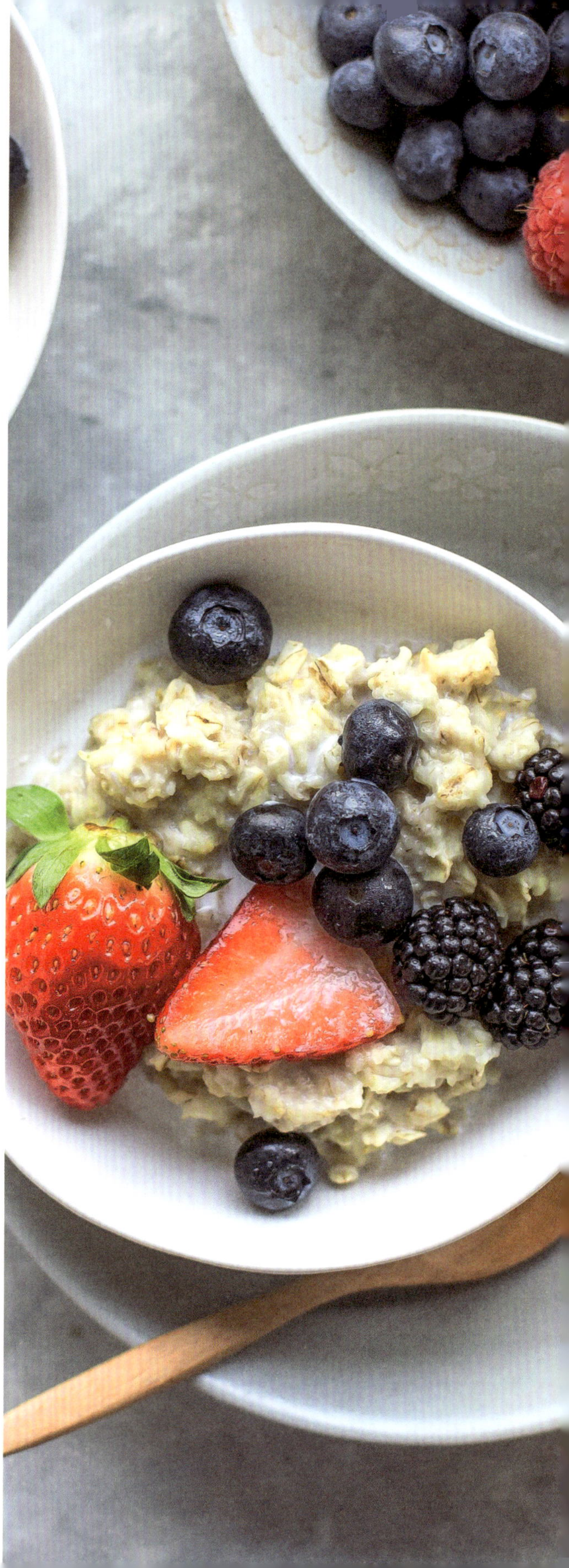

TOFU-POKE-BOWL

Zutaten für 2 Portionen:
300 g Tofu (alternativ Huhn oder Lachs)
100 g Basmatireis, Bulgur, Quinoa oder brauner Reis
100 g Edamame
1 Gurke
1 Handvoll Radieschen
1 Handvoll Sprossen
1 EL Erdnussmus
1 EL Sojasoße
1 TL Ahornsirup
Sesam
1 Limette, längs in Viertel geschnitten
Dressing:
Asia-Vinaigrette (Rezept Seite 211)

Zubereitung:
Erdnussmus, Sojasoße und Ahornsirup vermischen, beiseitestellen. Tofu (oder andere Proteinquelle) in Würfel schneiden und mit der Erdnuss-Marinade vermischen. Im Backofen bei 180° C für 20 Minuten oder in der Pfanne in etwas Öl knusprig braten. In der Zwischenzeit Reis kochen, Edamame nach Packungsanleitung zubereiten, Gurke und Radieschen in Scheiben schneiden.
Bowl anrichten: Zunächst den Reis in eine Schüssel geben, den marinierten Tofu obenauf. Gurke, Radieschen, Edamame und Sprossen kommen dazu. Mit Sesam, Limette und Asia-Vinaigrette servieren.

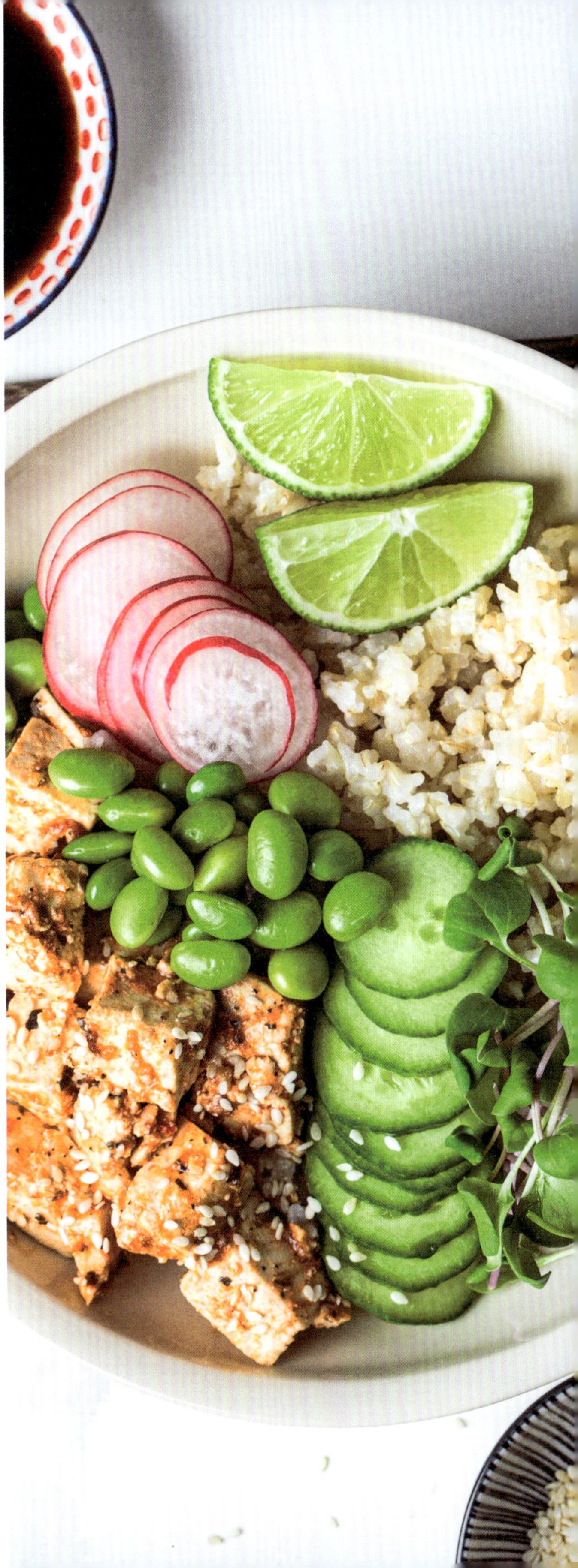

BEST FRIEND SALAD

Zutaten für 2 Portionen:
1 Schalotte
1 Granatapfel
1 Avocado
4 reife Feigen
1 Handvoll Rucola
bunte Blattsalate, gemischt
1 Packung Ziegenfrischkäse
Basilikum
1 TL Senf
1 Handvoll Pinienkerne
2 EL Olivenöl
Salz und Pfeffer

Zubereitung:
Granatapfel halbieren und 2 TL Saft herauspressen. Achtung: Die Granatapfelkerne sollten herausgelöst werden, bevor man den Saft herauspresst.
Mit ½ TL Senf und der fein zerhackten Schalotte verrühren und in eine mittelgroße Schüssel geben. Mit etwas Salz und Pfeffer würzen und unter kräftigem Schlagen langsam das Olivenöl zugießen, sodass ein homogenes Dressing entsteht. Die Salate und Basilikumblätter mit dem Dressing vermischt auf einem großen Teller (oder einer Schale) verteilen. Die Feigen der Länge nach in Viertelstücke schneiden und dekorativ auf dem Salat anrichten, Avocado würfelig schneiden und Ziegenfrischkäse löffelweise ebenfalls darauf verteilen. Zuletzt noch die Granatapfelkerne und die Pinienkerne darüberstreuen.

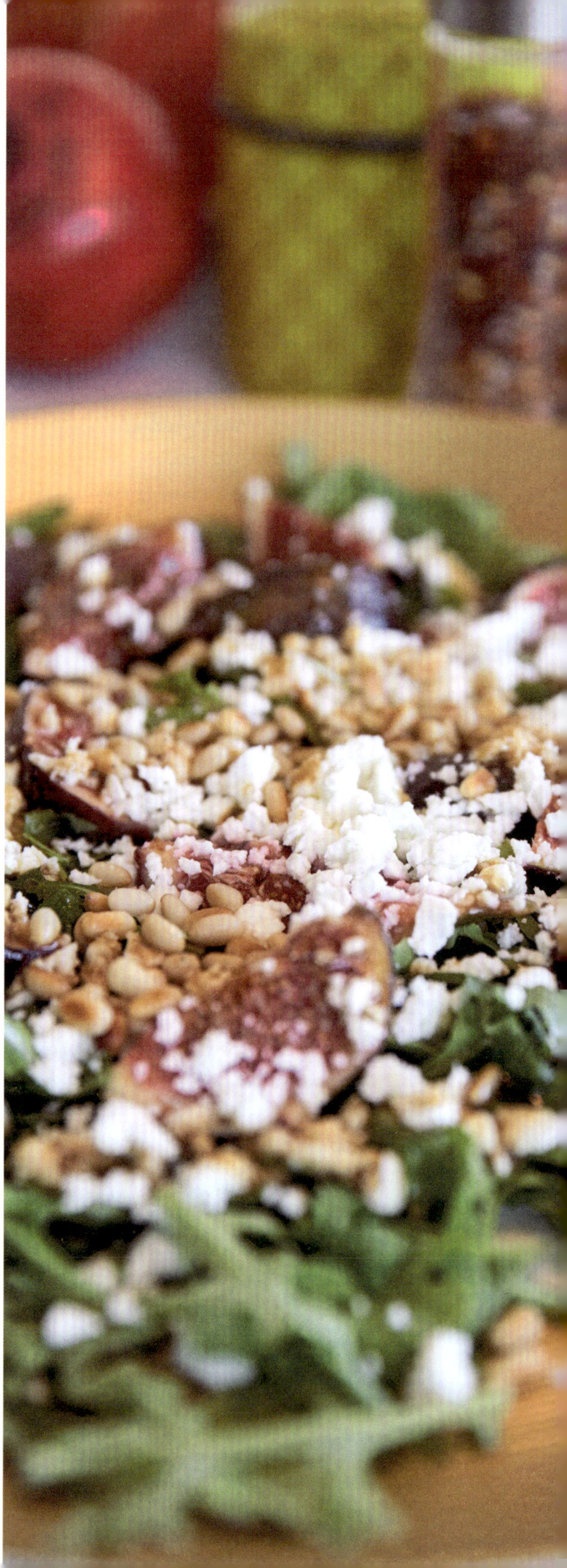

SPRING ROLL SALAD

Zutaten für 2 Portionen:
100 g Glasnudeln
1 Gurke
1 Paprika
1 Handvoll Koriander
1–2 Frühlingszwiebeln
1 kleine Handvoll Erdnüsse
Protein nach Wahl: Huhn, Garnelen, Tofu
Dressing:
Erdnuss Dressing (Rezept Seite 209)

Zubereitung:
Glasnudeln nach Packungsanleitung kochen. Gemüse in Julienne schneiden, Koriander hacken, Frühlingszwiebeln in Scheiben aufschneiden, Erdnüsse fein hacken. Protein scharf anbraten. Alles vermischen, Dressing dazugeben und mit gehackten Erdnüssen servieren.

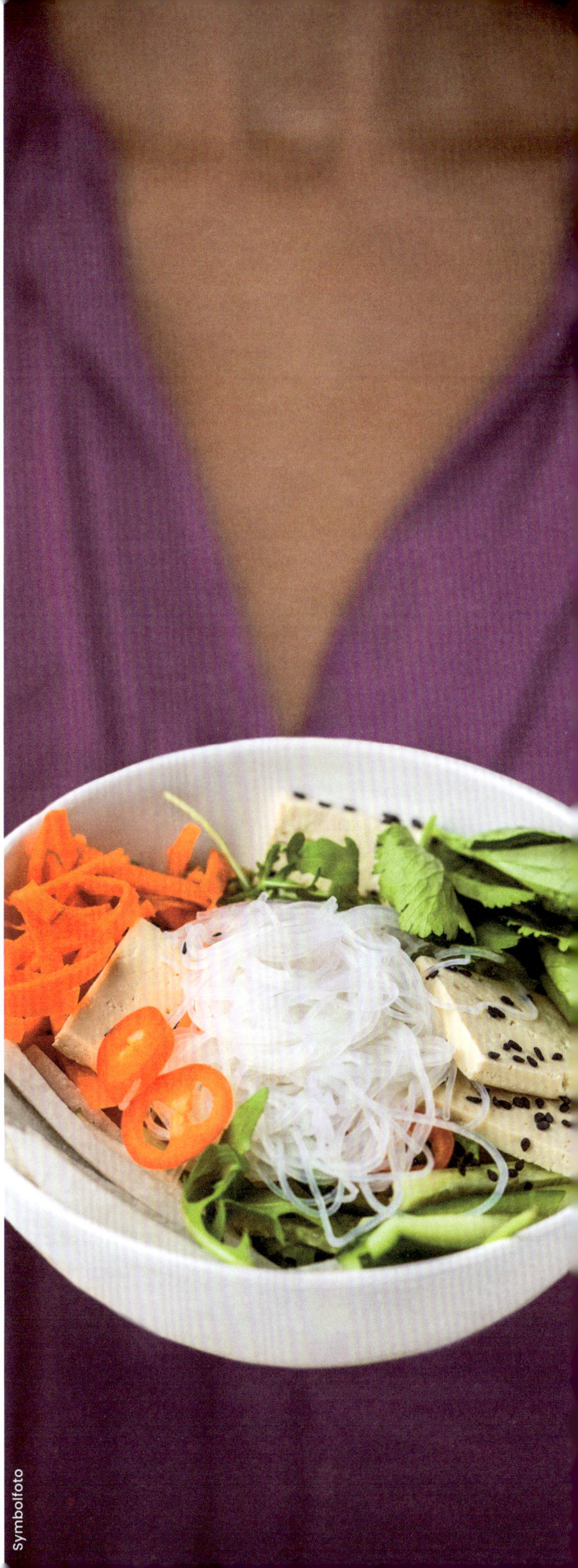

ROTE-LINSEN-DAAL

Zutaten für 2 Portionen:
1 Zwiebel
2 Knoblauchzehen
1 grüne Chilischote
1 Stück frischer Ingwer
1 EL Olivenöl
1 TL Kreuzkümmelsamen
1 große Tomate
200 ml Wasser
150 g rote Linsen
100 ml Kokosmilch
1 TL Kurkuma
1 TL gemahlener Koriander
1 TL Garam Masala
Salz und Pfeffer
frischer Koriander
Naan-Brot zum Servieren

Zubereitung:
Zwiebel, Knoblauch, Chili, Ingwer fein hacken. Olivenöl in einem Topf erhitzen, Kümmel hinzufügen und unter Rühren anbraten. Die Zwiebel dazugeben und glasig anbraten. Knoblauch, Ingwer, Chili und die Gewürze hinzufügen und für weitere 2 Minuten braten. Die Tomate in kleine Würfel schneiden, in den Topf geben und für etwa 5 Minuten kochen lassen. Wasser und rote Linsen hinzugeben und zum Kochen bringen. Dann die Hitze reduzieren und zugedeckt ca. 15 Minuten köcheln lassen, bis die Linsen weich sind. Kokosmilch hinzufügen und mit Salz und Pfeffer würzen.

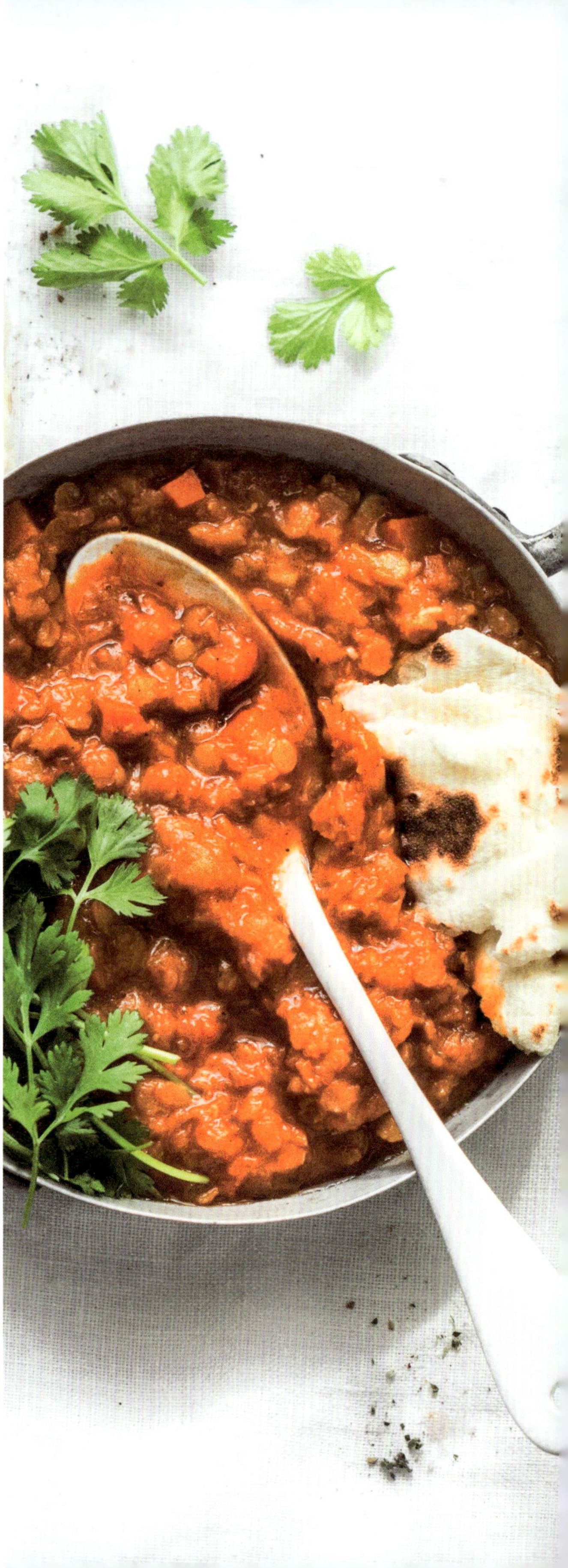

FEIGEN-SÜSSKARTOFFEL-SALAT

Zutaten für 2 Portionen:
1 kleine Süßkartoffel
Olivenöl
150 g Quinoa
150 g Rucola
4 reife Feigen
1 Packung Feta
Salz und Pfeffer
Granatapfelkerne zum Garnieren
Dressing:
Zitronen-Vinaigrette (Rezept Seite 209)

Zubereitung:
Die Süßkartoffel schälen, in kleine Wedges schneiden, mit etwas Olivenöl bestreichen und für ca. 35 Minuten im Ofen backen.
Quinoa nach Anleitung kochen.
Den Rucola waschen und in eine große Schüssel geben. Die Feigen abwaschen und in je drei Stücke schneiden. Die fertigen Süßkartoffel-Wedges und Feigen zum Rucola geben. Quinoa untermischen und Feta über den Salat bröckeln.
Das Dressing über den Salat geben und mit Salz und Pfeffer abschmecken.
Mit Granatapfelkernen garnieren.

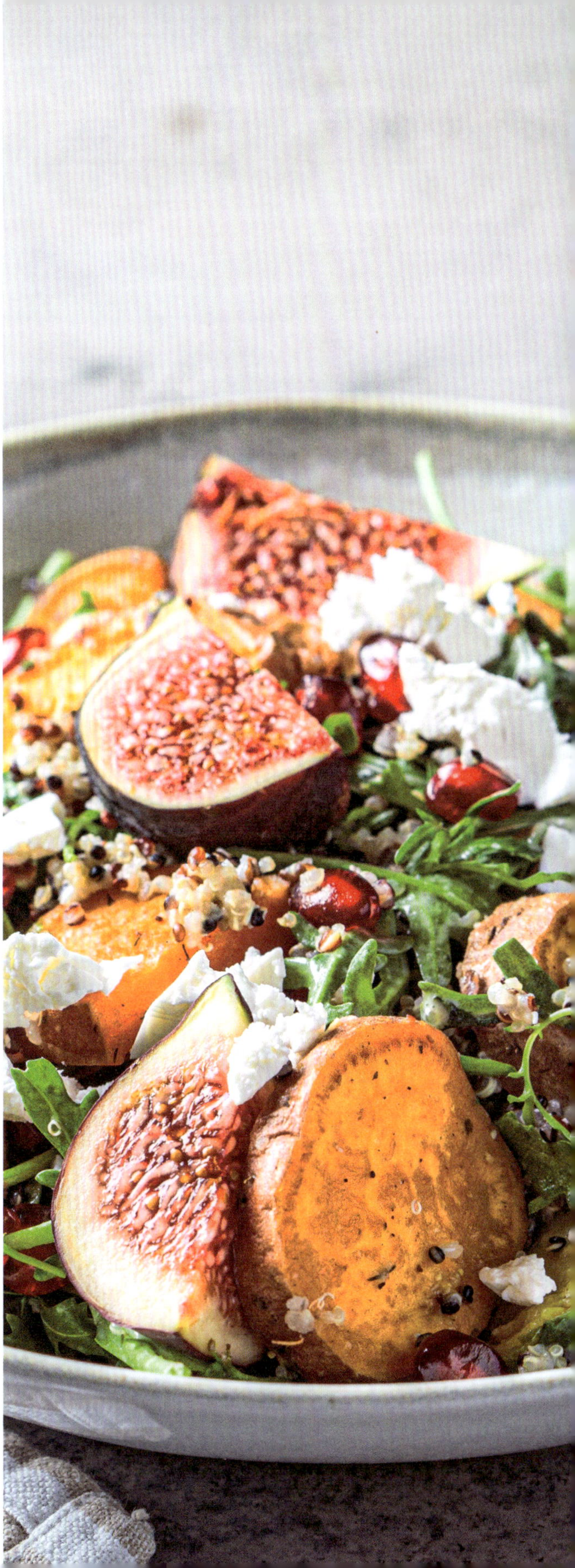

SÜSSKARTOFFEL-NACHO-BOWL

Zutaten für 2 Personen:

2 Süßkartoffeln
2 EL Olivenöl
1 TL Paprikapulver
1 Handvoll Kirschtomaten
1 roter Paprika
1 grüner Paprika
1 rote Zwiebel
Saft einer Limette
1 EL Tomatenmark
Salz und Pfeffer
1 Avocado
100 g Skyr
Saft einer Zitrone
1 Knoblauchzehe, gehackt
1 Dose Kidneybohnen
1 EL Sonnenblumenkerne
etwas Petersilie und Koriander, gehackt
½ TL Chiliflocken

Zubereitung:

Ofen auf 175° C vorheizen. Süßkartoffeln zu Pommes schneiden. Mit 1 TL Olivenöl und Paprikapulver vermischen und für 25–30 Minuten backen. Tomaten und Paprika waschen, Zwiebel schälen und alles fein hacken. Mit 1 EL Limettensaft, Tomatenmark, restlichem Olivenöl, Salz und Pfeffer vermischen. Fruchtfleisch der Avocado mit einer Gabel zerdrücken. Salzen, pfeffern und mit 1 EL Limettensaft vermischen. Skyr mit 1 TL Zitronensaft, Salz, Pfeffer und Knoblauch vermischen. Bohnen abseihen und abspülen. Mit Tomaten-Paprika-Salsa, Bohnen, Guacamole, Sonnenblumenkernen, Petersilie, Koriander und Skyr servieren, nach Belieben mit Chiliflocken garnieren.

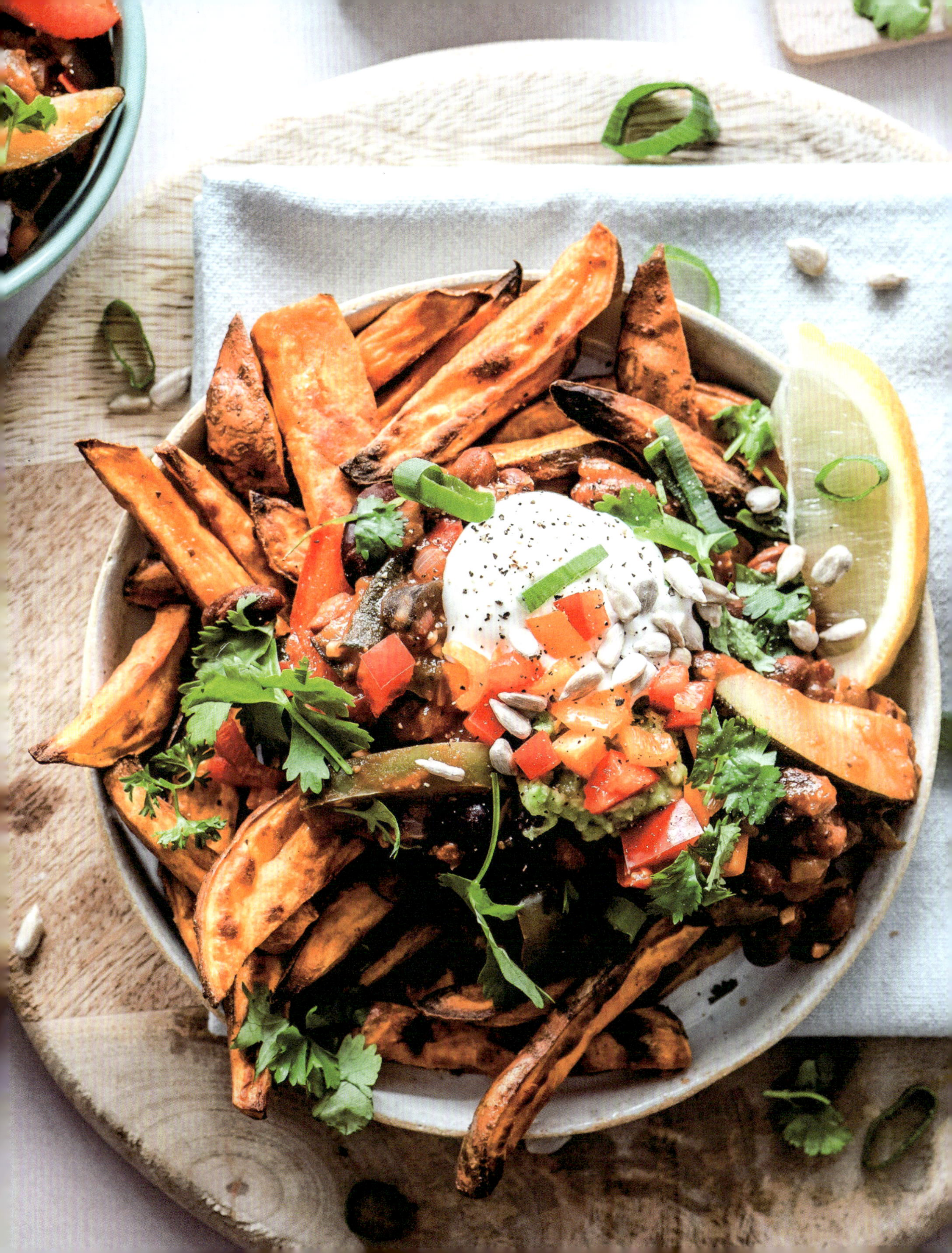

ISRAELISCHER SALAT
IN VERSCHIEDENEN VARIANTEN

Zutaten für 2 Portionen:
Grundrezept
2 Handvoll Tomaten
1 kleine Gurke
1 Paprika
2 Röllchen Jungzwiebeln
frische grüne Kräuter nach Belieben: Schnittlauch, Kresse, Petersilie, Minze, Koriander, auch miteinander kombinieren
Olivenöl
Saft einer halben Zitrone
Dressing:
Klassisches Dressing (Rezept Seite 208)

Add on's zusätzlich pro Portion:
2 Eier (hart oder halbweich gekocht)
Feta nach Belieben
½ Packung Räuchertofu (vorher klein würfeln, dann in Pfanne anbraten)
1 Dose Bio-Linsen
1 Dose Kichererbsen
Granatapfelkerne
2 gehäufte EL Getreide wie Couscous, Bulgur, Quinoa, Buchweizen
1 Dose Bio-Thunfisch (Öl abrinnen lassen)
1 Räucherforelle, kalt
1 Hühnerbrust, angebraten und in Streifen geschnitten

Zubereitung:
Alle Gemüsesorten fein schneiden. In eine große Schüssel geben und gut würzen mit Salz, Pfeffer, einem Schuss Olivenöl, Saft einer Zitrone oder Essig. Frische Kräuter grob oder fein hacken und beliebig viel dazugeben.

Du kannst die Add-ons beliebig kombinieren: zum Beispiel Feta und Couscous oder Eier und Thunfisch oder Linsen und Räuchertofu usw.

Den Salat oder Reste davon kann man auch als Frittata am Abend genießen: Gemüse in etwas Olivenöl anbraten, 2 Eier in einer Schale mit etwas Milch, Salz und Pfeffer verquirlen und zum Gemüse geben. Danach noch 5 Minuten im Ofen backen.

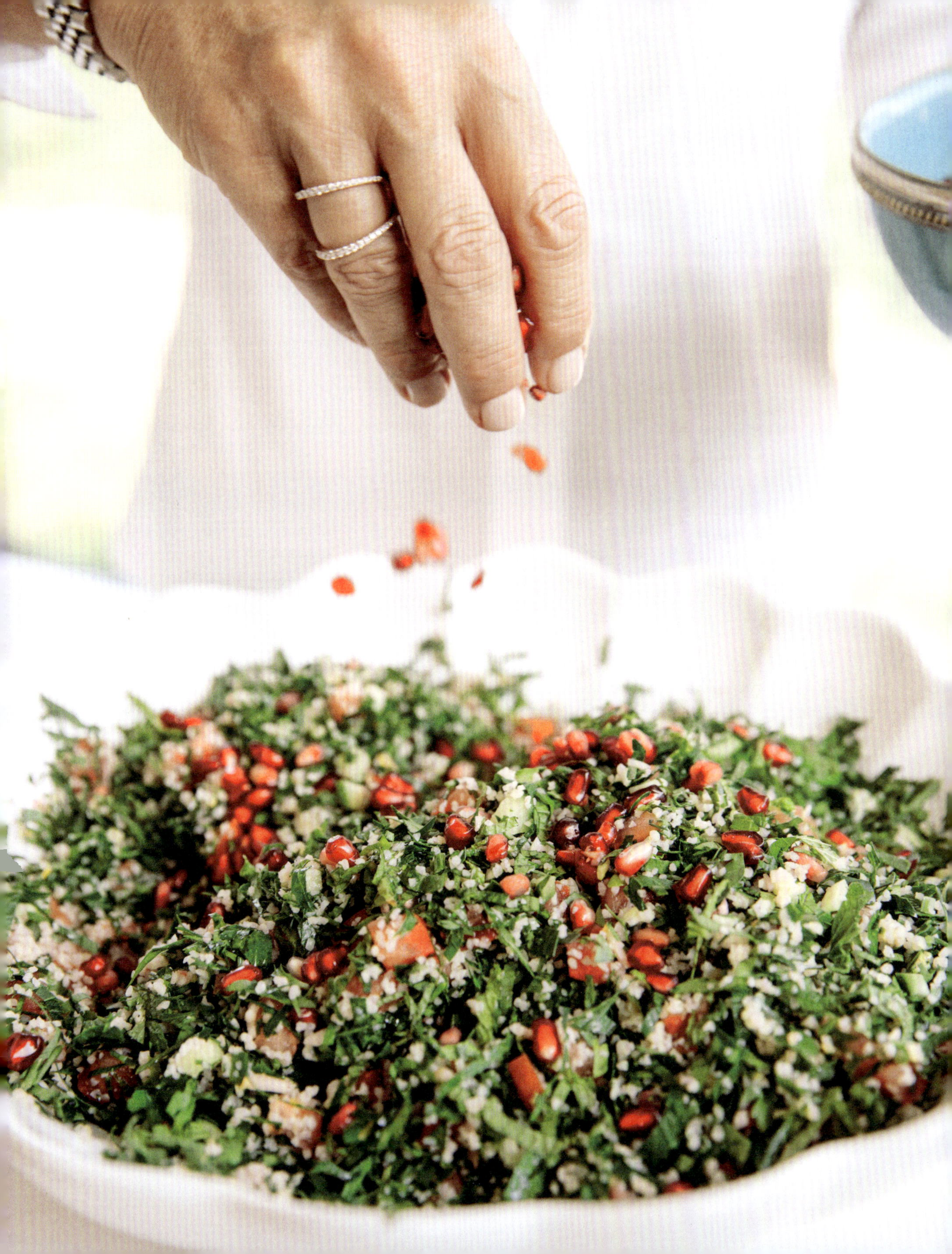

HÜHNERCURRY

Zutaten für 2 Portionen:
2 Bio-Hühnerfilets
1 Zwiebel
1 Stange Lauch
1 Paprika
1 Karotte
1 Knoblauchzehe
70 g Naturjoghurt
200 ml Kokosmilch
100 g Reis oder Bulgur
1 EL Currypulver oder rote Currypaste
1 TL Tomatenmark
1 TL Paprikapulver
2 EL Olivenöl
Salz und Pfeffer

Zubereitung:
Hühnerbrüste waschen, trocken tupfen und in kleine Würfel schneiden. Mit einer Prise Salz und Pfeffer würzen und in einer Pfanne in Öl goldbraun anbraten, beiseitestellen. Die Zwiebel fein hacken, Lauch in Ringe schneiden, Paprika entkernen und würfeln, Karotten schälen und in dünne Scheiben schneiden. Knoblauchzehen schälen, fein hacken.
In einer großen Pfanne oder im Wok die gehackten Zwiebeln in etwas Öl glasig dünsten. Dann das vorbereitete Gemüse hinzufügen und kurz anbraten. Knoblauch dazugeben. Currypulver oder Currypaste zum Gemüse geben und mit einer Mischung aus Naturjoghurt und Kokosmilch ablöschen. Tomatenmark hinzufügen und gründlich umrühren. Alles etwa 20 Minuten bei geschlossenem Deckel köcheln lassen, bis das Gemüse zart ist. Gelegentlich umrühren, um ein Ansetzen zu verhindern. Fünf Minuten vor Ende das angebratene Hühnchenfleisch hinzufügen und erwärmen. Abschließend mit Salz, Pfeffer und Paprikapulver abschmecken. Mit Reis oder Bulgur servieren.

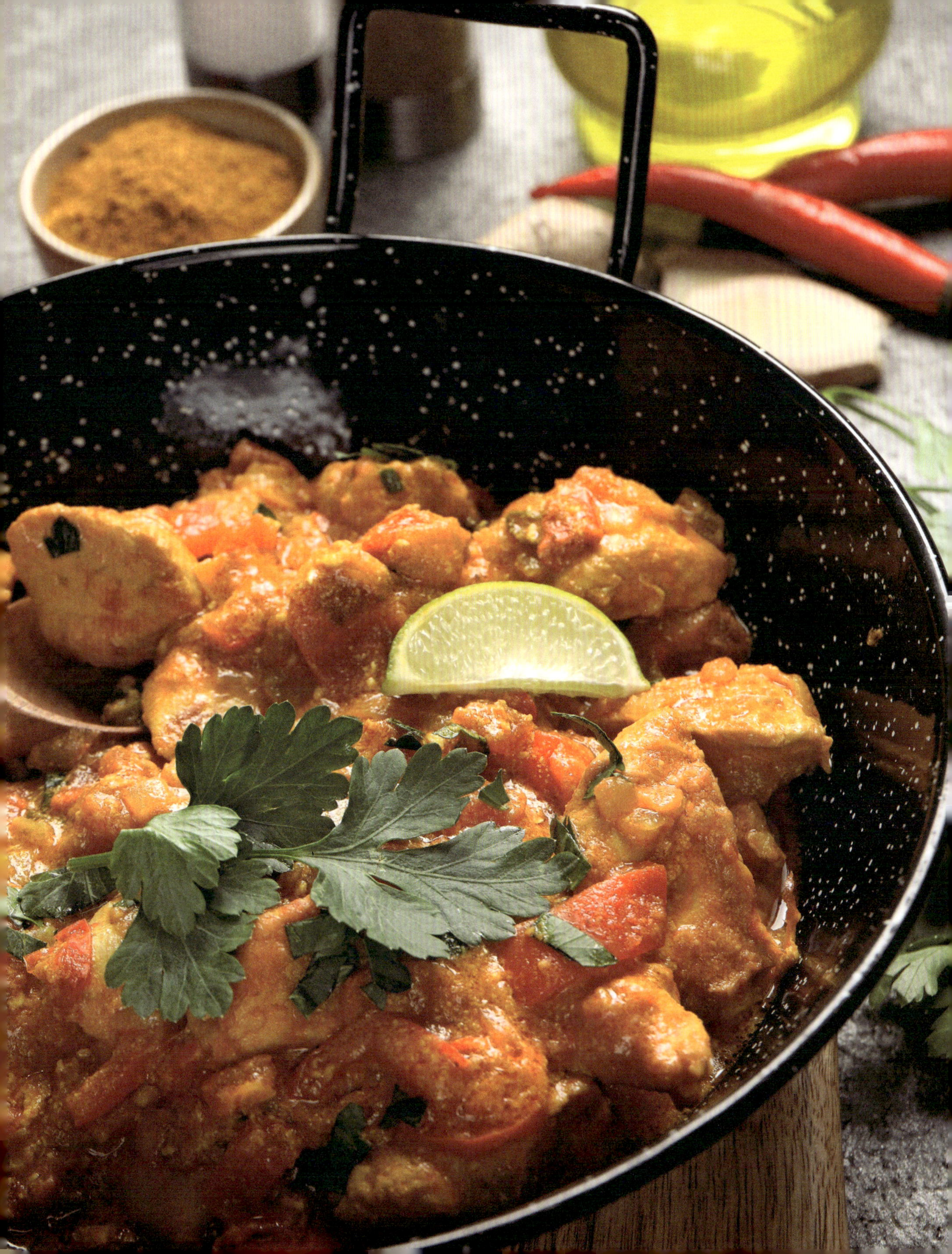

BRUSCHETTA MIT WHIPPED FETA

Zutaten für 2 Portionen:
4 Scheiben Sauerteigbrot
200 g Feta
2 EL Sauerrahm
Saft einer Zitrone
1 EL Olivenöl
1 Knoblauchzehe
bunte Tomaten, groß oder klein
Basilikum
1 TL Oregano
Salz und Pfeffer

Zubereitung:
Backofen auf 200° C vorheizen. Sauerteigbrot im Backofen für 7–10 Minuten backen. Feta, Sauerrahm, Zitronensaft und Olivenöl in einem Mixer cremig mixen. Salzen und pfeffern und kalt stellen. Knoblauchzehe auf das fertige Sauerteigbrot reiben, anschließend mit Fetacreme bestreichen. Tomaten in Scheiben oder Viertel schneiden und auf das Brot geben. Mit Basilikum, Oregano, Salz und Pfeffer servieren.

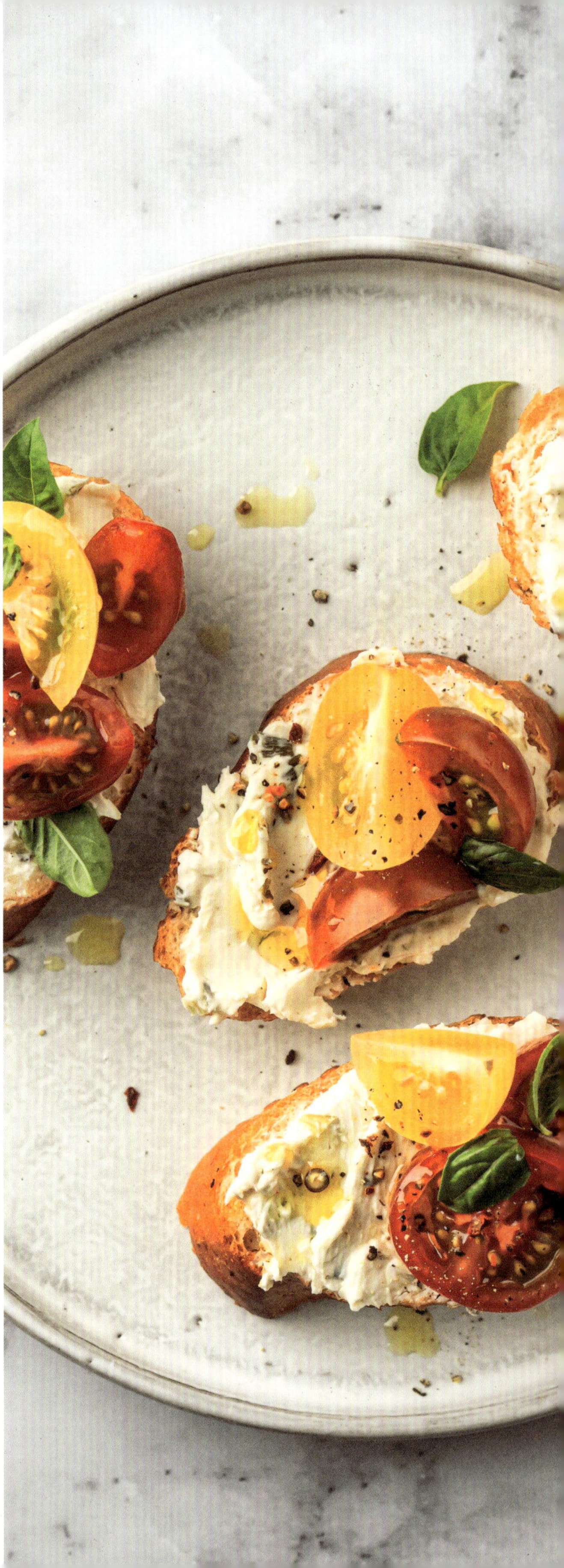

PASTA CAESAR SALAD

Zutaten für 2 Portionen:
180 g Pasta (Dinkel, Kamut oder Vollkorn bevorzugen)
2 Salatherzen
2 Hühnerbrüste oder 300 g Räuchertofu
Gewürze wie Oregano, Basilikum, Thymian
Salz und Pfeffer
Dressing:
Caesar Dressing oder Parmesan Dressing (Rezepte Seite 210)

Zubereitung:
Pasta nach Packungsanleitung kochen. Salatherzen waschen und in Streifen schneiden. Hühnerbrust oder Tofu würfeln und kräftig anbraten, mit Gewürzen wie Oregano, Basilikum oder Thymian würzen. Salzen und pfeffern. Dressing nach Rezept zubereiten. Pasta mit Salat, Proteinquelle und Dressing vermischen, abschmecken und servieren.

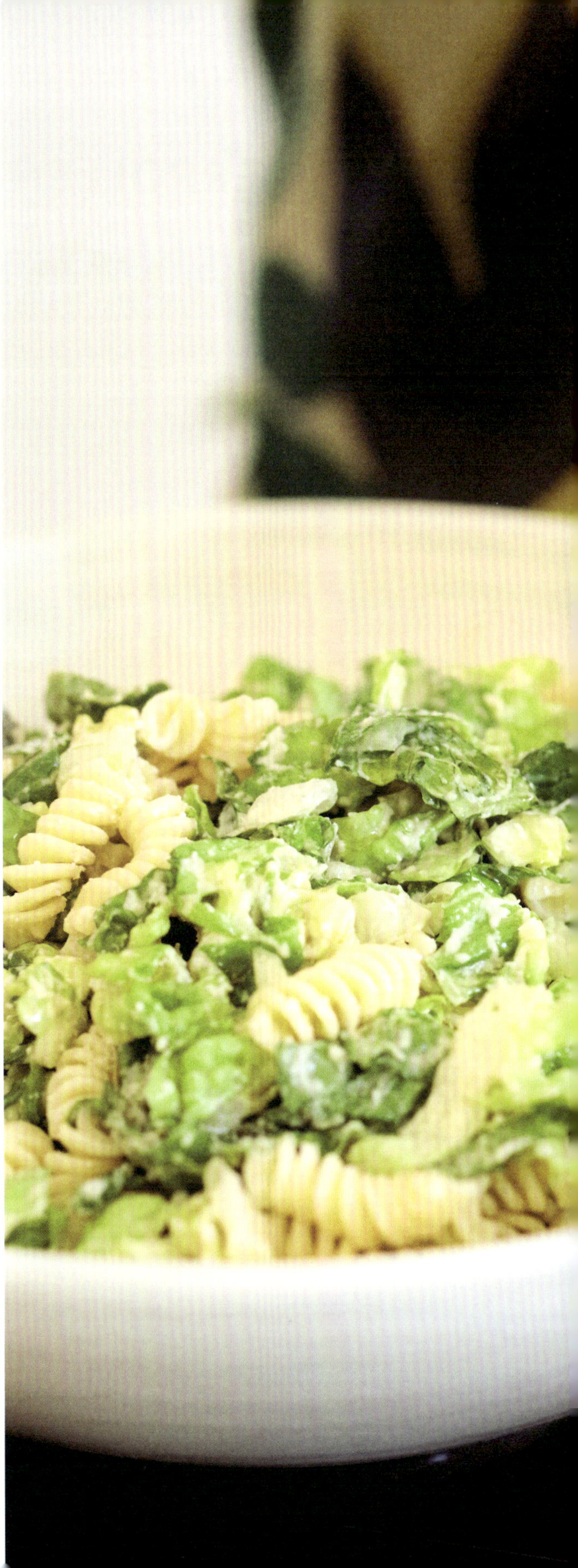

SOMMERROLLEN

Zutaten für 2 Portionen:
4 Karotten
1 Gurke
1 Handvoll Salat
1 roter Paprika
Minze
100 g Reisnudeln
200 g Garnelen
8–10 Blätter Reispapier
Wasser
Erdnuss-Dip (Rezept Seite 220)

Zubereitung:
Dip zubereiten. Karotten schälen und ebenso wie Gurke, Salat und Paprika in dünne Streifen schneiden. Minze abzupfen. Reisnudeln kochen oder einweichen. Garnelen abbraten. Wasser in eine große Schüssel geben, Reispapierblätter darin tunken, bis sie weicher werden.
Je ein Blatt Reispapier auf eine saubere Arbeitsfläche legen. Geschnittene Gemüse, Salat, Minze, Garnelen und Reisnudeln auf das untere Drittel des Blatts legen. Zunächst die untere Seite des Blatts über die Füllung legen, danach die äußeren Seiten einklappen und die Sommerrolle eng von unten nach oben einrollen. Sie sollte von allen Seiten fest verschlossen sein. Den Vorgang mit den restlichen Reispapierblättern wiederholen und die Sommerrollen mit dem Dip servieren.

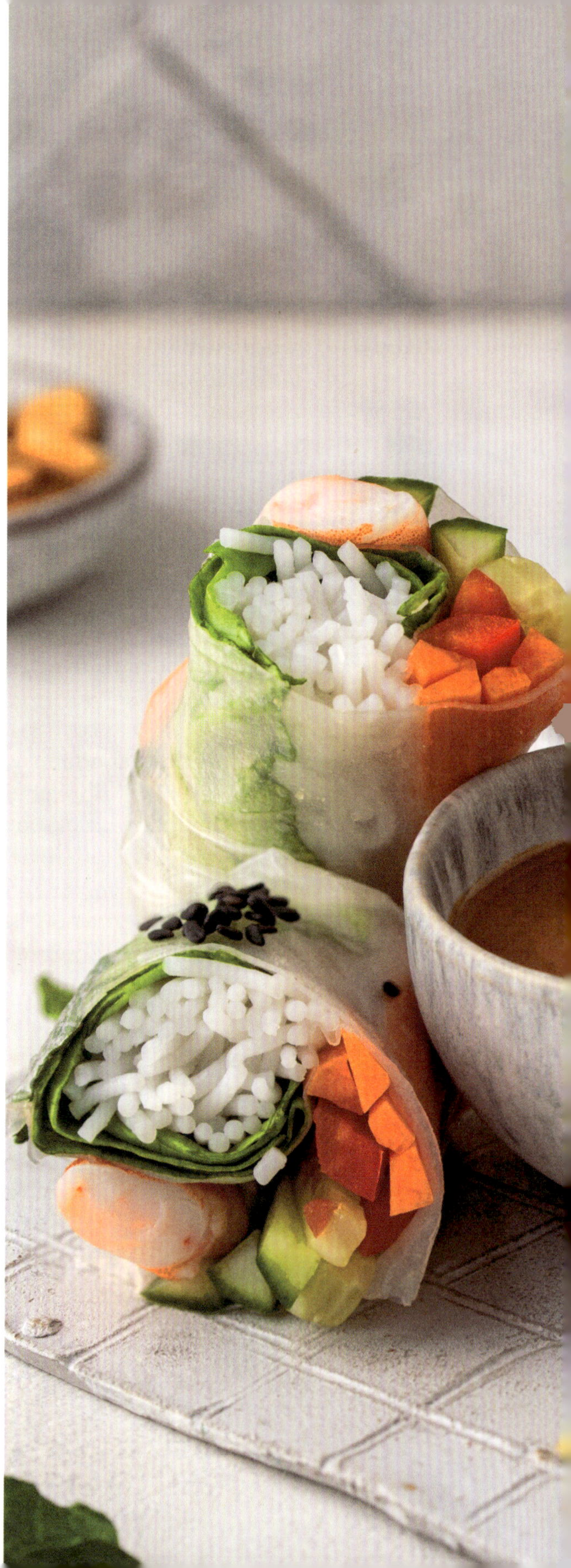

GANZE DORADE AUS DEM OFEN

Zutaten für 2 Portionen:
2 Doraden (je 250 g)
1 Zitrone oder Limette
Salz und Pfeffer
3 EL Olivenöl
1 Knoblauchzehe
2 Zweige Rosmarin
2 Zweige Thymian

Zubereitung:
Dorade kalt abspülen, trocken tupfen, innen und außen mit Salz und Pfeffer bestreuen.
Limette vierteln und in jede Dorade zwei Viertel legen.
Eine große Auflaufform mit ½ EL Olivenöl einfetten. Dorade mittig legen und mit Öl einpinseln. Den Backofen auf 200° C vorheizen. Knoblauch schälen, fein würfeln. Rosmarin und Thymian waschen, trocken schütteln und sehr fein hacken.
Mit Öl beträufeln. Im Backofen 20 Minuten garen. In der Form servieren, dazu passen zum Beispiel Ofenkartoffeln.

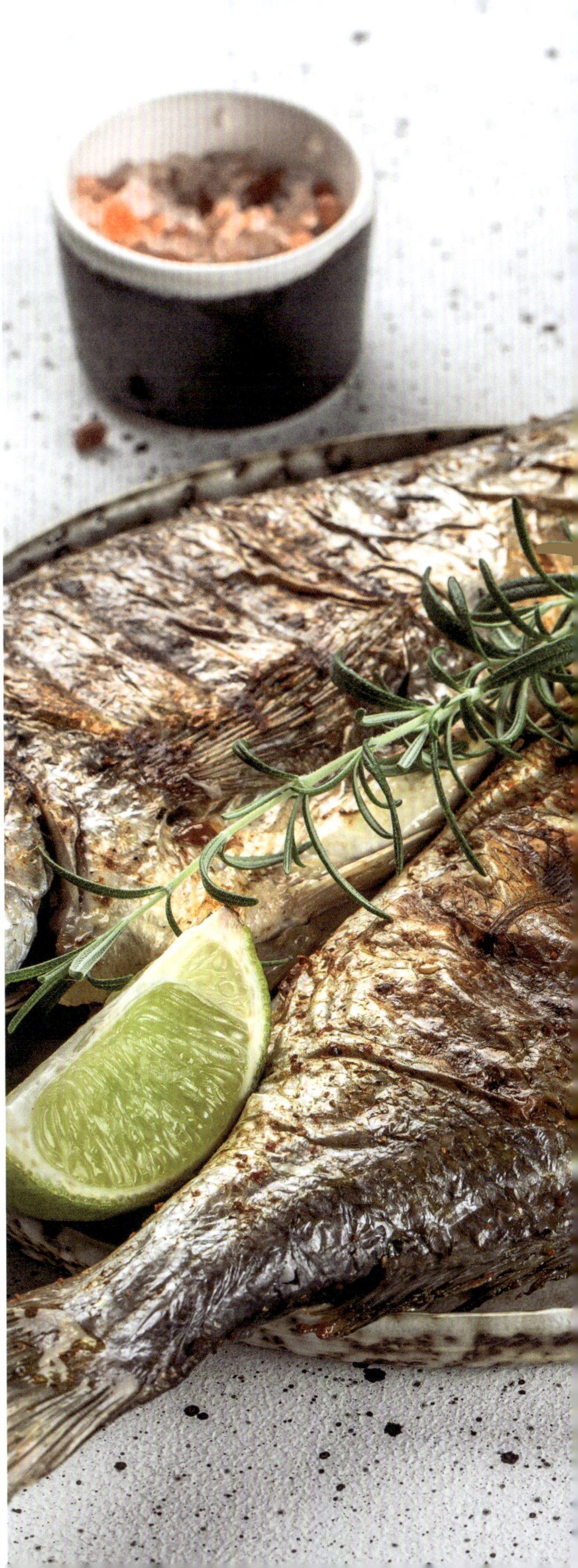

ROTE-BETE-CARPACCIO

Zutaten für 2 Portionen:
1 Handvoll Pinienkerne
250 g vorgegarte Rote Bete
1 Frühlingszwiebel
100 g Feta
1 Avocado
1 Handvoll Rucola
2 EL Ribiseln oder Granatapfelkerne
Für das Dressing:
1 Handvoll Basilikum
2–3 EL Olivenöl
1–2 EL Zitronensaft

Zubereitung:
Pinienkerne in einer Pfanne ohne Fett unter gelegentlichem Wenden goldbraun rösten. Rote Bete abtropfen lassen und auf dem Gemüsehobel in feine Scheiben hobeln. Die Scheiben auf zwei Tellern leicht überlappend kreisförmig verteilen, sodass sie den gesamten Teller bedecken. Die Frühlingszwiebel in feine Ringe schneiden. Feta grob zerbröseln. Avocado in Scheiben schneiden. Feta und Avocado auf der Roten Bete verteilen und das Carpaccio mit Frühlingszwiebel, Ribiseln oder Granatapfelkernen, Rucola und Pinienkernen bestreuen. Basilikum, Öl und Zitronensaft glatt mixen. Das Basilikum-Öl über das Carpaccio träufeln.

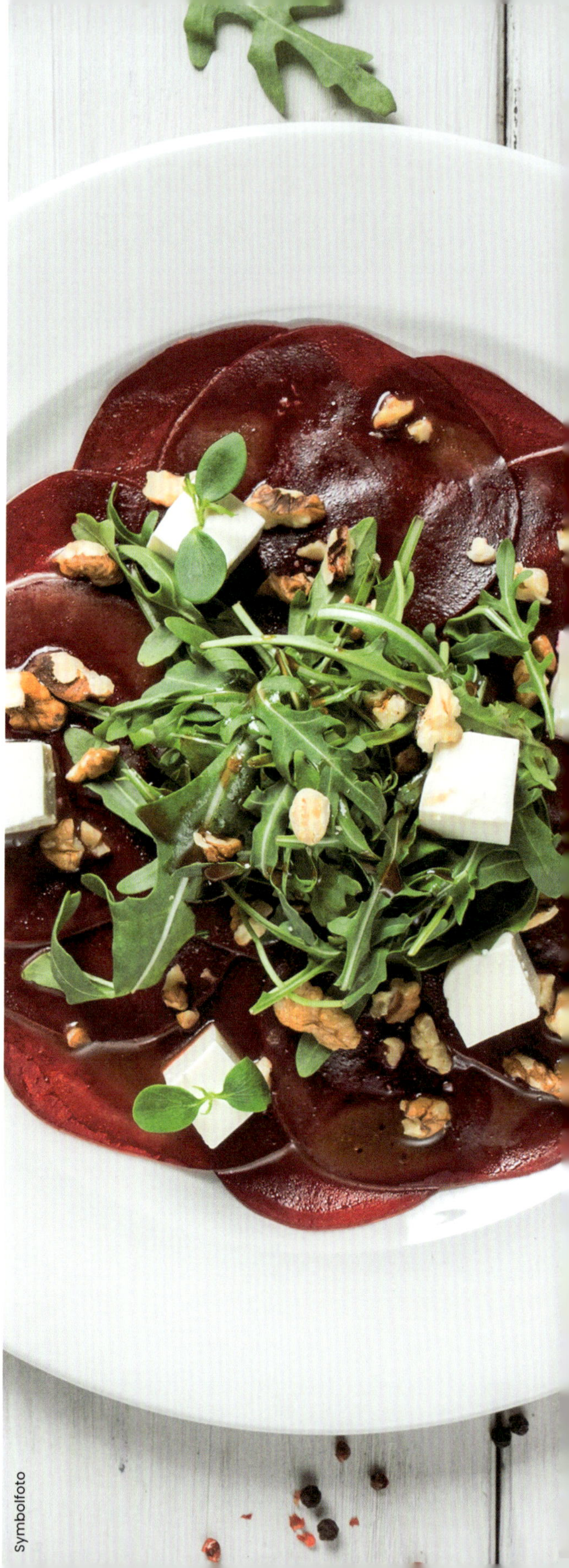
Symbolfoto

BLUMENKOHL-REIS

Zutaten für 2 Portionen:
1 ganzer Blumenkohl oder Blumenkohlreis tiefgekühlt
1–2 Jungzwiebeln
etwas Öl zum Braten
jedes Gemüse, das du zu Hause hast (Zucchini, Karotten, Kohlrabi, Brokkoli, …)
3 Eier
Salz und Pfeffer
Chiliflocken oder -pulver (optional)
1–2 EL Sojasoße
Koriander oder Petersilie

Zubereitung:
Entweder den Blumenkohl in Röschen schneiden und in einer Küchenmaschine zu Reis verarbeiten, oder einen fertigen Blumenkohlreis aus der Tiefkühlabteilung im Supermarkt kaufen. In einer Pfanne die samt dem Grün klein geschnittenen Jungzwiebeln und den Blumenkohlreis knusprig anbraten.Verschiedene Gemüse wie Zucchini, Karotten, Kohlrabi, Brokkoli ebenfalls klein geschnitten dazugeben und mitbraten. Eier verquirlen, salzen, pfeffern, Chili dazu. Alles stocken lassen und nach Bedarf, wenn man es gerne asiatisch hat, mit Sojasoße abschmecken. Mit Koriander oder Petersilie garniert servieren.

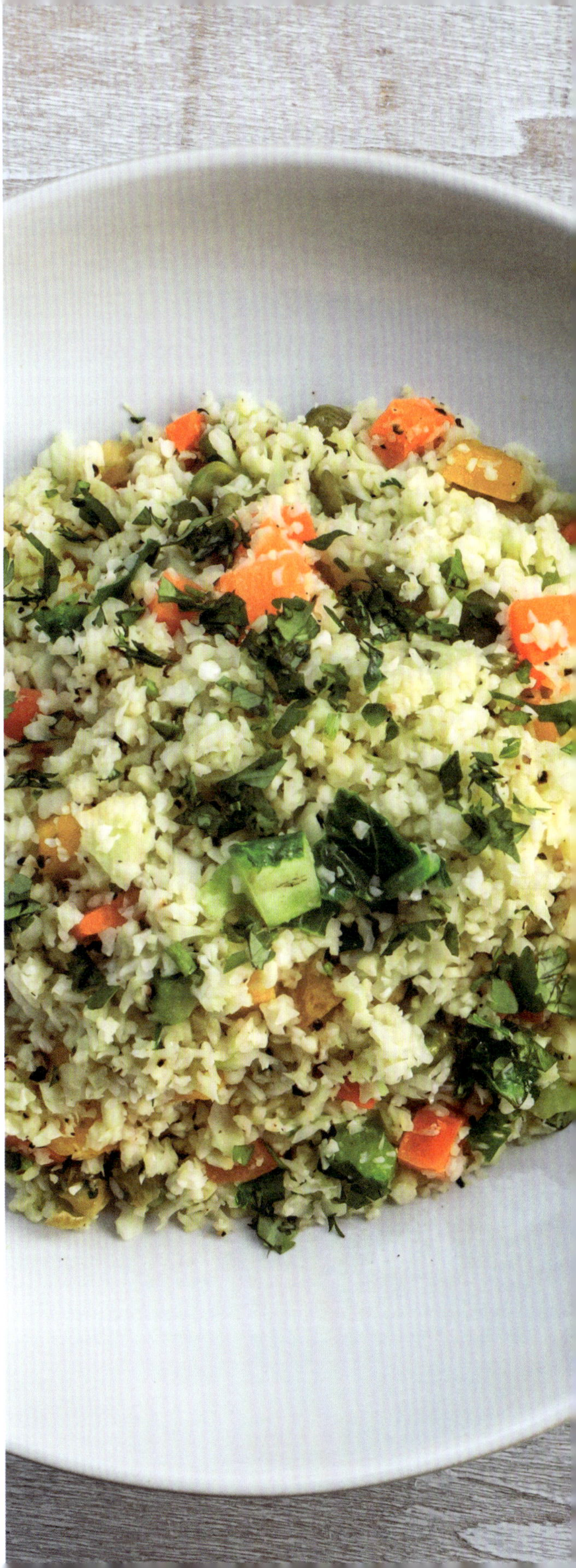

ZOODLES MIT PESTO UND GARNELEN

Zutaten für 2 Portionen:
3 Zucchini
200 g Garnelen, frisch oder TK
2 EL Pesto
Oregano
Chilipulver
Salz und Pfeffer
Parmesan (optional)

Zubereitung:
Zucchini waschen und mit einem Spiralschneider zu »Spaghetti« verarbeiten. Garnelen waschen, putzen und in etwas Olivenöl kräftig anbraten. Oregano und Chilipulver dazugeben. Zucchininudeln kurz hinzufügen und mit Pesto verrühren. Salzen und pfeffern und wer mag mit Parmesan servieren.

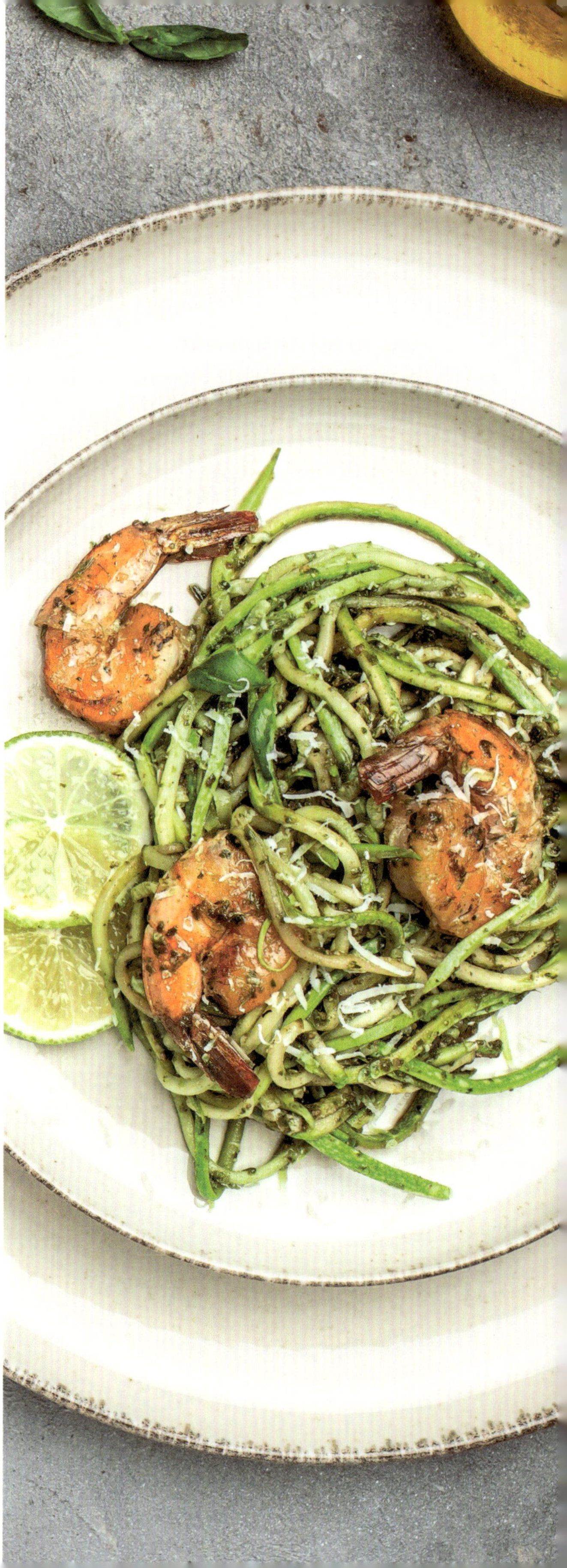

KLASSIKER CAPRESE

Zutaten für 2 Portionen:
2 große, reife Tomaten
2 Kugeln Mozzarella
frisches Basilikum
Salz und Pfeffer
gutes Olivenöl
etwas Balsamico-Essig
Oregano (optional)

Zubereitung:
Tomaten waschen und in Scheiben schneiden. Mozzarella ebenfalls in Scheiben schneiden. Abwechselnd Mozzarella und Tomaten auf einen Teller anordnen. Mit Oregano, Salz und Pfeffer würzen. Balsamico und Olivenöl darüber tröpfeln und mit Basilikum servieren.

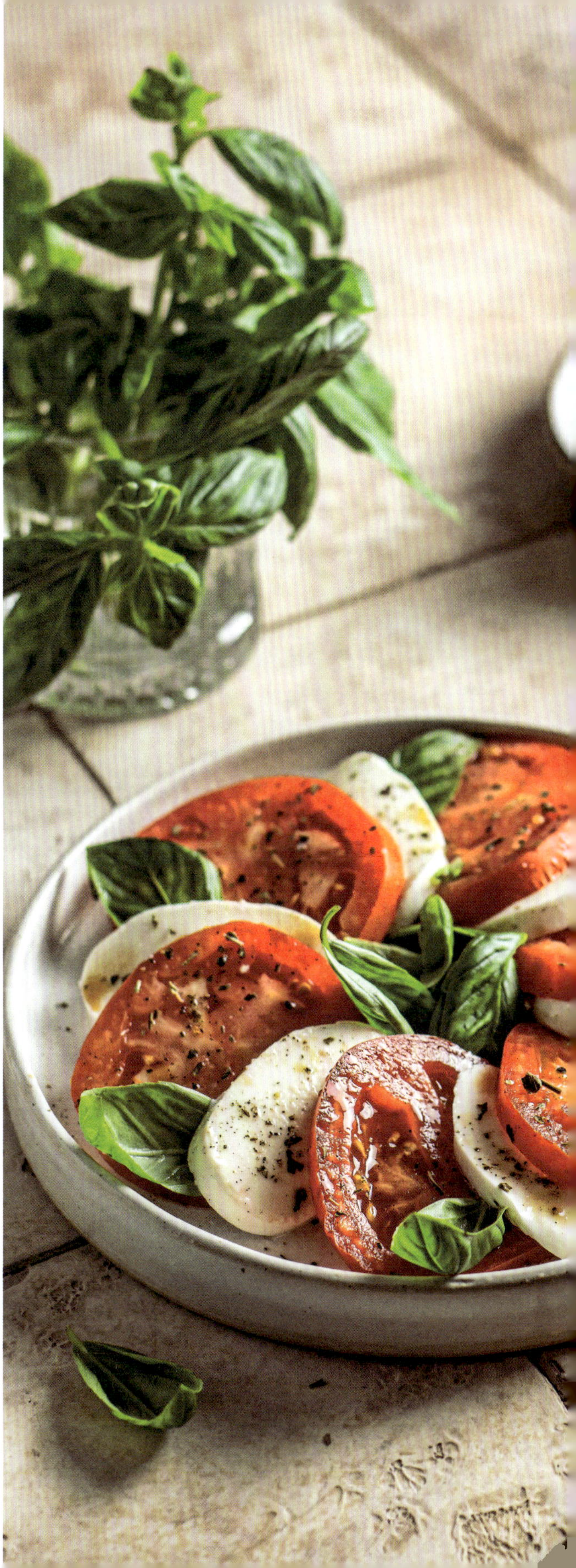

PARMIGIANA

Zutaten für 4–6 Portionen:

4 Melanzani
1 Zwiebel
2 Knoblauchzehen
Olivenöl
800 g Tomaten aus der Dose
1 TL Oregano, gehackt oder getrocknet
1 EL Kokosblütenzucker
Salz und Pfeffer
Schuss Rotwein oder Brühe (optional)
Chilipulver (optional)
3–4 Kugeln Mozzarella oder Büffelmozzarella
200 g Parmesan, gerieben
frisches Basilikum zum Garnieren

Zubereitung:

Die Melanzani der Länge nach in dünne Scheiben schneiden, jede Scheibe salzen, dann übereinanderschichten und beschweren. Auf diese Weise ca. 10 Minuten Wasser ziehen lassen.
In dieser Zeit die Zwiebel und den Knoblauch fein hacken und in Olivenöl anschwitzen, bis sie glasig sind.
Anschließend die Tomaten dazugeben, mit Oregano, Zucker und etwas Salz würzen und sanft köcheln lassen, bei Bedarf Flüssigkeit nachgießen (je nach Geschmack Brühe oder Rotwein).
Die Melanzanischeiben mit einem Küchentuch trocken tupfen und in heißem Öl von jeder Seite ca. 2–3 Minuten anbraten, bis sie schön weich werden. Überschüssiges Öl mit Küchenpapier abtupfen, zur Seite legen. Ofen auf 180° C vorheizen.
Die Tomatensoße mit Salz, Pfeffer, Chili und ein paar EL Olivenöl abschmecken.
Den Mozzarella in Scheiben schneiden. In eine Auflaufform abwechselnd gebratene Melanzanischeiben, Tomatensoße, ein paar Scheiben Mozzarella und etwas Parmesan schichten. Als letzte Schicht Tomatensoße mit Mozzarella und Parmesan belegen, mit etwas Olivenöl beträufeln. Auflaufform für ca. 30 Minuten in den Backofen stellen, bis sich an der Oberfläche eine schöne Kruste gebildet hat. Vor dem Servieren eventuell mit frischem Basilikum garnieren.

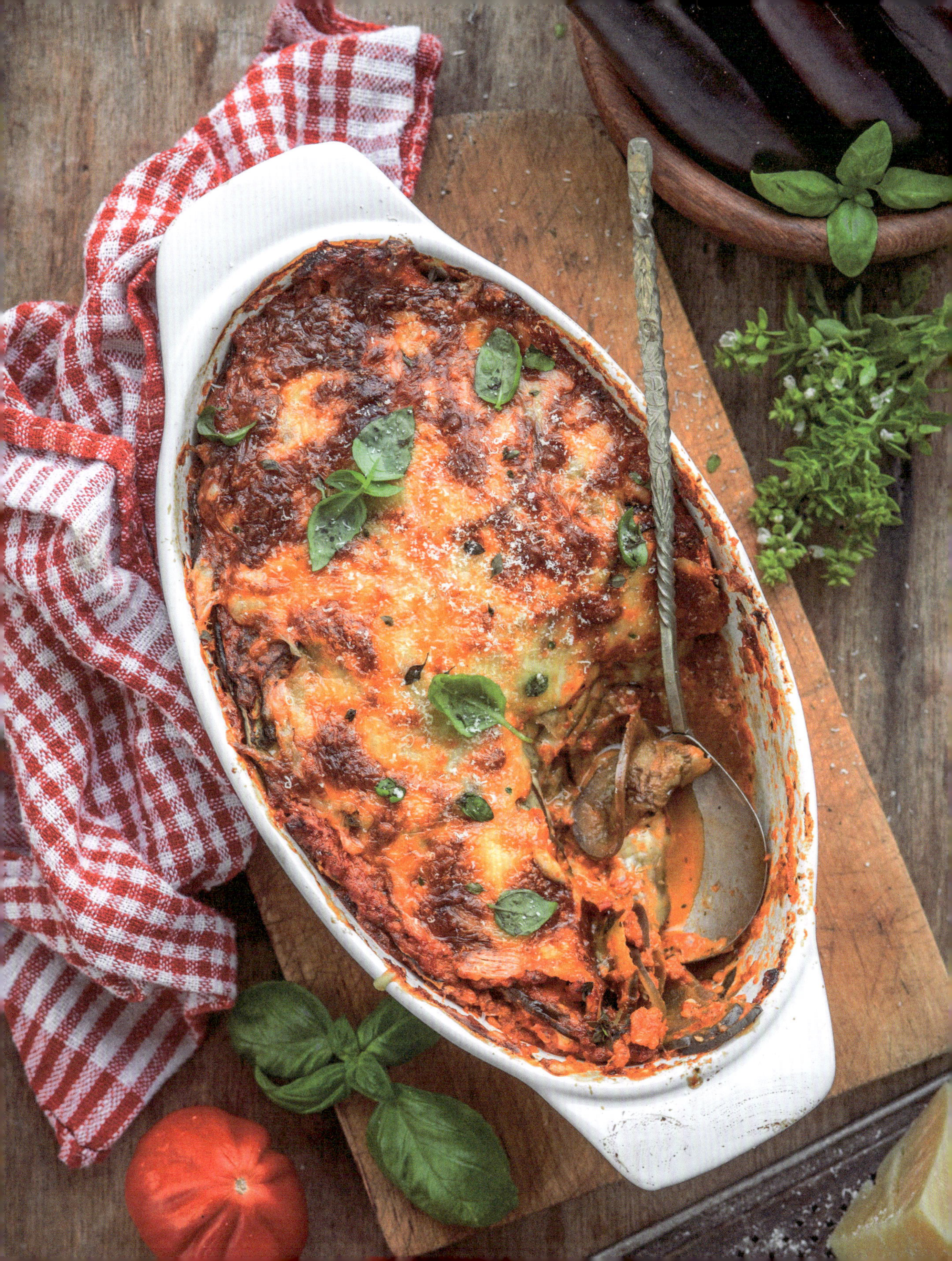

SCRAMBLED TOFU

Zutaten für 2 Portionen:

300 g Tofu
150 g Seidentofu
1 kleine Zwiebel
1 Knoblauchzehe
1 gelber Paprika
1 roter Paprika
1 Frühlingszwiebel
1 Karotte
1 Handvoll Grünkohl oder Spinat
1 EL Olivenöl
½ TL Kurkuma
½ TL Kreuzkümmel
Salz und Pfeffer
Schnittlauch

Zubereitung:

Tofu mit den Händen zerbröseln. Seidentofu in eine Schüssel geben und mit einem Schneebesen cremig schlagen. Zwiebel und Knoblauch schälen, fein hacken. Paprika und Frühlingszwiebel waschen, Karotte schälen und alles würfelig schneiden. Grünkohl/Spinat waschen und grob hacken. In einer Pfanne das Öl erhitzen und Zwiebel glasig braten. Tofu und Knoblauch dazugeben und kräftig anbraten. Gewürze dazugeben und das restliche Gemüse untermischen. Für einige Minuten köcheln lassen. Abschmecken und mit Schnittlauch servieren.

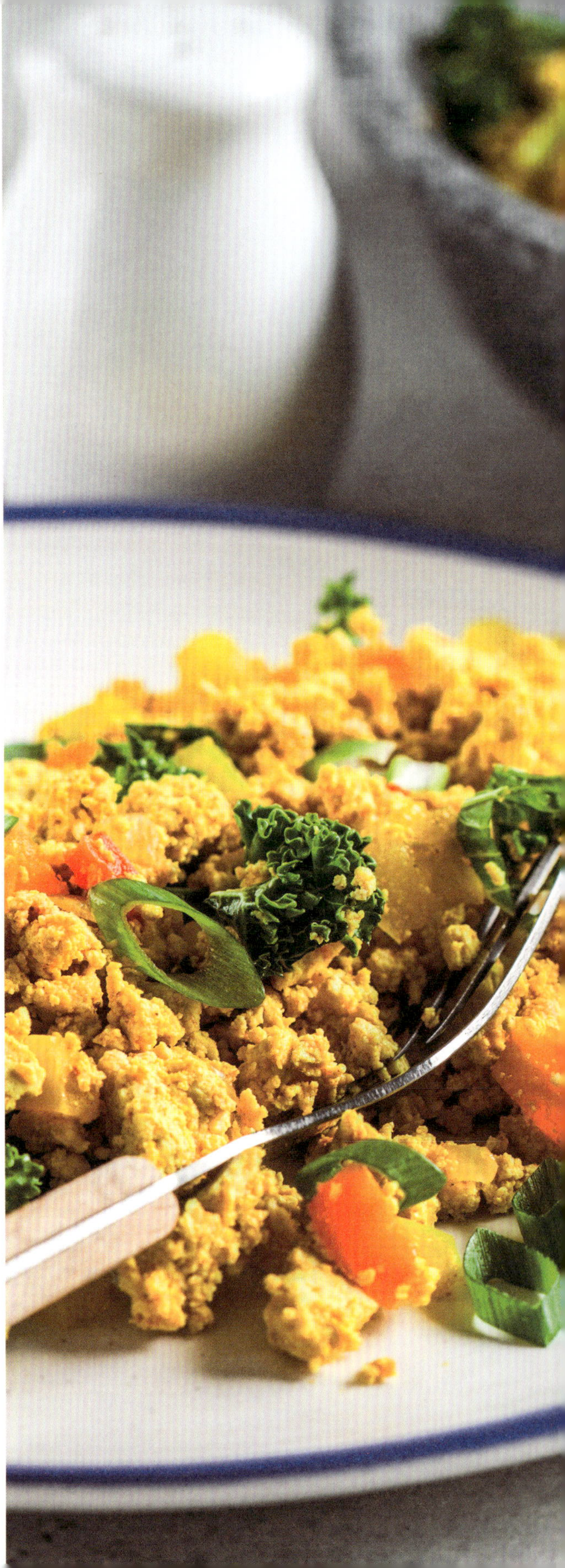

CHILI SIN CARNE

Zutaten für 2 Portionen:
200 g rote Linsen
1 Dose Kidneybohnen, ca. 400 g
1 Dose Mais
1 Zwiebel
2 Knoblauchzehen
1 Jalapeño
200 ml passierte Tomaten
800 ml Gemüsebrühe
etwas Butter oder Olivenöl
1 Limette
1 TL Paprikapulver
1 TL Chilipulver
1/4 TL Kreuzkümmel
Salz und Pfeffer

Zubereitung:
Zwiebel und Knoblauch klein schneiden und in einem großen Topf in etwas Butter oder Pflanzenöl anschwitzen. Die roten Linsen kurz abbrausen, ebenfalls in den Topf geben und alles mit klein geschnittener Jalapeño, Paprika, Chili und Kreuzkümmel gut würzen. Alles mit der Gemüsebrühe ablöschen und ca. 20– 25 Minuten köcheln lassen.
Kidneybohnen und Mais abtropfen lassen, unterrühren und gut heiß werden lassen. Nach Belieben mit den passierten Tomaten strecken. Chili sin Carne mit etwas Salz und Pfeffer nach Geschmack kräftig würzen und mit einem Spritzer Limette servieren.

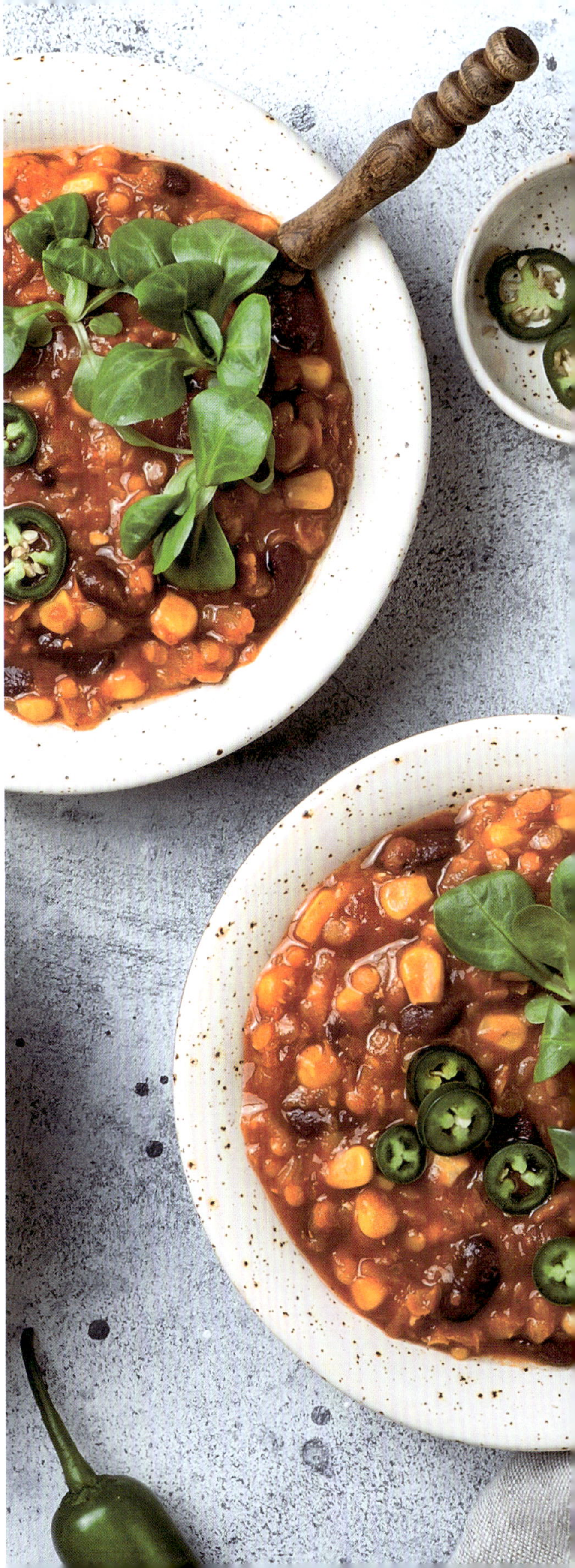

ZOODLES-BOLOGNESE

Meal-Prep-Zutaten für viel Bolognese:
500 g Faschiertes, veganes Faschiertes oder Sojagranulat
2 Zwiebeln
1 EL Olivenöl
1 ganzes Suppengrün ohne Petersilie
3 Karotten
1 Stange vom Staudensellerie oder Sojagranulat
¼ l Weißwein
2 Dosen geschälte Tomaten
2 EL Tomatenmark
Salz und Pfeffer
1 Prise Zucker

Zutaten für die Zoodles:
2 Zucchini
Parmesan zum Servieren (optional)

Zubereitung:
Zwiebeln hacken, in Olivenöl anschwitzen. Ein ganzes Suppengrün (ohne Petersilie) sowie Karotten und Stangensellerie putzen und in kleine Würfel schneiden, zu den Zwiebeln geben und mitrösten. Faschiertes dazugeben (falls Sojagranulat verwendet wird, dieses zunächst nach Packungsanleitung vorbereiten) und durchmischen.
Wenn das Fleisch bräunlich wird, mit ¼ l Weißwein ablöschen, gut durchmischen, 1–2 Minuten noch unter ständigem Umrühren auf höherer Stufe lassen, dann die Temperatur niedriger drehen. Geschälte Tomaten und Tomatenmark dazugeben und mit Salz, Pfeffer und etwas Zucker abschmecken.
Der ultimative Trick, der diese Bolognese zum Star aller Einladungen macht:
Auf kleiner Stufe lange, lange köcheln lassen (4–5 Stunden). Diese lange Kochzeit muss nicht sein, macht aber letztendlich den Unterschied aus. Immer wieder – ca. jede Stunde – umrühren. Die ganze Zeit bleibt der Deckel zu.
Zucchini waschen und mit einem Spiralschneider zu Zoodles verarbeiten.
Die Zoodles mit dem Sugo und etwas Parmesan servieren.

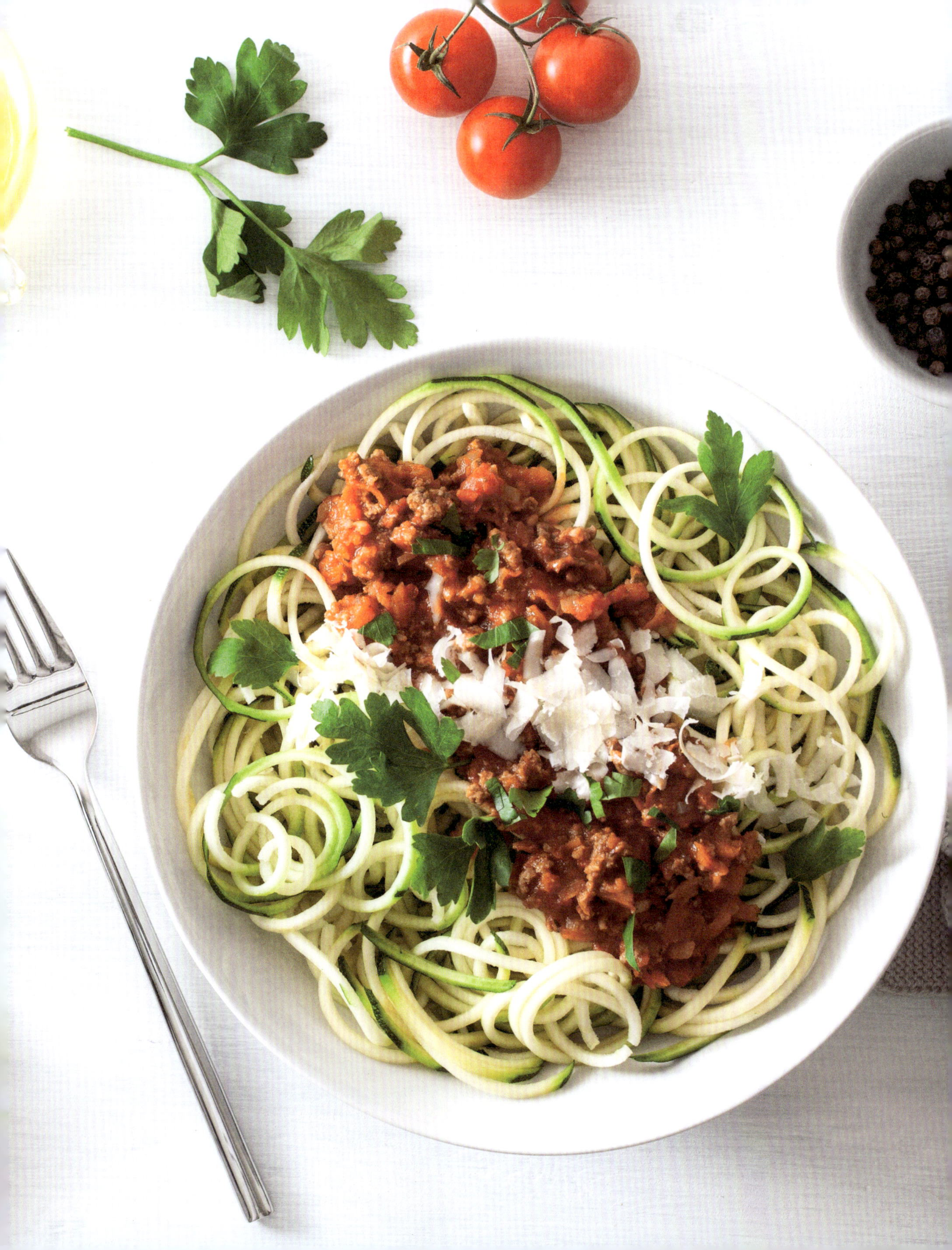

SPARGEL-OMELETTE

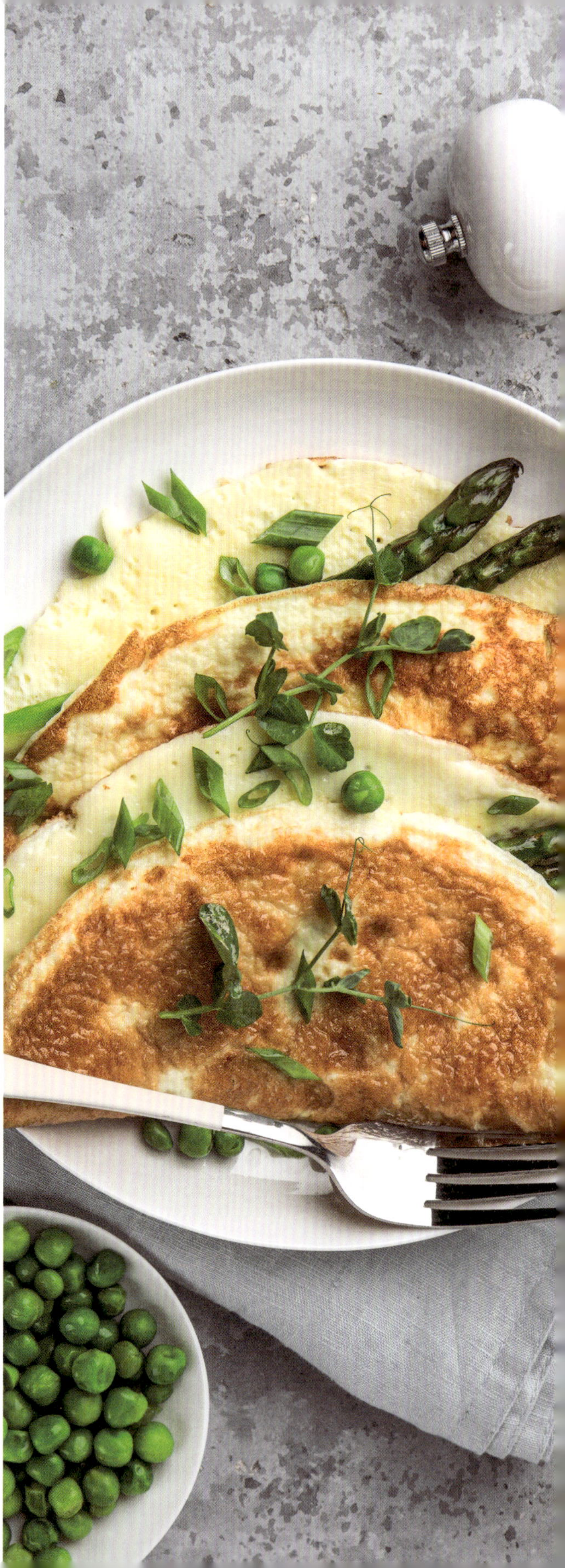

Zutaten für 2 Portionen:
2 grüne Spargel
1 Zwiebel
2 Knoblauchzehen
etwas Olivenöl
4 Eier
Salz und Pfeffer
1 Prise Muskatnuss
1 Handvoll Petersilie
3 Frühlingszwiebeln

Zubereitung:
Spargel im Ofen für ca. 15 Minuten bei 180° C backen. Fein geschnittene Zwiebel und Knoblauch in etwas Olivenöl anbraten. Eier verquirlen, mit Salz, Pfeffer und Muskat abschmecken und Eiermasse in die Pfanne geben. Das Omelette nun bei mittlerer Hitze stocken lassen. Nach etwa 4–5 Minuten umdrehen. Spargel in das Omelette geben. Mit Petersilie und Frühlingszwiebeln garnieren. Für eine extra Portion Protein mit Erbsen servieren.

BAKED CHICKEN

Zutaten für 2 Portionen:
4 Hühnerschenkel
150 g Erbsen
4 EL gutes Olivenöl
2 EL Paprikapulver
1 EL Senf
1 EL Honig
Salz und Pfeffer
3 Zweige Rosmarin
Saft einer halben Limette

Zubereitung:
Olivenöl, Paprikapulver, Senf, Honig, Salz, Rosmarin und Limettensaft zu einer Marinade vermischen. Hühnerschenkel damit bepinseln und/oder, wenn Zeit ist, mehrere Stunden darin marinieren lassen. Ofen auf 200° C vorheizen. Hühnerschenkel für ca. 30 Minuten backen. Nochmals mit der Marinade bepinseln, wenden und für weitere 10–15 Minuten backen. Erbsen kochen, mit etwas Olivenöl, Salz und Pfeffer würzen und zu den Hühnerschenkeln servieren.

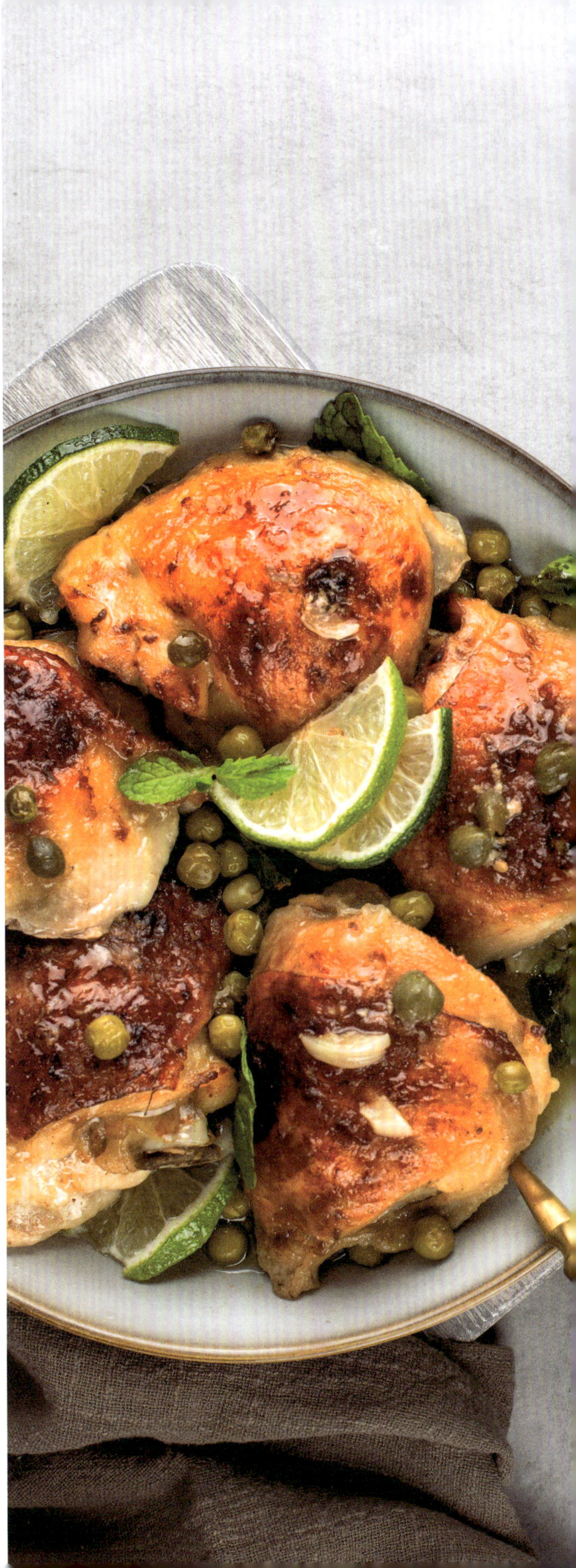

DIE *EASY EATING*-WUNDERSUPPE

Grundzutaten für einen großen Topf:

1 Stange Lauch
2 Stangen Staudensellerie
½ Knollensellerie
2 Petersilienwurzeln
4 Karotten
1 weiße Zwiebel
¼ Karfiol
Knollensellerie

Kurz bevor man den Deckel auf den Topf legt, ist der Moment gekommen, an dem man sich für eine der drei Verfeinerungsvarianten entscheiden sollte:

DIE MEDITERRANE WUNDERSUPPE

Zusätzliche Zutaten:

5 Tomaten, geschält (oder 1 Dose Pelati)
2 Zucchini
4 mittlere Kartoffeln
1 Fenchel und/oder ½ Karfiol
1 Handvoll Fisolen (optional)
1 Zitrone, unbehandelt

Zum Würzen:

1 TL Fenchelsamen
1 TL Wacholderkörner
1 TL Koriandersamen
2–3 Lorbeerblätter
Pfefferkörner, Meersalz

Zubereitung:

Gemüse in gleich große Stücke schneiden. Zwiebel mit zwei EL Olivenöl in einem großen Topf scharf anbraten. Dann nach und nach das Gemüse beigeben.
Zwei Liter Wasser darüber gießen, kurz aufkochen lassen und bei kleiner Flamme eine Stunde auf dem Herd köcheln lassen. Bei der Würze ist Folgendes zu beachten: Von der unbehandelten Zitrone lediglich die Zeste (etwas geriebene Schale) verwenden, und die Wacholderbeeren gehören gut zerdrückt. Danach kommt die Wundersuppe vom Herd. Etwas auskühlen lassen und mit einem Stabmixer nach Belieben fein oder grob pürieren. Man kann sie auch als Minestrone belassen. Manche mögen lieber eine wohlige, cremige Suppe, manche eine »bissfeste«.
Die Suppe lässt sich im Kühlschrank drei bis vier Tage aufbewahren. Sie eignet sich auch gut zum Portionieren und Einfrieren.

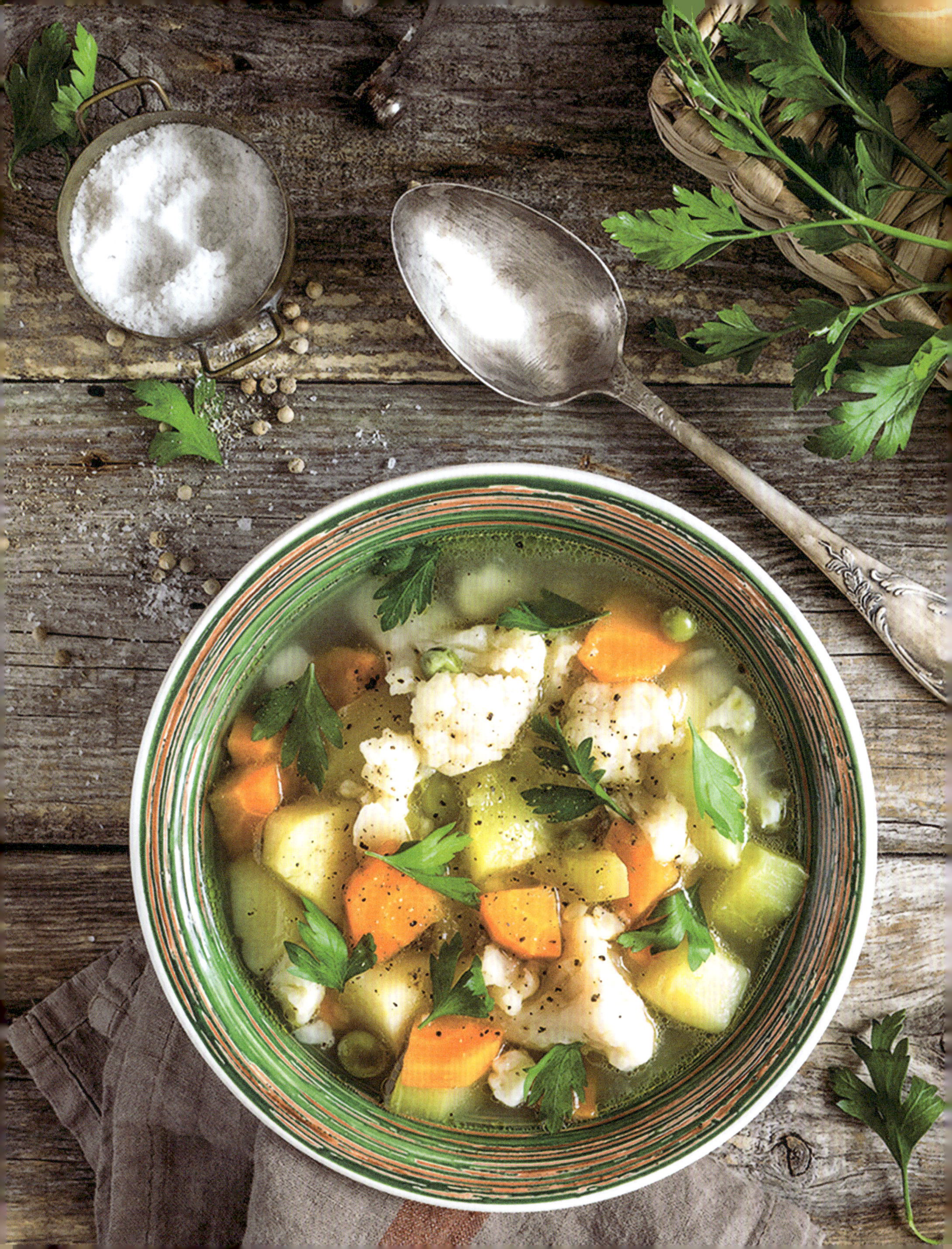

DIE ASIATISCHE WUNDERSUPPE

Zusätzliche Zutaten:

150 g Shiitakepilze
4 Baby-Pak-Choi
2 Stangen Zitronengras
1 Chilischote
1 Ingwerknolle
1–2 Kaffirlimettenblätter
Zum Würzen:
Sojasoße
Sesamöl
Pfeffer aus der Pfeffermühle, Meersalz

***Zubereitung*:**

Die Zubereitung erfolgt wie beim Basisrezept. Pilze und Pak Choi werden in Streifen geschnitten und erst ganz zum Schluss der Suppe beigefügt, damit sie etwas knackiger bleiben. Bei der Würze ist Folgendes zu beachten: Das Zitronengras gehört gut aufgeklopft und dann am Ende, vor dem Servieren, wieder entfernt, da es stark faserig ist. Man kann es aber auch in ganz kleine Stückchen hacken und in der Suppe belassen. Die Chilischote teile ich in der Mitte und lasse sie im Ganzen mitkochen, zuvor entferne ich allerdings alle Kerne. Den Ingwer schneide ich in 2–3 ca. 2 mm dünne Scheiben und würfle ihn ganz klein. Er ist sehr gesund, gibt der Suppe eine angenehme Schärfe und wärmt so richtig schön von innen.

DIE KALTE WUNDERSUPPE (GAZPACHO)

Zusätzliche Zutaten:

1 Paprika, gelb oder rot
1 Schalotte
1 Salatgurke
¼ Liter Tomatensaft
2 Tomaten, geschält (oder ½ Dose Pelati)
Saft einer Zitrone
etwas Olivenöl
Zum Würzen und Garnieren:
Schwarzer Pfeffer aus der Mühle, Meersalz
1 Bund Petersilie
1 Bund Basilikum

Zubereitung:

Die Basis-Wundersuppe zubereiten und abkühlen lassen. ¾ Paprika und Schalotte zwei Minuten in köchelndem Wasser blanchieren. ½ Gurke in dünne Scheiben schneiden. Tomatensaft, geschälte Tomaten, blanchierten Paprika, Schalotte und Gurkenscheiben beigeben. Alle Zutaten mit dem Stabmixer fein pürieren. Eventuell die Konsistenz der Gazpacho durch die Zugabe von etwas mehr Basissuppe regulieren. Den verbliebenen Paprika sowie etwas Gurke in kleine Würfel schneiden und auf der Tomaten-Kaltschale hübsch verteilen. Kräuter fein zerhacken und über die Gazpacho streuen.

MISOSUPPE

Zutaten für 2 Portionen:
10 g Wakame-Algen, getrocknet
2 Frühlingszwiebeln
150 g Tofu
½ Limette
600 ml Gemüsebrühe
2 EL weiße Misopaste
2 EL Sojasoße

Zubereitung:
Wakame-Algen in warmem Wasser 10 Minuten einweichen. Frühlingszwiebeln putzen, waschen und in 2 cm lange Stücke schneiden. Tofu in 2 cm große Würfel schneiden. Limette auspressen. Gemüsebrühe aufkochen.
100 ml Brühe abnehmen und mit der Misopaste verrühren, unter die restliche Brühe rühren, aber nicht mehr kochen lassen. Mit Sojasoße und 1 EL Limettensaft würzen. Algen in einem Sieb gut abtropfen lassen. Wenn gewünscht, klein schneiden und mit dem Tofu und den Frühlingszwiebeln in die Misosuppe geben.

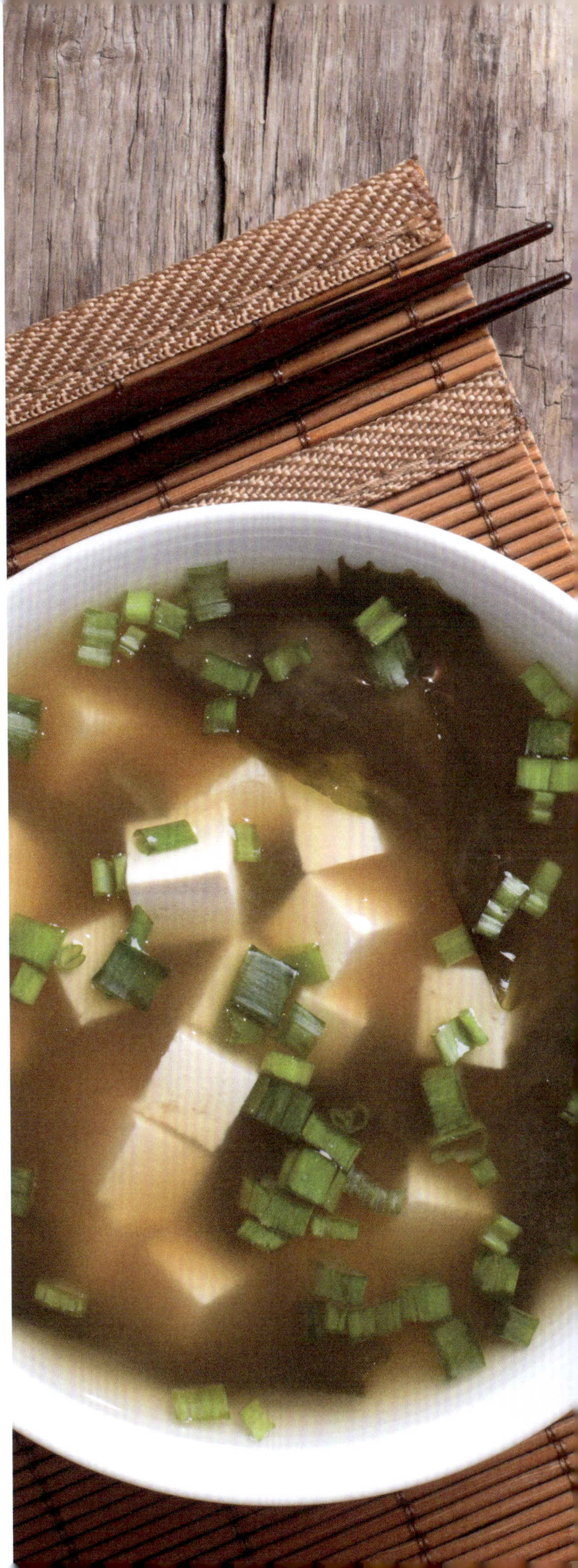

ZITRONE-LIMETTE-NICECREAM

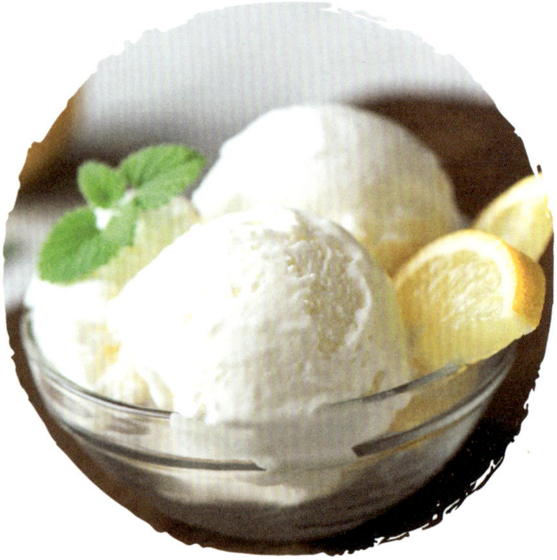

Zutaten für 2 Portionen:
150 g griechisches Joghurt oder
pflanzliche Alternative
Saft einer Zitrone
Saft einer Limette
etwas Minze
2 EL Agavendicksaft

Zubereitung:
Alle Zutaten in einem Hochleistungsmixer zu einer homogenen Masse mixen. Je nach gewünschter Intensität mehr oder weniger vom Zitronensaft hinzufügen. Nicecream für mindestens 2 Stunden einfrieren und kalt genießen.

HEIDELBEER-NICECREAM

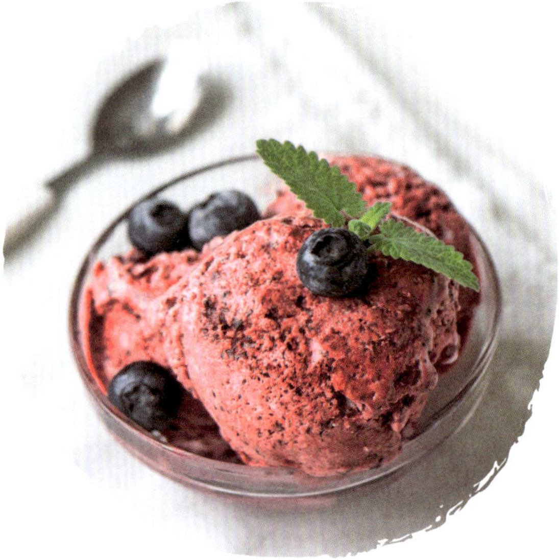

Zutaten für 2 Portionen:
200 g gefrorene Bananenscheiben
125 g TK-Heidelbeeren
2 EL Joghurt nach Wahl
1 EL Nussmus (optional)

Zubereitung:
Alle Zutaten in einem Hochleistungsmixer zu einer homogenen Masse verarbeiten. Entweder direkt genießen oder im Gefrierfach kalt stellen.

MANGO-NICECREAM

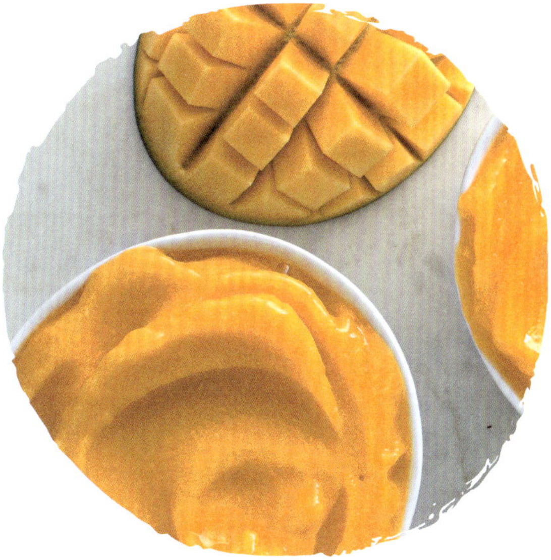

Zutaten für 2 Portionen:
1 Mango oder TK-Mango
100 g Kokosjoghurt
1 Limette

Zubereitung:
Alle Zutaten in einem Hochleistungsmixer zu einer homogenen Masse verarbeiten. Wenn keine TK-Mango verwendet wurde, Nicecream einfrieren und nach einigen Stunden kalt genießen.

KIRSCH-NICECREAM

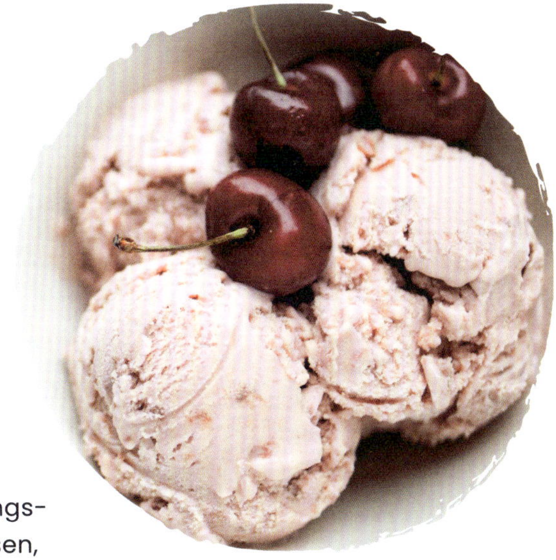

Zutaten für 2 Portionen:
400 g Kirschen
1 Banane
1 Vanilleschote

Zubereitung:
Die Kirschen entsteinen und ins Gefrierfach geben. Die Banane schälen, in Streifen schneiden und ebenfalls für mindestens 4 Stunden einfrieren. Für die Nicecream dann Kirschen und Banane aus dem Tiefkühler nehmen und samt dem Mark einer Vanilleschote in einen Hochleistungsmixer geben. Darin für ca. 10 Minuten antauen lassen, bevor du den Mixer startest. So lange mixen, bis ein cremiges Eis entstanden ist. Wenn nötig, etwas Wasser dazugeben. Auf zwei Schälchen verteilen und direkt genießen.

SCHOKO-NICECREAM

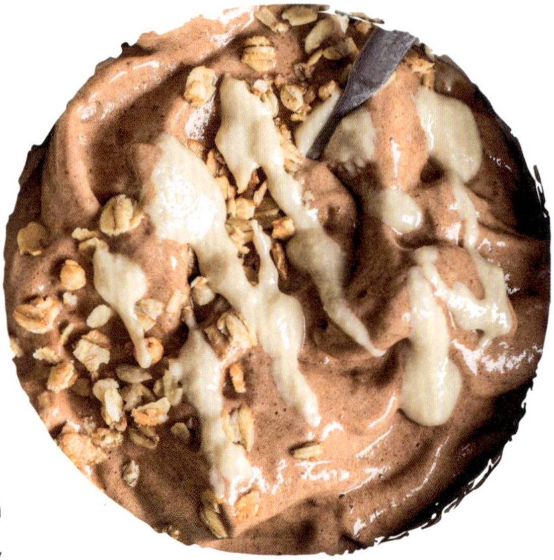

Zutaten für 2 Portionen:
2 reife Bananen
1 EL ungesüßtes Kakaopulver
1 TL Vanilleextrakt

Zubereitung:
Die Bananen schälen, in Streifen schneiden und für mindestens 4 Stunden einfrieren. Sobald die Bananen gefroren sind, samt dem Kakaopulver und Vanilleextrakt in einen Hochleistungsmixer geben. Darin für ca. 10 Minuten antauen lassen, bevor du den Mixer startest. So lange mixen, bis ein cremiges Eis entstanden ist. Wenn nötig, etwas Wasser dazugeben. Auf zwei Schälchen verteilen und direkt genießen.

KIWI-NICECREAM

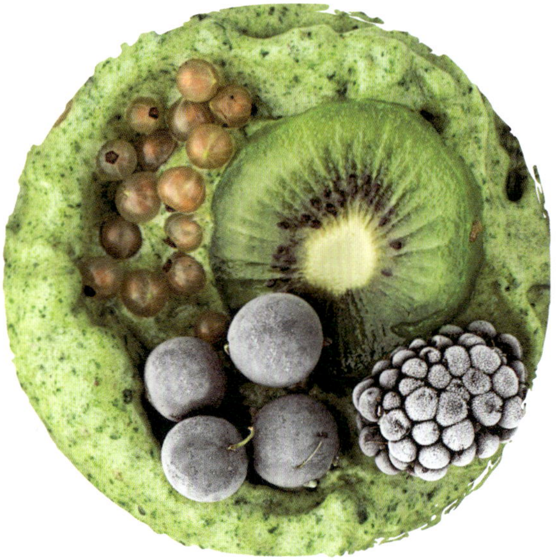

Zutaten für 2 Portionen:
2 reife Bananen
2 reife Kiwia
etwas Matcha (optional)
1 TL Vanilleextrakt

Zubereitung:
Die Bananen in Scheiben schneiden und mindestens 4 Stunden einfrieren. Die Kiwi klein schneiden und zusammen mit den gefrorenen Bananen in den Hochleistungsmixer geben. Das Matcha-Pulver und den Vanilleextrakt hinzugeben. Auf höchster Stufe zu einer cremigen Masse mixen. Mit Kiwistückchen verziert direkt servieren.

KAFFEE-ZIMT-NICECREAM

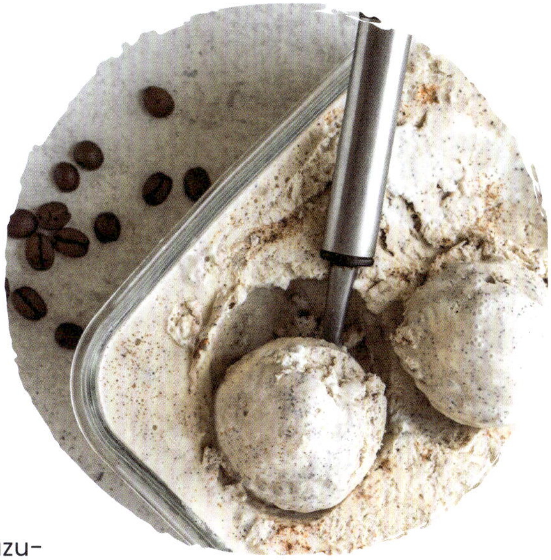

Zutaten für 2 Portionen:
500 g Naturjoghurt, griechisches Joghurt oder vegane Alternative
100 ml Milch oder Pflanzendrink
2–4 EL Ahornsirup
3 EL Espresso
1 Prise Zimt

Zubereitung:
Das Joghurt cremig schlagen. Restliche Zutaten dazugeben und in einer Schüssel gut miteinander verrühren. Die ungefrorene Masse sollte gut genug gesüßt sein, da sie in »Eis-Form« wieder etwas weniger süß schmeckt. Insgesamt 4 Stunden im Gefrierfach kühlen. Wichtig: Nach der ersten Stunde kurz aus dem Gefrierfach nehmen und kräftig umrühren. Diesen Vorgang etwa alle 30 Minuten wiederholen, um die Entstehung größerer Eiskristalle zu verhindern.

LEMON POPSICLE

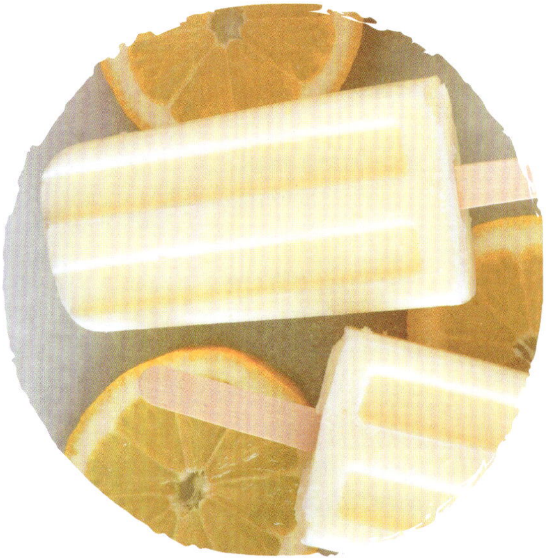

Zutaten für 2–4 Eis am Stiel:
Saft von 1–2 Zitronen
50 ml Ahornsirup oder Agavendicksaft
500 ml Wasser
1 TL Zitronenzeste (optional)

Zubereitung:
Alle Zutaten vermischen und abschmecken – nach Bedarf mehr Zitronensaft oder mehr Süße dazugeben. Zitronenmischung in Eisformen geben und für mindestens 4 Stunden gefrieren lassen.

BERRY FROZEN YOGHURT POPSICLE

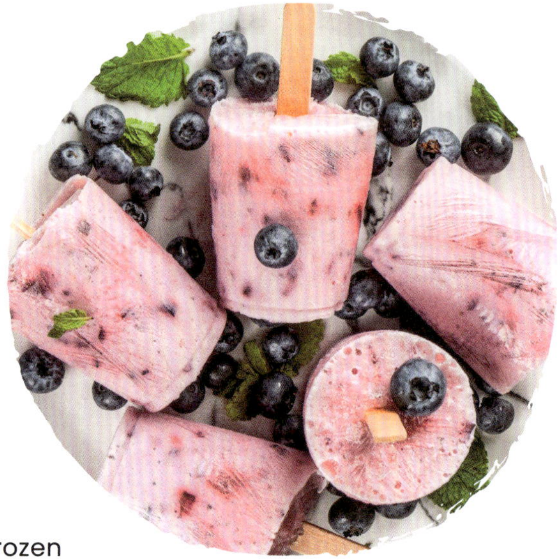

Zutaten für 2–4 Portionen:
125 g gemischte Beeren
200 g griechisches Joghurt
3 TL Ahornsirup, nach Bedarf mehr
3 TL Kokosmilch, vollfett (optional)

Zubereitung:
Die Beeren waschen und mit dem Joghurt und dem Ahornsirup pürieren. Optimal: Die Kokosmilch steif schlagen und unter das Joghurt heben. Das Frozen Yoghurt in eine Form für Eis am Stiel füllen. Die Form nicht voll machen, ca. 1 Fingerbreit Platz lassen. Stiel einsetzen und die Form für mindestens 4 Stunden gefrieren lassen.

LIMETTE-MINZE-POPSICLE

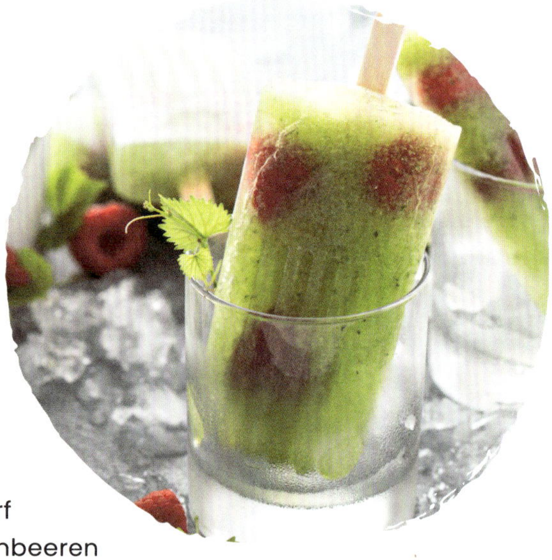

Zutaten für 2–4 Eis am Stiel:
Saft von 2–3 Limetten
1 kleine Handvoll Minzblätter
50 ml Ahornsirup oder Agavendicksaft
500 ml Wasser
1 Handvoll Himbeeren

Zubereitung:
Limettensaft, Minze, Ahornsirup und Wasser in einem Hochleistungsmixer zu einer homogenen Masse verarbeiten und durch ein Sieb streichen. Die Limettenmischung abschmecken – nach Bedarf mehr Limettensaft oder mehr Süße dazugeben. Himbeeren in Eisformen legen, die Limettenmischung darüber gießen und für mindestens 4 Stunden gefrieren lassen.

STRAWBERRY & CREAM POPSICLE

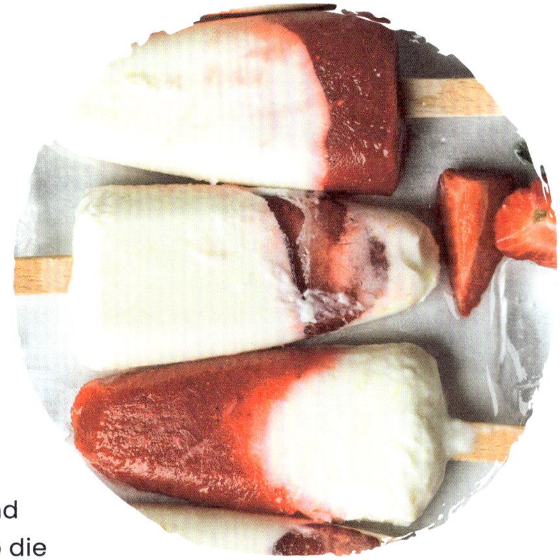

Zutaten für 2–4 Eis am Stiel:
125 g Erdbeeren
Spritzer Zitronensaft
125 g Joghurt
2 TL Ahornsirup, nach Bedarf mehr
25 ml Kokosmilch, vollfett

Zubereitung:
Die Erdbeeren waschen, in eine Schüssel geben und pürieren. Optional: Durch ein Sieb streichen und so die Kerne entfernen. Das Erdbeerpüree mit einem Spritzer Zitrone verrühren und beiseitestellen. Das Joghurt mit dem Ahornsirup glatt rühren. Die Kokosmilch steif schlagen und unter das Joghurt heben. Das Erdbeerpüree und das Joghurt nacheinander in eine Form für Eis am Stiel füllen. Die Form nicht ganz voll machen, ca. 1 Fingerbreit Platz lassen. Wer möchte, kann auch beides vermischen oder abwechselnd in die Eisform füllen. Den Stiel einsetzen und die Form für mindestens 4 Stunden gefrieren lassen.

WASSERMELONEN-POPSICLE

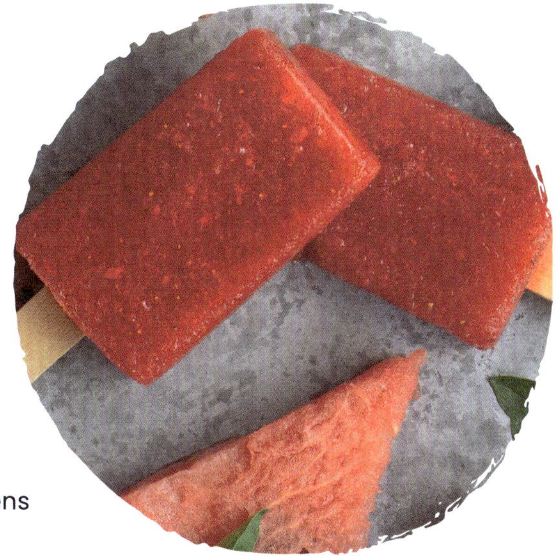

Zutaten für 2–4 Eis am Stiel:
400 g Wassermelone
Saft einer halben Zitrone
1 TL Honig

Zubereitung:
Alle Zutaten in einem Mixer mixen und durch ein Sieb streichen und abschmecken. Die Masse in Eisformen füllen, Stiel dazugeben und für mindestens 4 Stunden gefrieren lassen.

COCONUT BALLS

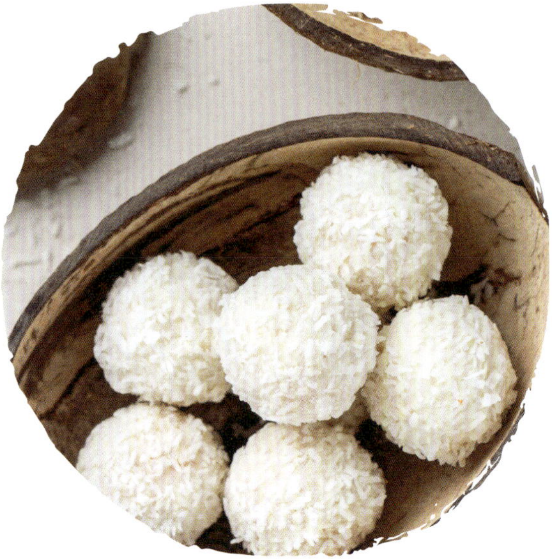

Zutaten für 8 Bällchen:
60 g Kokosmus
20 g Cashewmus
½ TL Vanilleextrakt
40 g Agavendicksaft
1 TL Wasser (optional)
8 blanchierte Mandeln
3–4 EL Kokosraspeln

Zubereitung:
Kokosmus schmelzen, falls es noch fest ist, am besten im Wasserbad. Mit den restlichen Zutaten außer den blanchierten Mandeln und den Kokosraspeln vermischen. Falls die Mischung zu dick ist, etwas Wasser hinzugeben. Alles für 5–10 Minuten ins Gefrierfach geben und anschließend zu 8 Bällchen formen. In jedes Bällchen eine Mandel geben, auf einem Teller in Kokosraspeln wälzen und im Kühlschrank lagern. Vor dem Servieren für einige Minuten aus dem Kühlschrank nehmen.

ENERGY BALLS

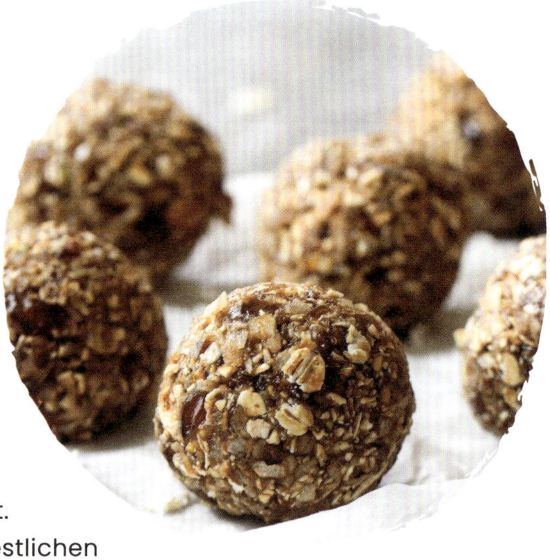

Zutaten für 8 Bällchen:
60 g Erdnussmus
120 g Haferflocken
20 g Chiasamen
70 g Ahornsirup
1–2 Datteln, gehackt (optional)

Zubereitung:
Erdnussmus im Wasserbad erhitzen, bis es weich ist. Haferflocken mit Chiasamen vermischen und die restlichen Zutaten dazugeben. Alles gut miteinander vermengen. Wenn es zu trocken ist, noch 1–2 EL Wasser dazugeben. Je 1 EL zu kleinen Bällchen formen und kalt stellen.

KOKOS-BLISS-BALLS
IN DUNKLER SCHOKOLADE

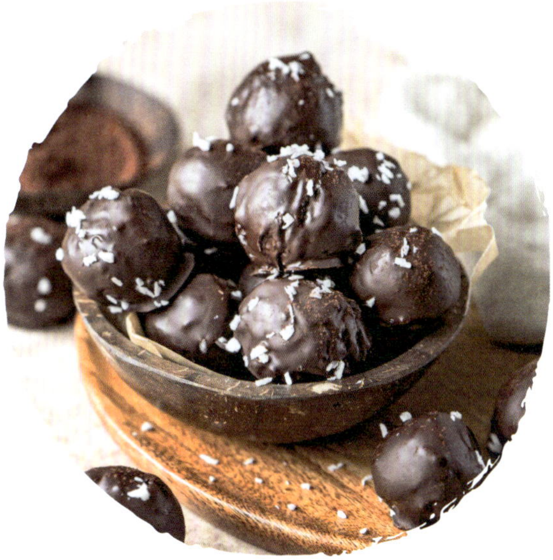

Zutaten für 10–12 Bällchen:
140 g Kokosraspeln
3 EL Ahornsirup oder Agavendicksaft
3 EL Kokosmus oder Kokosöl
½ TL Vanilleextrakt
1 Tafel dunkle Schokolade

Zubereitung:
Kokosraspeln, Ahornsirup, Kokosöl und Vanilleextrakt in einem Hochleistungsmixer zu einer klebrigen Masse mixen. Je 1 EL zu einer Kugel formen und für 1 Stunde kalt stellen. Schokolade im Wasserbad schmelzen. Kalt gestellte Kugeln einzeln in die Schokolade tunken und wieder kalt stellen. Im Kühlschrank oder bei Zimmertemperatur lagern.

SCHOKOBANANEN

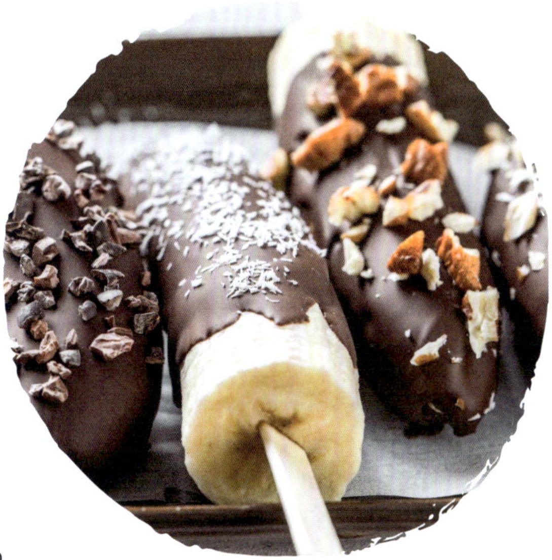

Zutaten für 2 Portionen:
½ Tafel dunkle Schokolade
1 Banane
Toppings:
gehackte Nüsse, Kakao Nibs, Kokosflocken

Zubereitung:
Schokolade schmelzen, Banane halbieren, einen Stiel in die Banane schieben und in die geschmolzene Schokolade tunken oder hineinlegen. Mit Toppings bestreuen und gleich genießen.

MAIS-QUINOA-WAFFELN
MIT GUACAMOLE, THUNFISCH UND EIERN

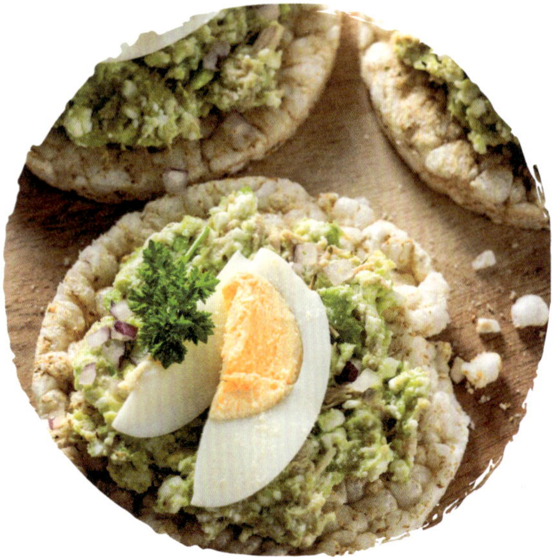

Zutaten für 2 Portionen:
4 Mais-Quinoa-Waffeln
(oder Reiswaffeln)
Guacamole (Rezept Seite 216)
1 Dose Thunfisch in Olivenöl
1 hart gekochtes Ei

Zubereitung:
Thunfisch abtropfen lassen. Guacamole mit Thunfisch vermischen und auf die Reiswaffeln geben. Das Ei vierteln und zu den Reiswaffeln servieren oder fein hacken und unter die Avocado-Thunfisch-Creme mischen.

CHIA-PUDDING

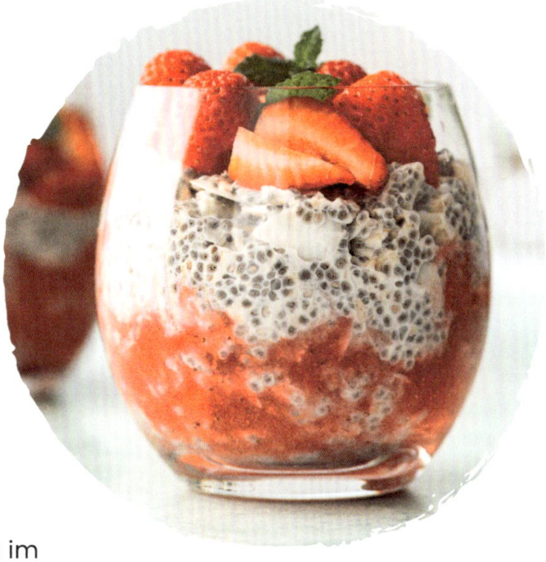

Zutaten für 2 Portionen:
60 g Chiasamen
400 ml Kokosdrink (aus dem Karton, nicht Kokosmilch aus der Dose)
2 TL Ahornsirup
150 g Erdbeeren

Zubereitung:
Chiasamen in eine Schüssel geben, mit dem Kokosdrink und 1 TL Ahornsirup verrühren. In einem verschließbaren Behälter für mindestens 2 Stunden im Kühlschrank ziehen lassen. 100 g Erdbeeren mit dem restlichen Ahornsirup in eine kleine Schüssel geben und mit einer Gabel zerdrücken oder pürieren. Erdbeerpüree in 2 Gläser füllen, Chia-Pudding darüber geben und mit den restlichen Erdbeeren servieren.

APFEL MIT ERDNUSSMUS

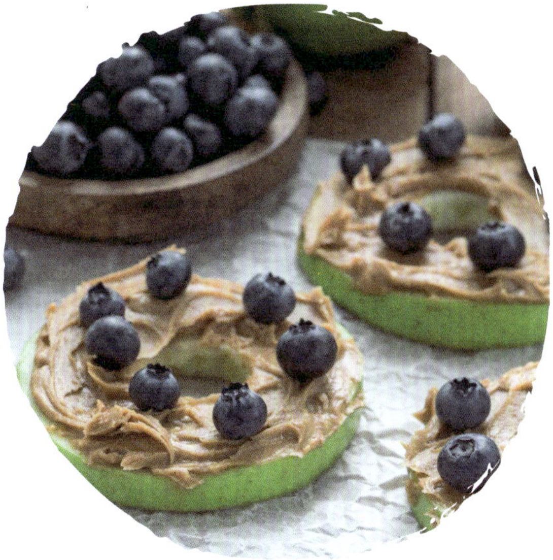

Zutaten für 2 Portionen:
2 Äpfel
2 EL Erdnussmus
1 Handvoll Heidelbeeren

Zubereitung:
Äpfel waschen, entkernen und in Scheiben schneiden. Mit Erdnussmus bestreichen und Beeren obenauf legen.

GEMÜSESTICKS MIT HUMMUS

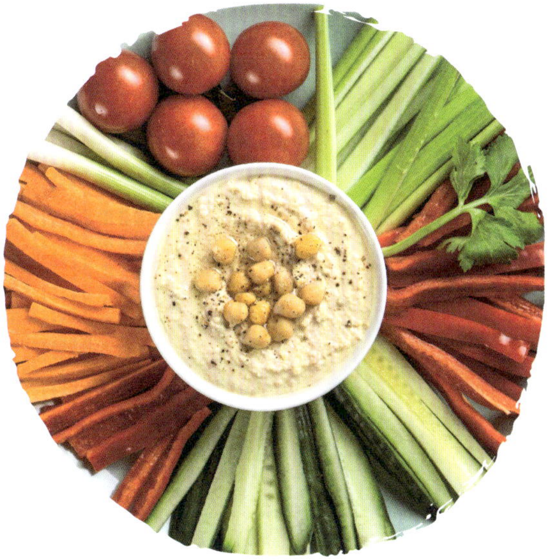

Zutaten für 2 Portionen:
Hummus (Rezept Seite 213)
Gemüse nach Wahl: Karotten, Paprika, Sellerie, Tomaten etc.

Zubereitung:
Gemüse gut waschen und in dünne Stifte schneiden. Mit dem Hummus serviert ist das ein super Prä-16:8-Snack, denn der Blutzucker wird schön stabil gehalten.

JOGHURT-BOWL

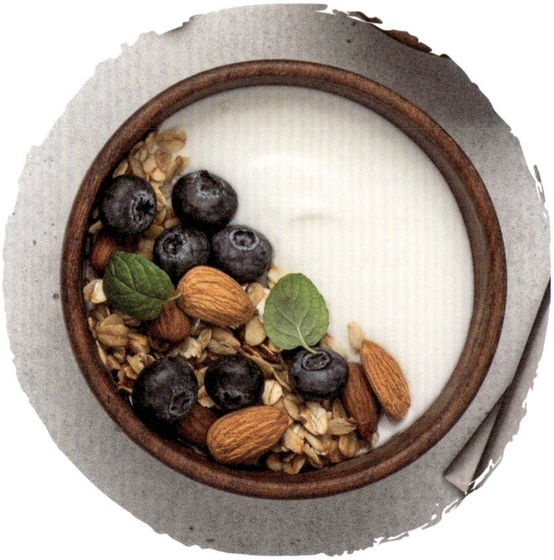

Zutaten für 1 Portion:
200 g Naturjoghurt oder Skyr
1 TL Vanilleextrakt
1 Handvoll gemischte Beeren
2 EL Granola
1 EL verschiedene Nüsse

Zubereitung:
Joghurt in eine Schüssel geben und mit Vanilleextrakt, Beeren, Granola und Nüssen vermischen.

FROZEN YOGHURT BARS

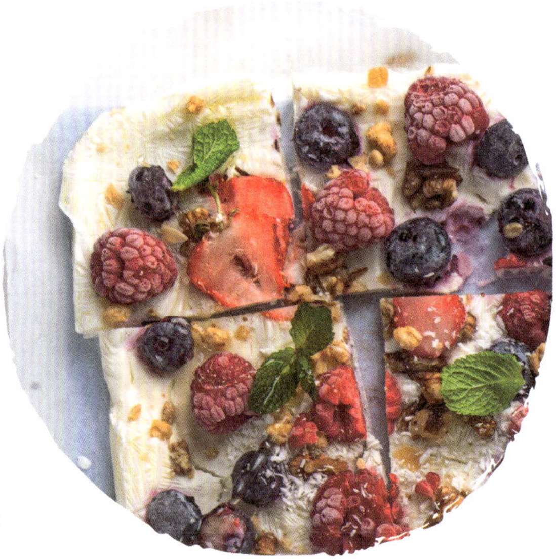

Zutaten für eine Auflaufform:
400 g Naturjoghurt oder griechisches Joghurt oder vegane Alternative
3–4 EL Honig oder je nach Geschmack
2 Handvoll verschiedene Beeren
1 Handvoll Nussbruch oder Granola

Zubereitung:
Joghurt und Honig mit dem Handmixer cremig aufschlagen. Backpapier in eine Auflaufform geben. Die Joghurtmischung in die Form gießen und glatt streichen. Beeren und Crunch darüber verteilen und ein wenig andrücken. Die Auflaufform in den Gefrierschrank geben und mindestens zwei Stunden tiefkühlen. Die Yoghurt Bar aus dem Tiefkühler nehmen, mit einem scharfen Messer in die gewünschte Form schneiden, genießen oder bis zum Verzehr wieder einfrieren.

HEIDELBEER-SMOOTHIE

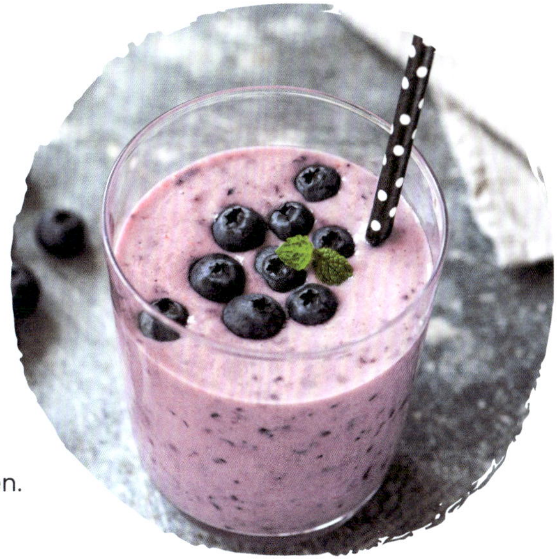

Zutaten für 1 Portion:
200 g Skyr
1 Handvoll Heidelbeeren
1 TL Zimt
1 TL Vanilleextrakt

Zubereitung:
Alle Zutaten in einem Hochleistungsmixer zu einer homogenen Masse verarbeiten und sofort servieren.

HIMBEER-KOKOS-BITES

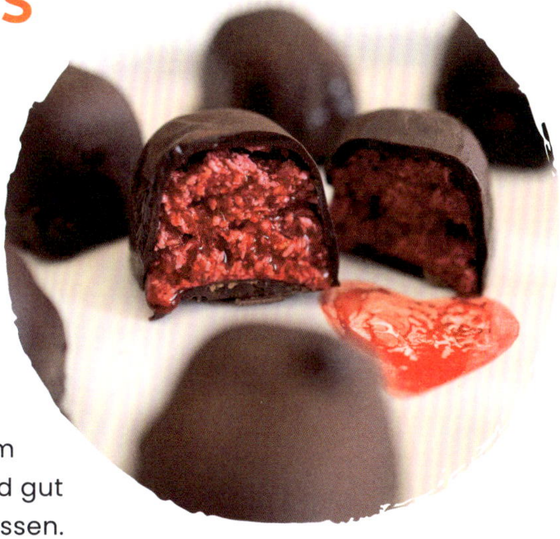

Zutaten:
190 g gefrorene Himbeeren
140 g Kokosraspeln
4 EL Ahornsirup
2 TL Vanilleextrakt
250 g beste dunkle Schokolade

Zubereitung:
Eine Form mit Backpapier auslegen. Himbeeren, Kokosraspeln, Ahornsirup und Vanilleextrakt in einem Hochleistungsmixer gut mixen. In die Form füllen und gut festdrücken. Im Eisfach für 1–2 Stunden gefrieren lassen. Schokolade im Wasserbad schmelzen. Kokos-Himbeer-Mischung aus der Form geben und in Scheiben schneiden. In die Schokolade tunken und im Eisfach aufbewahren.

INGWER-KURKUMA-SHOT

Zutaten für 4–6 Portionen:
50 g Ingwer
50 g Kurkumawurzel
3 Zitronen
4 Orangen
1 EL Leinöl
etwas schwarzer Pfeffer

Zubereitung:
Den Ingwer mit einem kleinen Löffel schälen und mit einer Reibe fein reiben. Die Kurkumawurzel gut waschen und ebenfalls fein reiben. Zitronen und Orangen auspressen. Zusammen mit dem Ingwer, der Kurkumawurzel, Leinöl und Pfeffer in einem Hochleistungsmixer verarbeiten. In Flaschen abgefüllt ist der Wellness-Shot 3 Tage haltbar. Jeweils in ein Shotglas füllen und schnell trinken.

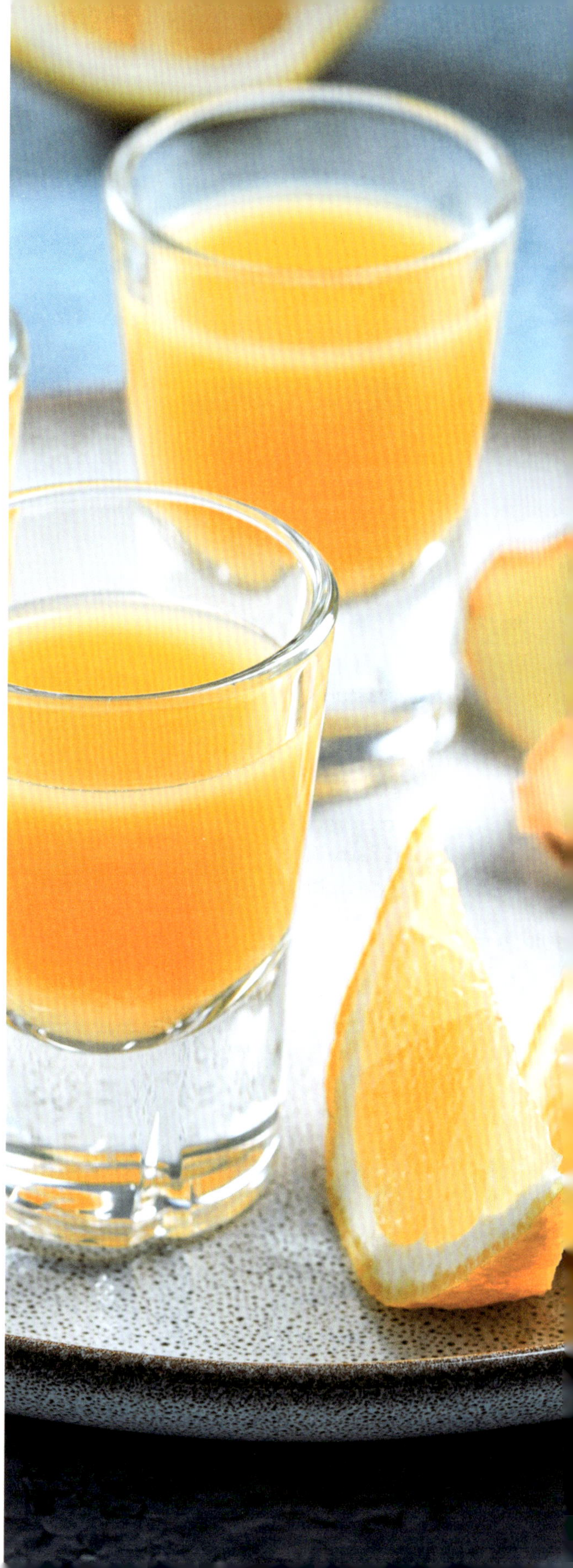

GOLDEN MILK

Zutaten für Kurkumapaste:
700 ml Wasser
6 EL Kurkuma
1 walnussgroßes Stück Ingwer
1 Prise Muskat

Zutaten für Golden Milk:
¼ l Pflanzendrink oder Milch
Zimt, Honig, Vanille nach Geschmack
1 Prise Pfeffer

Zubereitung:
Alle Zutaten für die Kurkumapaste vermischen, aufkochen und rühren, bis eine Paste entsteht. Auskühlen lassen, in ein Einmachglas füllen und im Kühlschrank aufbewahren (mindestens 10 Tage haltbar). Für die Golden Milk Milch und 1 TL der Kurkumapaste kurz aufkochen lassen. Zimt, Pfeffer und Honig und/oder Vanille dazugeben (je nach Belieben). Pfeffer unbedingt hinzufügen, denn erst durch den Pfeffer entfaltet Kurkuma seine Wirkung.

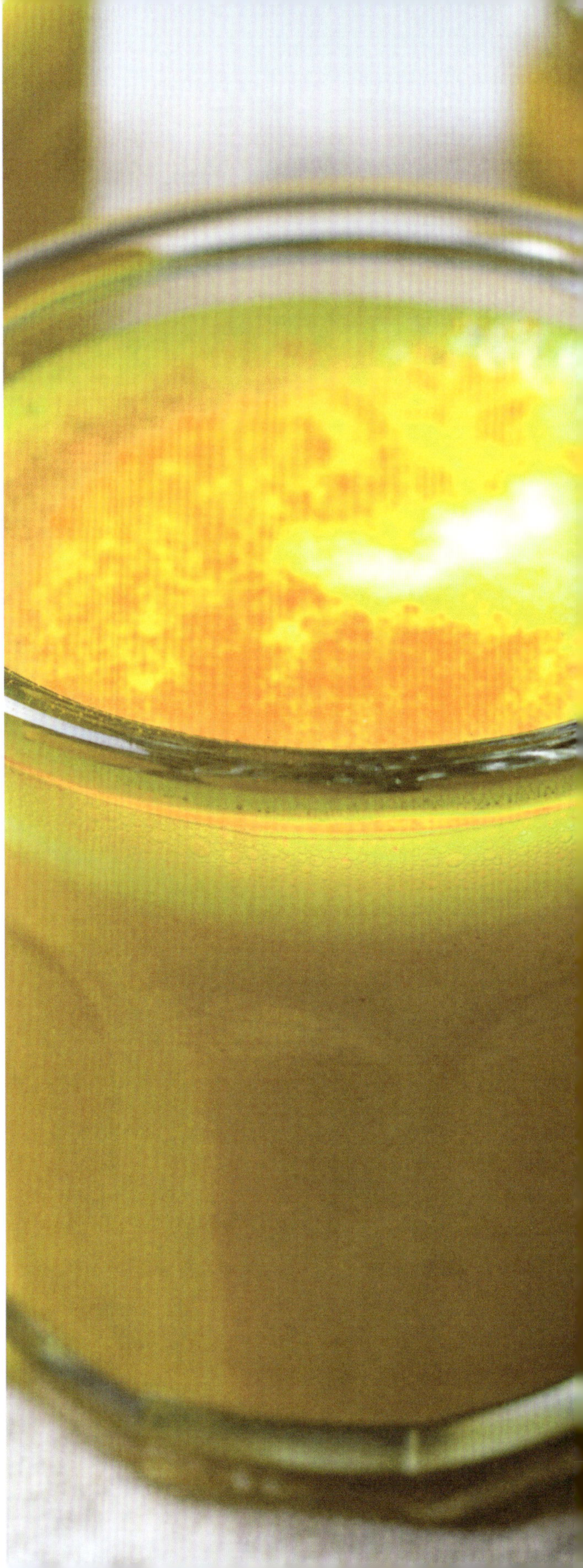

Hier ist eine Auswahl von Lebensmitteln mit guten und ballaststoffreichen Kohlenhydraten und hochwertigen Fetten, die du bei deinen künftigen Einkäufen und Wochenplänen berücksichtigen solltest. Diese Lebensmittel halten deinen Blutzuckerspiegel stabil, enthalten besonders viele Nährstoffe, unterstützen dich bei deiner gesunden und ausgewogenen Ernährungsumstellung und verhelfen dir Schritt für Schritt zu deinem Wohlfühlkörper.

BALLASTSTOFFREICHE KOHLENHYDRATE

Vollkornprodukte:

Vollkornbrot: Enthält Ballaststoffe, die die Verdauung fördern.

Vollkornnudeln: Sättigt länger und enthält mehr Nährstoffe als weiße Nudeln.

Haferflocken: Reich an löslichen Ballaststoffen, gut für das Herz.

Quinoa: Enthält sowohl Ballaststoffe als auch Proteine und ist glutenfrei.

Bulgur: Eine gute Quelle für Ballaststoffe und Proteine, leicht zuzubereiten.

Brauner Reis: Bietet mehr Ballaststoffe und Nährstoffe als weißer Reis.

Vollkorn-Couscous: Höherer Ballaststoffgehalt im Vergleich zu herkömmlichem Couscous

Gerste: Hat einen niedrigen glykämischen Index und ist reich an Ballaststoffen.

Kamut: Eine alte Getreidesorte, die mehr Nährstoffe als Weizen enthält.

Hülsenfrüchte:

Linsen: Reich an Protein und Eisen, vielseitig in der Küche einsetzbar.

Kichererbsen: Gut für Hummus und Eintöpfe, reich an Ballaststoffen und Protein.

Schwarze Bohnen: Unterstützen die Herzgesundheit durch ihren hohen Gehalt an Ballaststoffen.

Kidneybohnen: Reich an Proteinen und Ballaststoffen, ideal für Chili und Salate.

Erbsen: Enthalten Vitamine, Mineralstoffe und Ballaststoffe.

Weiße Bohnen: Gut für Eintöpfe und Salate, enthalten viel Eisen und Magnesium.

Fisolen: Enthalten Antioxidantien, die dabei helfen, Zellen vor Schäden durch freie Radikale zu schützen.

Obst:

Äpfel: Enthalten Pektin, eine Ballaststoffart, die den Blutzuckerspiegel stabilisiert.

Beeren: Blaubeeren, Himbeeren, Erdbeeren sind besonders reich an Antioxidantien und Ballaststoffen.

Birnen: Bieten eine gute Menge an Ballaststoffen und Vitamin C.

Orangen: Eine hervorragende Vitamin-C-Quelle, dazu kalorienarm.

Pflaumen: Helfen bei der Verdauung, sind reich an Ballaststoffen und Antioxidantien.

Bananen: Reich an Kalium und Ballaststoffen, ideal vor dem Training.

Grünen Bananen: enthalten resistente Stärke, eine Form von Ballaststoffen.

Trauben: Enthalten Resveratrol, ein starkes Antioxidans.

Jedes andere Obst: darf ebenfalls in diese Liste

Gemüse:

Süßkartoffeln: Reich an Vitamin A, Ballaststoffen und Antioxidantien.

Karotten: Eine gute Quelle für Beta-Carotin, gut für die Augen.

Brokkoli: Enthält viele Vitamine und Mineralstoffe, besonders Vitamin C und K.

Spinat: Kalorienarm, aber reich an Eisen und Kalzium.

Zucchini: Leicht verdaulich, kalorienarm und vielseitig einsetzbar.

Rosenkohl: Enthält Ballaststoffe, Antioxidantien und Vitamin C.

Paprika: besonders roter Paprika enthält sehr viel Vitamin C.

Be smart. Eat smart

Kürbis: Reich an Ballaststoffen und Vitamin A.

Mais: Enthält Ballaststoffe und ist eine gute Energiequelle.

Rüben: Gut für die Verdauung, reich an Ballaststoffen.

Salate und Rohkost: in jeglicher Form

Jedes andere Gemüse: darf ebenfalls in diese Liste

Pseudogetreide:

Amaranth: Enthält viele Ballaststoffe und Proteine, glutenfrei.

Buchweizen: Reich an Ballaststoffen und Magnesium, glutenfrei.

Quinoa: enthält alle neun essentiellen Aminosäuren, glutenfrei.

Teff: Klein, aber nährstoffreich, eine gute Eisenquelle, glutenfrei.

Hirse: Leicht verdaulich, sehr reich an Nährstoffen, glutenfrei.

GESUNDE FETTE

Nüsse, Kerne und Samen:

Mandeln: Reich an einfach ungesättigten Fettsäuren, gut für das Herz.

Walnüsse: Enthalten Omega-3-Fettsäuren und Antioxidantien.

Cashews: Bieten gesunde Fette, Magnesium und Zink.

Pekannüsse: Vollgepackt mit Antioxidantien und gesunden Fetten.

Macadamianüsse: Hoher Anteil an einfach ungesättigten Fettsäuren.

Chiasamen: Eine ausgezeichnete Quelle für Omega-3-Fettsäuren und Ballaststoffe.

Leinsamen: Reich an Omega-3-Fettsäuren, Ballaststoffen und Antioxidantien.
Hanfsamen: Enthalten Omega-3- und Omega-6-Fettsäuren im idealen Verhältnis.

Pflanzliche Öle:
Olivenöl: Reich an einfach ungesättigten Fettsäuren und Antioxidantien.
Avocadoöl: Soll das schlechte Cholsterin senken und das gute Cholesterin erhöhen.
Leinöl: Reich an Omega-3-Fettsäuren, sollte kalt verwendet werden.
Walnussöl: Bietet Omega-3-Fettsäuren und einen nussigen Geschmack.
Sesamöl: Enthält Antioxidantien und mehrfach ungesättigte Fettsäuren.

Avocado:
Eine hervorragende Quelle für einfach ungesättigte Fette, die gut fürs Herz sind. Sie enthält auch Ballaststoffe und eine Vielzahl von Vitaminen und Mineralstoffen.

Eier:
Insbesondere das Eigelb enthält gesunde Fette, Vitamin D und Cholin, wichtig für die Gehirnfunktion.

Fetthaltige Fische:
Lachs: Reich an Omega-3-Fettsäuren, gut für Herz und Gehirn.
Makrele: Enthält eine hohe Menge an Omega-3-Fettsäuren.
Sardinen: Gute Quelle für Omega-3 und Vitamin D.
Hering: Enthält Omega-3-Fettsäuren und Vitamin B12.

Last, but not least:
Dunkle Schokolade (ab 70% Kakaoanteil): Enthält gesunde Fette und Antioxidantien. In Maßen genossen, kann sie gut für die Herzgesundheit sein und sie macht vor allem glücklich.

Eat less from a box. Eat more from the earth

ICH SAGE DANKE!

Allen voran meiner Tochter Leah, meiner wunderbaren Familie, die mich immer unterstützen, meinen tollen Freundinnen, meiner großartigen Verlegerin und mittlerweile Freundin Katarzyna Lutecka, die mir erneut ihr Vertrauen schenkte, mit mir dieses Buch zu machen; meiner Fotografin Tanja Hofer und meiner fabelhaften *easy eating*-Community. Für Euch, Ihr lieben WegefährtInnen, schreibe ich die Bücher.
Auch sage ich Danke den Expertinnen und Experten, die sich für Interviews bereit erklärt haben und dieses Buch damit besonders bereichert haben!

Doch heute gilt mein allergrößter Dank meiner rechten Hand und Partnerin, Nicole Mayr. Sie ist mein Fels in der Brandung. Sie ist gekommen, um zu bleiben - von der Praktikantin zur Partnerin. Wenn ich gestresst bin, sie holt mich wieder runter. Wir arbeiten so gut miteinander und befruchten uns gegenseitig. Young spirit trifft auf jahrelange Erfahrung. Wir entwickeln immer wieder neue Programme und begleiten unsere KlientInnen zu ihrem persönlichen Wohlfühlkörper.

Was uns motiviert und glücklich macht? Der Erfolg unserer KlientInnen!

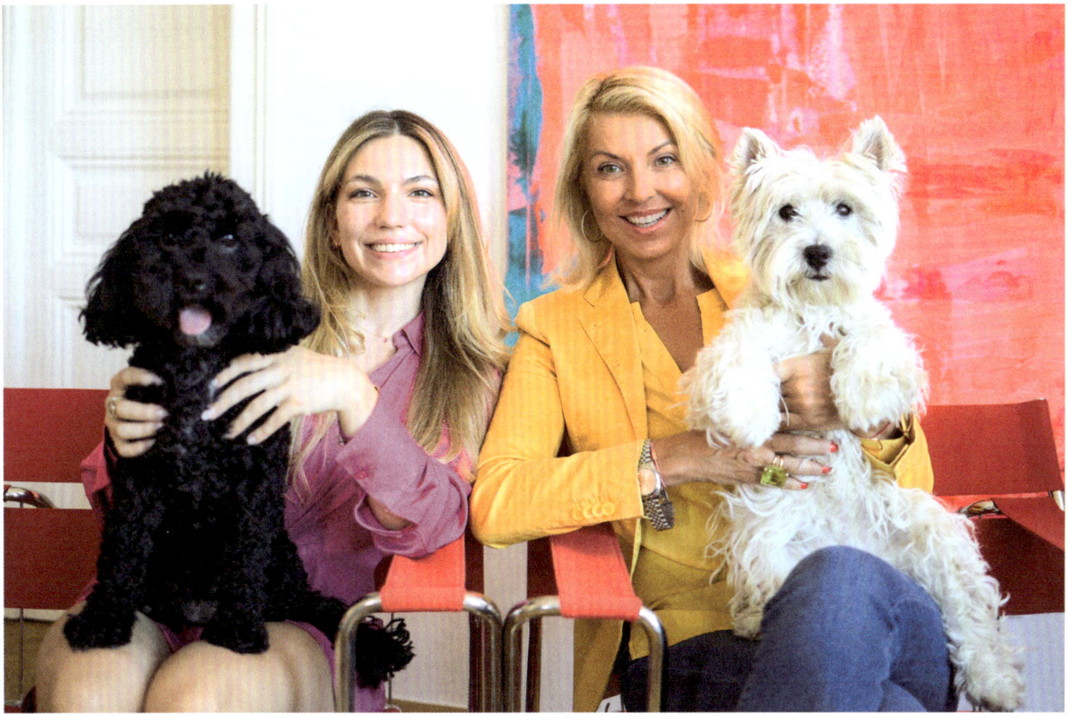

ÜBER DIE AUTORIN

Ursula Vybiral ist Ernährungsberaterin, Abnehmexpertin und Entwicklerin der *easy eating*-Methode – einer nachhaltigen und genussvollen Ernährungsumstellung mit dem Schwerpunkt auf dem Erreichen und Erhalten des persönlichen Wohlfühlkörpers. Mit viel Know-how, Empathie und immer auch einer Prise Humor unterstützt sie gemeinsam mit ihrem Team Menschen, die ihr persönliches Wohlfühlgewicht erreichen und erhalten wollen. Ihre Methode wird seit 18 Jahren von nun mehr als 10 000 zufriedenen Menschen erfolgreich angewandt, ist sowohl alltags- als auch berufs- und familientauglich. Das wichtige Thema »Wechseljahre« hat sie nun in den Fokus ihrer Arbeit gerückt, um möglichst viele Frauen ab 40 dabei zu unterstützen, ihren Wohlfühlkörper zu erreichen.

Dabei bleibt sie ihrem Credo treu: Abnehmen funktioniert nur mit Essen. Am besten mit Essen, das auch schmeckt.

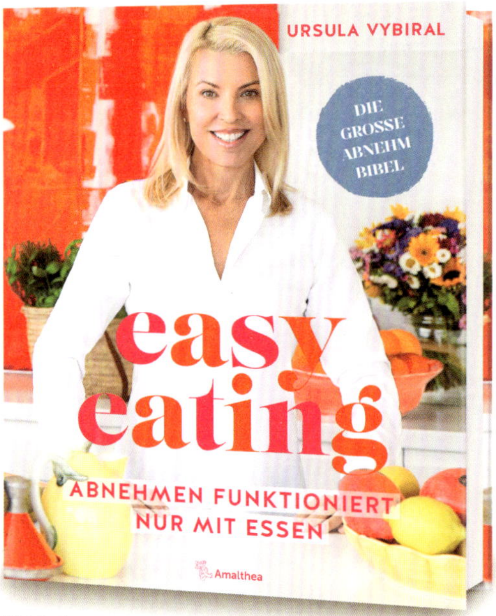

224 Seiten
mit zahlreichen Farbfotos
ISBN 978-3-99050-223-5

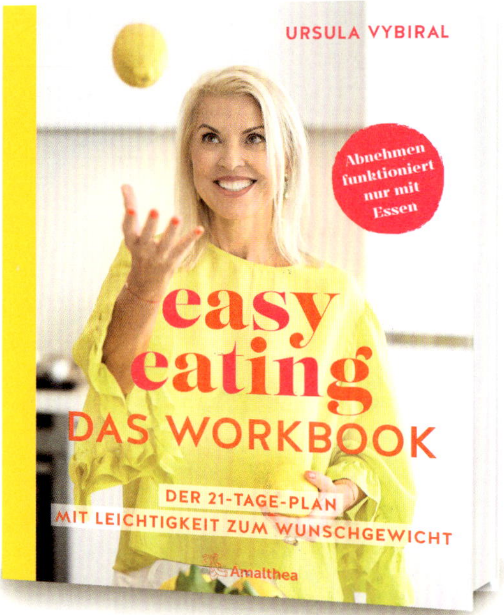

272 Seiten
mit zahlreichen Farbfotos
ISBN 978-3-99050-248-8

BILDNACHWEIS

Alle Bilder stammen von Tanja Hofer mit Ausnahme:
Shutterstock/Anna Macabre (S. 2), Shutterstock/goodluz (S. 8), Shutterstock/Monkey Business Images (S. 10), Shutterstock/BAZA Production (S. 23), Shutterstock/Gladskikh Tatiana (S. 26), Shutterstock/Jacob Lund (S. 28, S. 32), Katharina Khoss (S. 39), Shutterstock/MarijaBazarova (S. 40), Shutterstock/Cacio Murilo (S. 42), Shutterstock/LedyX (S. 44), Wien-Matern (S. 49), Shutterstock/Ground Picture (S. 52), Roland Kocijan (S. 57), Unsplash/rayia Soderberg (S. 62), Katharina Raab (S. 63, S. 76), Shutterstock, PeopleImages.com - Yuri A (S. 66), Unsplah/Kim Daniels (S. 70), Shutterstock/itor (S. 72), Shutterstock/Alliance Images (S. 80), Shutterstock/Elena.Katkova (S. 82), Shutterstock/Josep Suria (S. 84), Felicitas Matern (S. 85), Unsplash/Angelo Pantazis (S. 86), Unsplash/jdfink (S. 88), Unsplash/lakael (S. 90), Unsplash/S L (S. 92), iStock by Getty Images/ TommL (S. 94) Shutterstock/agsaz (S. 96), Shutterstock/Bogdan Sonjachnyj (S. 97), Shutterstock/Krakeni-mages.com (S. 98), Shutterstock/Birgith Roosipuu (S. 100), Ludwig Schedl (S. 101), Shutterstock/nelea (S. 110), Shutterstock/Maxim Khytra (S. 112), Shutterstock/Pixel-Shot (S. 150), Unsplash/Joanie Simon (S. 154), Slaven Stekovic (S. 185), Shutterstock/silvia cosma (S. 166), Unsplash/mysweetmess (S. 170), Shutterstock/Izabela (S. 182), Shutterstock/vasanty (S. 203), WRENKH Wiener Kochsalon (S. 207), Shutterstock/Chzu (S. 212), Shutter-stock/Shaiith (S. 213), Shutterstock/marcin jucha (S. 215), Unsplash/Tessa Rampersad (S. 216), Shutterstock/ Barbora Husakova (S. 217), Shutterstock/Liliya Kandrashevich (S. 218), Shutterstock/zi3000 (S. 219), Shutter-stock/Karetnikava Lizaveta (S. 220, S. 250), Shutterstock/Korovina Anastasia (S. 221), Shutterstock/Liliya Kandrashevich (S. 222), Shutterstock/Alex Bayev (S. 223), Shutterstock/The Rogue Brussel Sprout (S. 224), Shutterstock/Nata Bene (S. 225), Shutterstock/Sea Wave (S. 228), Shutterstock/Makina Alesya (S. 229), Shutter-stock/Nina Firsova (S. 230, S. 233, S. 237, S. 239, S. 241, S. 258, S. 271 oben, S. 275 unten), Unsplash/joyfulcaptures (S. 231), Shutterstock/Nelli Kovalchuk (S. 232), Shutterstock/Mari Brue (S. 234), Shutterstock/Natallia Harahliad (S. 235), Unsplash/melissabelanger (S. 236), Shutterstock/Kiian Oksana (S. 240), Unsplash/ellaolsson (S. 243), Shutterstock/New Afrikca (S. 247), Shutterstock/HANNA HAFARAVA (S. 248, S. 255), Shutterstock/sweet marsh- mallow (S. 251, S. 254), Shutterstock/Shebeko (S. 252), Shutterstock/nnk (S. 253), Shutterstock/Irina Meliukh (S. 257), Shutterstock/zarzamora (S. 259), Shutterstock/Olga Miltsova (S. 261), Shutterstock/Anna Shepulova (S. 262), Shutterstock/OlgaBombologna (S. 263), iStock by Getty Images/Yelena Yemchuk (S. 265), Shutterstock/AS Foodstudio (S. 266), Shuttertstock/Oksana Mizina (S. 268, S. 272 oben), Shutterstock/Rimma Bondarenko (S. 269 oben), Shutterstock/Elena Veselova (S. 269 unten, S. 270 oben), Shutterstock/Kati Finell (S. 270 unten), Shutterstock/ILEISH ANNA (S. 271 unten), Shutterstock/JeniFoto (S. 272 unten), Shutterstock/ Foxys Forest Manufacture (S. 273 oben), Shutterstock/Olga Fradkin (S. 273 unten), Shutterstock/Rimma Bondarenko (S. 274 oben), Shutterstock/Vladislav Noseek (S. 274 unten), Shutterstock/vm2002 (S. 275 oben), Shutterstock/Maslova Valentina (S. 276 unten), Shutterstock/Viktory Panchenko (S. 277 oben), Shutterstock/ iuliia_n (S. 277 unten), Shutterstock/Erhan Inga (S. 278 oben), Shutterstock/Anna Puzatykh (S. 278 unten) Shutterstock/Anna Mente (S. 279 oben), Shutterstock/Kattecat (S. 279 unten), Shutterstock/Ingrid Balabanova (S. 280), Shutterstock/Julie280 (S. 281)

RECHTLICHE HINWEISE

Alle in diesem Buch *easy eating – Keine Angst vor den Wechseljahren* enthaltenen Informationen wurden nach bestem Wissen und Gewissen geprüft und weitergegeben. Sie sind ausschließlich für Interessierte gedacht und keinesfalls als Diagnose- oder Therapieanweisungen zu verstehen. Wir, die Autorin, der Verlag und die interviewten ExpertInnen übernehmen daher keine Haftung für nachteilige Konsequenzen irgendeiner Art, die direkt oder indirekt aus der Verwendung der Angaben entstehen. Abnehmen ist eine ernst zunehmende Entscheidung. Lassen Sie sich vom Arzt, von der Ärztin Ihres Vertrauens beraten, bevor Sie mit einer Ernährungsumstellung beginnen und wenn Sie beabsichtigen, Gewicht zu verlieren. Hinweis: Alle Angaben, insbesondere medizinische Empfehlungen inklusive jene der ExpertInnen sind ohne Gewähr und nicht als Diagnose- oder Therapieanweisung zu verstehen.

Besuchen Sie uns im Internet unter:
amalthea.at

UMSCHLAGGESTALTUNG: Sonja Haag
UMSCHLAGABBILDUNGEN: © Tanja Hofer Fotografie
LAYOUT UND SATZ: Johanna Uhrmann,
nach einem Designentwurf für das Grundlayout von Sonja Haag
PROJEKTLEITUNG: Rainer Höltschl
LEKTORAT: Sina Will
HERSTELLUNG: Verlagsservice Dietmar Schmitz GmbH, Erding

Gesetzt aus der Poppins, Ounce Headline und Halis GR
Designed in Austria, printed in the EU
ISBN 978-3-99050-278-5